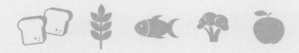

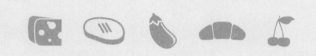

图解营养学

百大饮食迷思全破解

营养师百问百答

刘素樱 —— 著

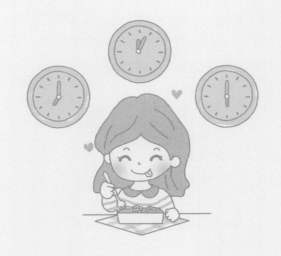

中国轻工业出版社

目录 Contents

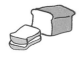

目录 Contents

Chapter **05** 图解营养学的迷思

营养生活化，健康好处多！

大部分的人都知道营养和健康有关，营养均衡很重要，也可能知道维生素C等某些营养素对人体的功能，但对大多数人来说，营养是一门专业的学科，而非可应用在日常生活中的实用知识。这相当可惜，从事营养工作20多年，我一直认为营养学是一门"退可独善其身，进可兼善天下"的学问。懂点营养学，可为我们的生活带来很多好处：

○ 当你去商店买东西时，看到商品上面标榜多C多健康、小分子多肽、富含花青素等，你会知道这是什么东西，值不值得多花点钱购买！

○ 想减肥的你会知道便利店里的食物该如何搭配、外卖该怎么吃，吃什么水果比较不会胖，而甜食、低卡点心又该怎么挑比较好，知道如何减才能瘦得健康。

○ 遇到便秘、拉肚子、胃食道逆流，或贫血、感冒等问题时，懂得如何通过饮食调养，帮助身体尽快恢复健康！

○ 当被诊断出有血糖过高、尿酸过高、甲状腺功能低下时，知道该怎么和这些疾病和平共处，如何借由饮食营养来帮助控制病情。

○ 在买菜、煮饭时，知道不同米之间有什么差别，家畜、家禽和鱼贝海鲜有什么不同，到底要买番薯、芋头还是马铃薯，以及用哪种糖比较好，炒菜又要用什么油。

○ 在想喝饮料时，知道茶和咖啡哪个比较好，红茶、绿茶、乌龙茶有何不同，以及咖啡要如何挑比较好，哪种热量比较低！

○ 当听到红豆水可以利尿、喝酵素液可以补酵素、轻食果汁精力汤比较健康时，有能力判断正确与否，避免浪费金钱！

快速、轻松上手实用的生活营养知识！

　　近年来，因为保健意识增强，越来越多的人开始关心饮食、营养与健康，也因此在授课、演讲中，或在社交网站上，常遇到有人询问，是否有哪个地方可以学习营养知识，或希望我能推荐一些营养书籍，故当出版社提到想要出一本营养图解书，让大众更容易了解、学习营养知识时，我义不容辞地答应。经过一年半的搜集、阅读资料，规划主题、内容，设计图解和表格，终于写成了这本《营养师百问百答》。

　　这是一本易懂、易学、易上手的生活化营养图解书，包含生活营养、疾病营养、减重营养、食物营养和常见营养迷思五单元。每个单元都有20个生活化、实用的主题，目的是让对营养有兴趣的人，能借由此书快速掌握生活中常见的与营养相关的健康知识，并通过这些营养知识的应用，让自己与家人拥有更佳的健康状况、更好的生活品质，尽情享受健康美好的人生！

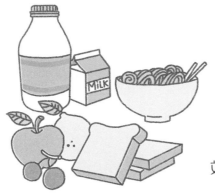

刘素樱 *Stella Liu*

图 解

生活
营养学

．．．．．

Q 医生常说："多休息、多喝水、多吃有营养的食物。"营养到底是什么？

Q 常听到要限制蛋白质、限制糖类，这到底是指限制什么食物？

．．．．．

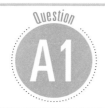
医生常说："多休息、多喝水、多吃有营养的食物。"营养到底是什么？

当感冒生病时，常听到医生说："多休息、多喝水、多吃有营养的食物！"营养师常说："饮食要营养均衡，身体才会健康。"为什么营养这么重要？营养到底是什么？

为什么营养这么重要？

不管你现在是20、30岁，还是50、60岁，你身体里大部分的细胞都不到1岁！其中小肠上皮细胞、胃壁细胞、味蕾、白细胞、血小板等的寿命更是仅有几天；部分细胞的寿命较长，可达数周或数个月，仅极少数细胞的寿命是以年来计算或终身不替换的。正常的情况下，细胞寿命到了的时候会启动内建的自杀程序（此过程称为细胞凋亡）。当旧的细胞死亡后，身体会制造新的细胞来取代，就是通过这样不断地更新，让我们的身体可以正常运转好几十年、甚至超过一百年。

不管是细胞维持正常的生理机能，还是身体细胞进行更新，其过程都需要能量、营养物质，这些主要是来自我们平日所吃的食物，而这也是我们为什么必须每天进食的原因。我们每日所吃的食物将会影响我们的体能、精力、工作效率、思维与情绪、生理机能与健康。

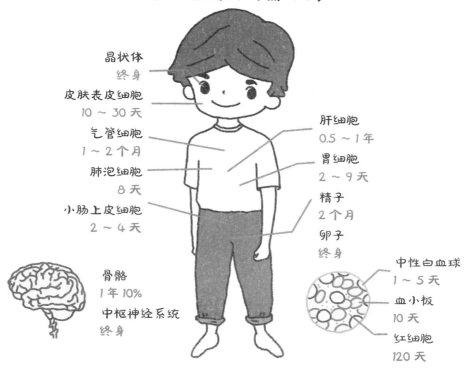

人体细胞更新所需时间

晶状体
终身

皮肤表皮细胞
10 ～ 30 天

气管细胞
1 ～ 2 个月

肺泡细胞
8 天

小肠上皮细胞
2 ～ 4 天

肝细胞
0.5 ～ 1 年

胃细胞
2 ～ 9 天

精子
2 个月

卵子
终身

骨骼
1 年 10%

中枢神经系统
终身

中性白血球
1 ～ 5 天

血小板
10 天

红细胞
120 天

身体需要多少营养素？

营养素指的是存在于食物中，可以提供能量、构成机体组织、维持生理机能与代谢，甚至（指儿童）促进生长与发育的物质。我们生活中有数以千计的食物，可提供数以千百计的营养素，这些存在于食物中的营养素一般可分为六大类，即：碳水化合物（或称糖类）、蛋白质、脂肪、维生素、矿物质和水，在每大类下又分很多种，以氨基酸为例，自然界中存在的氨基酸约有200多种。

构成人体各种蛋白质的氨基酸仅有22种，这其中大部分是身体可自行合成的，真正人体无法合成或合成量不足，需依赖食物摄取的氨基酸仅有8种（成人）或9种（儿童）。目前已证实的人体的必需营养素并不多，大概只有40多种。

事实上，不管是必需营养素还是非必需营养素都是人体需要的营养素。虽然身体可自行合成非必需营养素，但这个过程仍需原料和酶的帮忙，也需要能量，所以即使是非必需营养素对人体也很重要，因此讲到人体需要的营养素有几种，应该是上百种，而非仅有40多种。

∴ 人体所需的必需营养素 ∴

分类	营养素名称
糖类	葡萄糖
脂肪	必需脂肪酸（2种）：α-亚麻酸、亚油酸
蛋白质	必需氨基酸（8～9种）：赖氨酸、甲硫氨酸、亮氨酸、异亮氨酸、缬氨酸、苯丙氨酸、色氨酸、苏氨酸（儿童多一个组氨酸）
维生素	➲ 脂溶性维生素（4种）：维生素A、维生素D、维生素E、维生素K ➲ 水溶性维生素（10种）：维生素C、维生素B_1、维生素B_2、烟酸（维生素B_3）、泛酸（维生素B_5）、维生素B_6、生物素（维生素B_7）、叶酸、维生素B_{12}和胆碱
矿物质	➲ 常量矿物质（7种）：钙、钾、镁、钠、氯、磷、硫 ➲ 微量矿物质（8种）：铁、锌、硒、碘、氟、铜、锰、钼

● ● ● ● ● ● **为什么必需营养素里面没有纤维、植化素等营养素？** ● ● ● ● ● ●

严格来说营养素的定义为可用以提供能量、构成机体组织、维持生理机能与代谢，所以传统的营养素分类只有上述六大类。由于平均寿命的延长、保健意识的增强，有些营养成分虽无法提供能量，也非维持生理机能与生命所需，却对人体健康的维持与促进有重要作用，这些营养成分也常被称为营养素，例如膳食纤维被称为第七大类营养素，植化素也有21世纪新兴营养素的美称等。

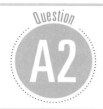
常听到要限制蛋白质、限制糖类，这到底是指限制什么食物？

想减肥的人常会听到要少吃油脂类和淀粉类食物，有三高问题的人常会听到医生叮嘱要限制糖类或限制脂肪的摄取，这到底是指要少吃什么呢？

食物含有哪些营养？认识六大类食物！

我们常听到的糖类、蛋白质、脂肪等是营养素的名称，但我们平日所面对的是食物而非营养素。因此为了让人们更容易了解食物含有哪些营养素，懂得如何挑选、吃对身体所需营养，营养学上会把食物依其主要营养素的不同，分为全谷杂粮类、奶类、豆鱼蛋肉类、蔬菜类、水果类和油脂类六大类。

全谷杂粮类是含糖类较多的食物，因为多半为三餐的主食，故也称为主食类（或俗称淀粉类）。奶类和豆鱼蛋肉类都是含蛋白质较多的食物。奶类最特别的地方在于钙含量丰富，并含独有的糖——乳糖；豆鱼蛋肉类则因动物种类及部位不同，导致维生素、矿物质等营养素也略有差异，例如猪肉维生素B_1含量较高，牛肉等红肉铁含量较高，深海鱼则富含ω-3脂肪酸，黄豆、黑豆等豆类不含胆固醇等。

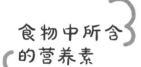

食物中所含
的营养素

奶类
富含优质蛋白质、乳糖、脂肪，是钙的良好来源；亦可提供部分维生素、矿物质。

全谷杂粮类
主要提供糖类，亦含少量蛋白质。全谷类及地下根茎类含较多膳食纤维及其他营养素；精制白米和面粉营养含量极微。

豆鱼蛋肉类
主要提供优质蛋白质及脂肪；亦可提供部分维生素、矿物质。

水果类
富含糖类，是维生素C、膳食纤维、植化素的良好来源；亦可提供部分维生素、矿物质。

油脂与坚果种子类
主要提供油脂。烹调油脂几乎不含其他营养；坚果种子类则含蛋白质、糖类、膳食纤维等营养素，亦可提供部分维生素和矿物质。

蔬菜类
含微量糖类及蛋白质，是膳食纤维、植化素的良好来源；亦可提供部分维生素、矿物质。

脂肪较多的食物则称为油脂类，包括烹调油、调味料中的油或肉的脂肪部位以及坚果种子类等富含油脂的食物。蔬菜类和水果类则富含膳食纤维、维生素C、植化素等营养素。其中，水果因富含糖类，所以比较甜，一般指的是植物的果实部位；大部分蔬菜含糖量很低，故不太甜，多半是植物的根、茎、叶等部位。

限糖类、蛋白质饮食该如何挑？

在所有食物中，只有糖类、蛋白质、脂肪三大营养素有热量，而慢性病饮食限制中，最常见的限制也是针对这三大类营养素。下面整理了六大类食物的主要营养素分布，下次若遇到医生或营养师提到需要限制蛋白质或特定营养素时，就可对照表格找到需要留意摄取的食物。例如含糖类的食物有全谷杂粮类、水果类和奶类，所以糖尿病或需要限制糖类摄取者，这三类食物都要留意；以此类推，需限制或补充蛋白质者，则要注意奶类和豆鱼蛋肉类的摄取，全谷杂粮类也含少量蛋白质，所以同样要留意。

六大类食物中糖类、蛋白质和脂肪的分布

食物分类名称	糖类	蛋白质	脂肪
全谷杂粮类	★★★	★	
奶类	★★	★★★	◎～★★
豆鱼蛋肉类		★★★	★～★★★
蔬菜类	◎	◎	
水果类	★★★		
油脂类			★★★

★越多代表含量越丰富；◎代表微量。

真的有喝水会胖的体质吗？

答案是没有！因为六大营养素中仅有糖类、蛋白质、脂肪有热量，维生素、矿物质和水都是没有热量的，所以喝白开水是不会胖的，除非喝的是加了糖的水。

我们生活中除了水外，还充斥着大量含糖饮料，从奶茶店和餐厅中的手调饮料、果汁，到便利店或超市出售的包装果汁、汽水、咖啡等，几乎都有添加糖。一般饮料要让我们感到甜约要含10%的糖，这意味着一杯500毫升的含糖饮料就有50克糖，也就是200千卡的热量，所以如果你有喝加料饮料的习惯当然会胖！

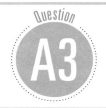

到底要怎么吃才算是均衡饮食呢?

关心营养与健康的你一定听过"营养均衡"的说法。你可能听过营养师、医生告诉你饮食要营养均衡,或从健康书籍上看到这四个字,那么到底要怎么吃,营养才能均衡呢?

均衡饮食为什么这么重要?

人体需要各种营养素来提供身体能量、满足细胞更新、生理机能与代谢所需,这其中有40多种为必需营养素,只能靠食物来获得,所以我们所摄取的食物是否能提供身体所需的完整营养,对于健康就很重要了。

不同种类的食物除了糖类、蛋白质、脂肪等主要营养素含量不同外,维生素、矿物质等也各有特色,若因个人饮食习惯、环境或疾病等因素,而不吃某特定种类食物时,有可能会因缺乏某些特定营养素而影响健康。例如不喝牛奶或吃奶制品的人较容易缺钙;不吃动物性蛋白质者易有维生素B_2、维生素B_6和维生素B_{12}等营养素缺乏的问题;不爱吃红肉的人容易缺铁;不爱吃蔬果的人容易缺乏维生素C、膳食纤维等营养;习惯吃精制谷类或加工食品者易缺乏B族维生素、维生素C、膳食纤维等营养。

所以,为了确保能从食物中获得身体所需的广泛营养素,每天都应该要摄取全谷杂粮类、奶类、豆鱼蛋肉类、蔬菜类、水果类和油脂类六大类食物,而且食物品种要多变化。另外,若不吃某类特定食物,最好从其他食物中摄取可能缺乏的营养素,避免因偏食而导致营养不均问题。

各类营养素的主要功能

功能 \ 营养素	糖类	蛋白质	脂肪	维生素	矿物质	水	膳食纤维	植化素
提供能量	✓	✓	✓	–	–	–	–	–
构成机体组织	✓	✓	✓	–	–	–	–	–
调节生理机能、促进生长发育	–	✓	✓	✓	✓	✓	–	–
维持健康、预防慢性病	✓	✓	✓	✓	✓	✓	✓	✓

怎么吃，营养才均衡？认识均衡饮食！

六大类食物中，应该吃最多的是作为身体主要能量来源的全谷杂粮类，其次为富含纤维、植化素与维生素、矿物质的蔬菜类和水果类，然后是作为身体建材（蛋白质）的豆鱼蛋肉类和奶类，最后则是油脂类。下面为各类食物的建议选择参考。

全谷杂粮类： 尽量选择全谷类、根茎类等加工较少的食物，因这类食物保留较多的营养素。

蔬菜和水果： 每天摄取 5 ~ 9 份，并多样化摄取、选择不同颜色蔬果（彩虹原则），以从中获取不同的植化素。

奶类： 宜选择原味奶品或奶制品，避免调味奶或添加糖的酸奶等奶制品。

豆、鱼、蛋、肉类： 尽量挑选饱和脂肪含量较低的肉类，例如瘦肉、禽肉、海鲜、蛋，或豆类、干豆类等食物，并避免加工制品。

油脂类： 减少饱和脂肪和反式脂肪的摄取，烹调用油宜依照烹调习惯选择发烟点适合的油品。

中国居民平衡膳食宝塔（2022）

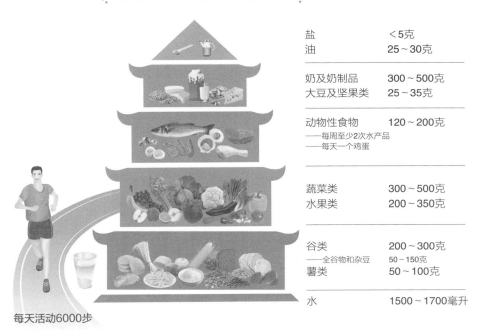

盐	<5克
油	25 ~ 30克
奶及奶制品	300 ~ 500克
大豆及坚果类	25 ~ 35克
动物性食物	120 ~ 200克
——每周至少2次水产品	
——每天一个鸡蛋	
蔬菜类	300 ~ 500克
水果类	200 ~ 350克
谷类	200 ~ 300克
——全谷物和杂豆	50 ~ 150克
薯类	50 ~ 100克
水	1500 ~ 1700毫升

每天活动6000步

均衡饮食除了广泛摄取不同食物外，还要留意什么？

除了选对食物、饮食多样化外，还需留意量的摄取，以免热量过多而发胖。另外，也要减少添加糖、钠、饱和脂肪和反式脂肪的摄取，因为它们和心血管疾病、高血压、糖尿病等常见慢性病有关。由于我国居民饮食半数的钠来自加工食品、肉品和调味料；糖主要是来自包装饮料、手调饮料或加工食品，所以最好的方法就是减少摄取加工或包装食品，并在购买此类食物前先详阅食品营养标示，挑选糖、钠、饱和脂肪和反式脂肪含量较少的食品。

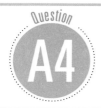

听说淀粉类食物容易胖！淀粉类食物要怎么吃才正确？

你可能听说过淀粉吃多容易胖，想减肥最好不要吃淀粉，糖类食物会引起血糖震荡、是现代人万病根源、喝某某饮料等于多少方糖等说法，到底糖类该怎么吃才对？

你吃的是"简单糖类"还是"复合糖类"？

淀粉类食物之所以常被诟病，是因为它是最常见的富含糖类食物。糖类并非不好的东西，因为它也是六大营养素之一，具有许多无可取代的功能（参考下表）。事实上，吃糖类食物并不会让我们变胖，因为糖是细胞优先使用的能量，特别是大脑、神经、心脏等都是以葡萄糖为主要能量来源，除非吃过多，否则不用担心。

食物中的糖类有多种不同形式，包括单糖、双糖、寡糖和多糖，其中单糖和双糖因仅由一到两个糖分子所构成，进入体内很快就会被吸收，故也称为简单糖类；多糖则由数百到数千个分子所构成，需经酶才能分解为最小分子的单糖；而纤维虽然也属于多糖类，但因人体没有酶可拆解它，所以无法吸收其中的单糖。

∴ 糖类的功能 ∴

1. 产生能量
糖类是身体优先使用的能量，1克糖类可产生4千卡热量。

2. 保护组织蛋白
糖类的存在可避免身体因能量不足，而将饮食或体内蛋白质分解来产能。

3. 调节脂肪代谢
糖类不足时脂肪将无法完全代谢，产生代谢产物——酮体。

4. 特殊生理功能
有益健康的纤维、乳糖、寡糖和免疫多糖体等都属于糖类。

∴ 糖类的分类 ∴

类型	常见范例	食物范例
单糖 糖分子数目：1	葡萄糖、果糖、半乳糖等	水果主要含的糖类就是果糖和葡萄糖
双糖 糖分子数目：2	蔗糖、乳糖、麦芽糖	牛奶中所含的乳糖就是由半乳糖和葡萄糖所构成
寡糖 糖分子数目：3~10	果寡糖、木寡糖	洋葱、黄豆、芦笋等均是富含寡糖的食物
多糖 糖分子数目：数百到数千	淀粉、肝糖原、膳食纤维	米、麦等全谷杂粮类食物中所含的就是淀粉；蔬果中无法被人体消化的食物残渣，会成为粪便组成的就是纤维

好糖类VS坏糖类，解码日常生活中的含糖类食物！

现代人最大的问题不在于吃糖，而是吃错糖，也就是摄取了太多的糖，例如添加砂糖、黑糖、冰糖、果糖糖浆等的饮料、甜品、饼干、零食等食物。这些额外添加的精制糖除了热量外，几乎没什么营养；此外，由于是小分子糖，所以进入体内时会促使胰岛素快速分泌，导致血糖的波动不稳，因此被认为是坏的糖类。

一般的含糖类食物，例如全谷杂粮类、奶类和水果类虽然含有糖，但全谷杂粮类属于多糖类，需经酶的作用才能分解为葡萄糖；奶类虽然含有乳糖，但也同时含有牛奶所含的其他营养素，水果也一样，除糖外还有纤维、植化素、维生素和矿物质等营养素，所以这类食物一般为好糖类。

但要特别留意的是，现代饮食中充斥着大量加工过度的全谷杂粮类食物，例如饭、面、饼干、面包等精制白米或面粉加工食品，这类食物除淀粉外，大部分营养素多半已在加工过程中流失，营养价值较低。最好挑选加工较少的糙米、胚芽米或全麦面粉来食用。

好糖类食物VS坏糖类食物

	好糖类食物	坏糖类食物
全谷杂粮类	✓ 米、面（最好选择糙米、胚芽米或以全麦等全谷类制成者） ✓ 红豆、绿豆、薏仁等未经加工的谷物 ✓ 番薯、芋头等地下根茎类食物	✓ 砂糖、黑糖、冰糖、果糖等各种添加糖的制品 ✓ 汽水、咖啡、茶等各式含糖饮料 ✓ 饼干、面包等精制白面粉制品
水果类	✓ 新鲜水果	✓ 水果加工品（果酱、水果干、蜜饯、果汁等）
奶类	✓ 原味奶 ✓ 原味酸奶	✓ 调味奶 ✓ 含糖酸奶、调味酸奶

为什么六大类食物里面有油脂类，却没有糖类？

食物分类是依主要营养素来分，含糖类食物较多的天然食物依特性已分在全谷杂粮类、水果类或奶类中，再加上精制糖并非天然食物，而是加工提炼品，因此不会被列于六大类食物，也不会出现在饮食建议中。

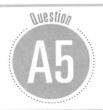
常听到升糖指数（GI）、低胰岛素饮食是什么意思？

因含糖类食物对血糖浓度有影响，近几年来常听到低升糖指数食物或低胰岛素饮食的说法，到底这是什么意思？吃低胰岛素饮食真的可以减肥，且比较健康吗？

稳定的血糖是身心健康的基础

糖是身体细胞用来产能的原料，不管是维持正常生理机能，或细胞更新都需要能量，故身体会通过多种机制调节，将血糖浓度维持在3.9～6.1毫摩尔／升，以供细胞能量需求。由于大脑和神经只能利用葡萄糖来当能量，血糖过低会影响脑神经的功能，出现情绪不稳定、头痛、眩晕等症状。因此在血糖太低时，大脑会发出饥饿信号，增加你对吃的欲望，让你去找糖吃。换句话说，稳定的血糖除了能提供持续的能量，让我们拥有充沛的体能精力外，还可减缓对吃的欲望，稳定我们的情绪。

评估食物对血糖影响的指标：升糖指数

淀粉、水果等含糖类食物，进入体内后会分解为葡萄糖，使血糖上升。升糖指数（Glycemic Index，GI值）是用来衡量某食物中的糖转变为葡萄糖的速度及能力的指标。GI值越高代表血糖的波动越大，胰岛素的反应越强，因此常摄取高GI食物，可能会因过度刺激胰岛素而造成胰岛素抗性，导致糖尿病。此外，胰岛素若分泌较多，会有较大机会转变为脂肪储存。血糖起伏激烈会造成食欲与情绪的不稳定，因此经常摄取低GI食物不仅有助减肥，也有益健康的维持。

血糖过低时的身体反应

血糖／（毫摩尔／升）

6.1 — 正常
3.9～6.1

3.9 — <3.9（3.6～3.9）
饥饿、倦怠、疲乏

3.6 — <3.6（3.3～3.6）
饥肠辘辘

3.3 — 继续降低（2.8～3.3）
虚弱、心跳加速、颤抖
冒冷汗、焦虑

2.8 — 更低（<2.8）
嗜睡、混乱，
严重时会导致昏迷不醒

低升糖指数饮食指南

　　由于食物的GI值是经由实际测量而得，且大部分的食物GI值资料是来自美国，导致一般人想摄入低GI饮食时，会面临很多食物都查不到其GI值的窘境。为了生活化及使用上的便利，下面提供一些简单原则，作为判断日常食物GI值高低的参考。

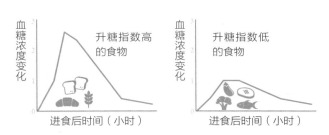

　　说明　升糖指数（GI）是衡量某食物中糖转变为葡萄糖的速度和能力的指标。GI值越高表示热量越容易转变为脂肪储存在体内。

———————— 低升糖指数要点 ————————

① **由于食物消化吸收速度越快，糖类进入血中的速度就越快，对胰岛素的刺激也就越大，因此GI值也会比较高。**

  a. 煮糊、变软的稀饭GI值大于米饭。

  b. 绞碎的果泥或果汁GI值大于整颗水果。

  c. 草莓夹馅吐司等由精制淀粉及添加糖构成的食物，其GI值大于全麦面包等非精制淀粉，且不含糖的食物。

② **食物中若含蛋白质、脂肪或纤维，会减缓糖进入血中的速度；酸的存在会减慢胃的排空，进而延缓糖类的消化吸收。**

  a. 含有蛋白质和脂肪的食物GI值会比较低，故腰果、杏仁等坚果类的GI值会低于南瓜和栗子；肉类的GI值普遍低于淀粉类。

  b. 含有纤维的食物GI值会比较低，例如红薯、芋头的GI值会低于白米饭、白吐司。

  c. 高GI值食物搭配纤维、醋或肉类等食物一起吃，可减缓血糖上升的速度，故吃白米饭可同时搭配菜、肉一起吃，或食用加醋烹调的食物，降低饮食的GI值。

低升糖指数食物 ≠ 低热量或适合减肥食物

　　低升糖指数仅代表摄取该食物对血糖的波动较小，不代表热量就比较低。例如肉类和油脂GI值比淀粉类食物低，但热量却比较高。另外要留意的是，GI值仅适合用于作为淀粉、水果等富含糖类食物的参考，而不适合用于肉类、奶类、油脂类或复合性食物。低GI值不一定热量就比较低或比较健康。

氨基酸、多肽、小分子蛋白质到底是什么东西？

蛋白质是身体的建材，但对身体来说，食物中蛋白质分子实在太大了，因此需要被拆解成最小的单元——氨基酸，才能被细胞使用。多肽和氨基酸其实都属于蛋白质家族成员。

蛋白质是身体的重要建材！

蛋白质是身体的建材，氨基酸则是构成蛋白质的最小单元。尽管人体有约40兆细胞，但参与人体蛋白质合成的氨基酸仅有22种，以积木来比喻的话，氨基酸就好比单一的积木，虽然只有22种不同的氨基酸积木，但却可构成数以千万计的大型积木成品，例如细胞、器官等人体结构。至于氨基酸、多肽、小分子蛋白其实只差在尺寸不同而已：单一个积木就叫氨基酸，超过50个积木所组成的叫做蛋白质，多肽则是介于两者间的尺寸。例如二肽就是由两个氨基酸分子构成、三肽就是由三个氨基酸分子构成。

蛋白质被拆解为最基本的氨基酸建材后，身体会视需求，合成激素、酶，或用来修补、合成新细胞，依照DNA上的密码，取得所需的氨基酸原料，再依序组合成新的蛋白质分子。

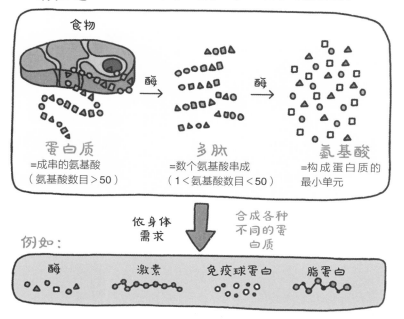

蛋白质的分解与合成蛋白质、多肽和氨基酸

消化道　　大分子（蛋白质）➡小分子（氨基酸）

食物

酶 → 酶 →

蛋白质
=成串的氨基酸
（氨基酸数目＞50）

多肽
=数个氨基酸串成
（1＜氨基酸数目＜50）

氨基酸
=构成蛋白质的
最小单元

依身体
需求

合成各种
不同的蛋白质

例如：

酶　　激素　　免疫球蛋白　　脂蛋白

为什么蛋白质这么重要?

蛋白质非常重要,因为它是身体的建材,人体每个活细胞中都有蛋白质的存在。它不仅是构成各类细胞、组织、器官所需的材料,包括酶、激素、免疫球蛋白、脂蛋白、血浆蛋白、血红蛋白等,这些参与体内各种生化反应、调节生理机能或负责调节渗透压的重要物质,都是由蛋白质所构成。若饮食蛋白质摄取量不足或品质不佳,可能会影响各种生理机能,而这也是为什么减肥或罹患癌症等疾病时,常会因营养不良而出现贫血、免疫力降低或营养性水肿的原因。当然,身为三大热量营养素之一,蛋白质也具有提供能量的功能,但此功能仅会发生在缺乏能量或低糖饮食时。

决定蛋白质品质好坏的关键——必需氨基酸

前面有提到参与人体蛋白质合成的氨基酸仅有22种,依照人体是否可自行合成及合成量是否足够,可将氨基酸分为两大类:

- **必需氨基酸(Essential Amino Acid)**: 人体无法合成,或合成严重不足而必需依赖食物摄取者。成人的必需氨基酸有 8 种,儿童有 9 种。
- **非必需氨基酸(Non-essential Amino Acid)**: 身体可自行合成,且量足够者。

由于必需氨基酸需依赖食物的摄取,所以食物的蛋白质品质好坏,主要是由其中的必需氨基酸所决定,如果其必需氨基酸种类完整且量足够,就属于优质蛋白质。

蛋白质的功能

❶ 构成身体建材　包括细胞、组织、器官等身体组成

❷ 调节生理机能　例如酶、激素、免疫球蛋白、脂蛋白、血浆蛋白、血红蛋白等

❸ 提供能量　每克提供 4 千卡热量

> **说明**　尽管蛋白质也能提供能量,但蛋白质的主要功能是,提供身体建材与合成各种调节生理机能的物质,仅有在能量不足时,身体才会用蛋白质来产能。

9种人体必需氨基酸

❶ 赖氨酸
❷ 甲硫氨酸
❸ 亮氨酸
❹ 异亮氨酸
❺ 苯丙氨酸
❻ 色氨酸
❼ 苏氨酸
❽ 缬氨酸
❾ 组氨酸
(此种只有儿童需要)

非必需氨基酸并非不需要的氨基酸

不管是必需氨基酸或是非必需氨基酸都是身体的建材,尽管身体可自行合成非必需氨基酸,但仍需要各种原料与酶的参与,所以它们都是身体需要的营养素。营养学上之所以会特别强调必需氨基酸只是因为它们比较容易欠缺,提醒大家要特别重视它们。

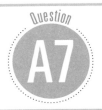

100克的肉 ≠ 100克的蛋白质，食物蛋白质知多少？

蛋白质对身体很重要，在六大类食物中，豆鱼蛋肉类和奶类是蛋白质的主要食物来源，但一餐吃一块肉是否会过量？蛋白质一天要吃多少才够？又该怎么挑才好？

认识食物中的蛋白质含量！

尽管肉类富含蛋白质，但动物的肌肉组织中除了蛋白质外，还有脂肪、水分等其他成分。大多数肉类有六成到七成是水分（参考下表），蛋白质在一般家禽和家畜的肉类中约占重量的15%～20%。简单地说，吃100克的肉 ≠ 100克的蛋白质，实际所摄取的蛋白质大概只有15～20克而已。

一天要摄取多少蛋白质才足够？

中国营养学会推荐成年人每天摄取蛋白质的量约为1.16克/千克体重，故70千克的人，每天蛋白质需要量就是81.2克。但这个数值并没有把运动量列入考量，如果你的工作属于劳力性质、活动量较大；或有在健身、做高强度运动；或处在特殊生理状态下（例如怀孕、肌肉减少症），蛋白质的摄取量需要跟着增加。

食物中的蛋白质不仅存在于豆、鱼、蛋、肉类和奶类中，也存在于主食类、蔬菜类和坚果种子类等植物性食物中。因此，要将每日所需蛋白质摄取量减掉来自米饭和蔬菜等其他来源的蛋白质后，剩余的蛋白质才是我们可以直接从豆、鱼、蛋、肉类摄取的量。举例，小明

常见食物的蛋白质含量

名称	热量(千卡)	水分(克)	粗蛋白(克)	粗脂肪(克)
猪肩胛肉	295	60	16.5	24.8
猪小排	287	58	18.0	23.3
猪后腿肉	123	74	20.4	4.0
牛后腿肉	122	71	19.4	4.3
牛肋条	225	63	18.6	16.2
全鸡平均值	216	67	17.7	15.6
鸡蛋（白壳）	137	76	12.6	9.1
秋刀鱼	314	54	18.8	25.9
鲭鱼（生）	417	45	14.4	39.4
草虾	100	75	22.0	0.7
全脂牛奶平均值	63	88	3.0	3.6

（单位：每100克）

每天需要多少蛋白质?

一般成年人蛋白质需要量(克)= 体重×所需蛋白质量(参考下表的活动类型)

久坐不动／ 不运动	轻度运动／ 办公室工作	中度运动／ 劳力性质工作／ 耐力训练	高强度运动／ 重量训练	中老年人、 肌肉减少症
×0.8克	×(1~1.2)克	×(1.2~1.5)克	×(1.5~1.8)克	×(1.2~1.5)克

> **范例**
>
> 小明70千克,办公室工作 → 假设每千克体重需要1.16克蛋白质
>
> 则每日蛋白质需要量: 70 × 1.16 = 81.2克
>
> 小华70千克,送货员每日需搬运货物,工作量大 → 假设每千克体重需要1.3克蛋白质
>
> 则每日蛋白质需要量: 70 × 1.3 = 91克

每日可摄取81.2克蛋白质,扣掉米饭(一天三碗饭,蛋白质约24克)和三份蔬菜(蛋白质约3克)后,只剩下54克。以每份肉类7克蛋白质估算,每天可摄取的肉类为7~8份(一份肉类约两指长宽、小指厚),也就是每餐大概可摄取2~3份的肉类。算到这个地方,你可能会发现,大部分人平日所摄取的肉量其实都超过身体的需求。

挑对好蛋白质,给身体最优质的建材!

虽然谷类、蔬菜、肉类、奶类等都有蛋白质,但品质却大不相同。这是因为蛋白质最主要的功能是提供氨基酸建材,来合成身体所需物质,在此过程若有缺乏任一或多种氨基酸原料,将会导致该合成过程中断。由于氨基酸建材中最容易缺乏的就是人体无法合成的必需氨基酸,因此在评断一个蛋白质的品质是好还是坏时,会以必需氨基酸的种类与量是否足够来评分,目前最普遍且常用的蛋白质品质评估法,就是蛋白质消化率校正后的氨基酸分数(PDCAAS)评估法。此评估法考量了该蛋白质是否含完整必需氨基酸,以及蛋白质的消化率,PDCAAS分数若等于1,代表该蛋白质为优质蛋白质,例如我们日常食物中牛奶、蛋、大豆蛋白的PDCAAS分数都是1;动物性蛋白质此指数一般比较高,植物性蛋白质则偏低。

利用PDCAAS指数,选对、吃出好蛋白质!

由于每日可摄取的蛋白质量有限,故宜将PDCAAS指数较高的食物列入每日饮食中,以确保身体能获得所需的氨基酸建材,并少吃猪皮等PDCAAS指数较低的食物。值得一提的是,两种PDCAAS较低的食物,同时食用时,通过彼此氨基酸间的混合能产生互补作用,能变成PDCAAS较高的食物,故素食者或不爱吃动物性食物者可将PDCAAS指数较低的食物混合指数高的食物一起食用。更多有关氨基酸间的互补知识将在下个单元介绍。

如何素出好蛋白？吃素蛋白质完全指南

　　由于人类属于动物，故动物性食物蛋白质的氨基酸组成一般会较接近人体需求，植物性食物多半有一种或数种必需氨基酸含量较低。故吃素或不太吃动物性蛋白质者，如何从植物性食物获得足够的优质蛋白质就相当重要了。

哪些是富含蛋白质的植物性食物？

　　在摄取蛋白质时讲究的是重"质"且重"量"，由于大部分植物性食物蛋白质含量并不高，故素食者在补充蛋白质时首先要了解哪些食物富含蛋白质（量），其次则是如何提升饮食中蛋白质的品质（质）。

　　基本上，动物性食物的蛋白质品质会优于植物性食物，故蛋、奶素者，可将蛋类和奶类制品列入每日饮食计划，以提升蛋白质品质。植物性食物中，蛋白质含量好的是黄豆、黑豆，其次则是坚果种子类、菇类及干豆类。

　　豆科植物因根瘤中寄存的共生性菌（根瘤菌）能起到固氮作用，将空气中的氮转化成植物能用的物质，用来制造氨基酸、合成蛋白质，因此同属于主食类，豆科的红豆和绿豆每百克蛋白质为21克和23克，是白米的3倍，燕麦的2倍。所以素食者若想提升蛋白质的摄取量，最好的方法还是从黄豆、红豆、绿豆等干豆类，或豆芽、荷兰豆等豆科蔬菜着手，并搭配菇类或坚果类来摄取。

各类食物分类中蛋白质含量较高的植物性食物

食物分类	主食类	肉类	蔬菜类	水果类	油脂类
蛋白质含量较高的食物	绿豆、红豆、白凤豆、精米豆等干豆类	黄豆、黑豆、毛豆	干/新鲜菌菇类、干燥藻类、豆芽、豆苗、豌豆荚、豇豆（荚）等豆科蔬菜	非良好来源	坚果种子类（花生、瓜子、芝麻含量高于杏仁果、开心果、腰果和核桃）

说明　新鲜藻类蛋白质含量很低，但干燥藻类例如寿司海苔、紫菜、干裙带菜因脱水浓缩，故蛋白质含量相对较高。因为干燥藻类一次使用量少，所以藻类不算良好的蛋白质来源食物。

如何提升蛋白质品质？认识氨基酸互补技巧！

由于动物和植物所需的必需氨基酸并不相同，所以吃素者若不留意的话，可能无法从饮食获得完整人体所需的必需氨基酸。故素食者宜通过混搭食物让氨基酸互补，以弥补食物蛋白质品质不佳的问题：

技巧一　优质蛋白＋植物性蛋白

蛋、奶、大豆蛋白、乳清浓缩蛋白是PDCAAS蛋白质评分为1的优质蛋白，用这些食物来搭配蛋白质品质较差的植物性蛋白质，可提升该餐的蛋白质品质。

○ 吃面包或馒头时夹颗蛋或夹片芝士，或搭配牛奶。

○ 直接用牛奶、芝士、酸奶入菜，或将牛奶、酸奶等视为饮品食用。

○ 吃饭时搭配番茄炒蛋、菜脯蛋、蒸蛋等蛋类菜肴。

○ 冲泡燕麦或谷物粉时，加入大豆蛋白或乳清蛋白粉。或直接以牛奶取代水来冲泡。

技巧二　混合两种以上氨基酸互补食物

下图为常见植物性食物所富含与缺乏的氨基酸，通过选择氨基酸互补的食物可改善饮食蛋白质品质。举例，谷类富含甲硫氨酸和胱氨酸，但缺乏赖胺酸，而豆类却富含赖氨酸，故可混合两者一起食用。

○ 将干豆类和谷类混合料理。例如将白饭改成菜豆饭、黄豆饭、红豆饭等；或煮红豆杂粮粥、绿豆薏仁等。

○ 吃饭时搭配干豆类或豆科蔬菜，或搭配豆腐、豆干、豆皮等含黄豆的菜肴。

○ 将芝麻、花生、腰果等坚果加入菜肴中或冲泡的谷物粉中。

食物氨基酸互补原理

提升蛋白质品质的技巧：

1. 不完全蛋白质＋完全蛋白质
例如豆类、谷类、坚果种子类＋蛋或牛奶

2. 不完全蛋白质间的互补
例如豆类＋谷类，或豆类＋坚果种子类

谷类
富含：甲硫氨酸、胱氨酸
缺乏：赖氨酸、苏氨酸

豆类
富含：赖氨酸
缺乏：甲硫氨酸、色氨酸

坚果种子类
富含：甲硫氨酸、胱氨酸
缺乏：赖氨酸、异亮氨酸

- - - - - - **素出好蛋白的实战指南** - - - - - -

想要素出好蛋白重点在于广泛摄取不同类食物，以互补单一植物性食物氨基酸的不完整。故可将食物分为谷类、蛋类、奶类、黄豆／黑豆制品、豆类蔬菜（包括发芽豆子）、菇类、坚果种子类等七个类别，然后每餐从上述七个类别的食物中任选三种以上来吃。

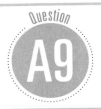

油脂不是坏东西，
对于脂肪你真的了解吗？

在大部分人的观念里，油脂热量高、容易胖，是心血管疾病和高脂血症的罪魁祸首。但你应该也听过橄榄油有益心血管健康，鱼油对大脑和眼睛健康很好，到底油脂是好东西还是坏东西？

脂肪解码！有关脂肪的基本知识

脂肪既然会和蛋白质等营养素同列于人体六大营养素，代表它对身体非常重要。每克脂肪有9千卡热量，它是身体储存能量的仓库。除了提供能量外，还可保护内脏、维持体温，并提供身体必需脂肪酸、帮助脂溶性维生素的吸收。另外，脂肪也是构成人体40兆细胞细胞膜的重要成分，大家所熟知的磷脂质、胆固醇、糖脂等重要物质也是由脂肪所构成。

油脂的主要成分是三酸甘油酯。顾名思义，三酸甘油酯就是由三个脂肪酸和一个甘油所构成，而油的特性主要是由其脂肪酸所决定。脂肪酸依照双键的有无而有饱和和不饱和之别，饱和脂肪酸还可进一步分为短链、中链和长链三类，不饱和脂肪酸则依照第一个双键出现的位置可分为ω-3、ω-6和ω-9三类。富含饱和脂肪酸的油脂在室温下会呈固态且耐高温，例如猪油、牛油等动物油（鱼油例外）；富含不饱和脂肪酸的油脂在室温下则呈液态且不耐高温，例如大部分的植物油（椰子油例外）。

⋮ 脂肪的功能 ⋮

1　提供热量（每克油脂可产生9千卡热量）
2　增加食物的口感和食用后的饱腹感
3　构成细胞与组织
4　润滑肠道，帮助排便
5　提供必需脂肪酸（亚油酸和α-亚麻酸）
6　保护内脏和维持体温
7　促进脂溶性维生素A、维生素D、维生素E、维生素K的吸收

⋮ 油脂VS脂肪酸 ⋮

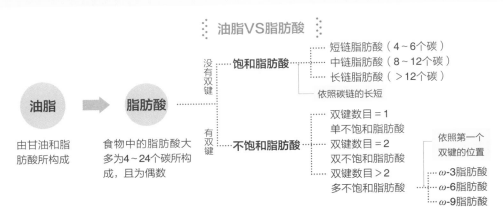

最热门的油脂健康议题——炎症！

发炎是近几年来最热门的健康议题，目前研究已证实过敏、自体免疫疾病、关节炎、心脏病、癌症、糖尿病、老年失智症和肥胖等现代人常见健康问题，都与体内慢性发炎有关。由于ω-3和ω-6脂肪酸参与了发炎反应的调控，所以在讨论这些健康议题时，常会带到这两个脂肪酸。

ω-3和ω-6脂肪酸在体内通过酶的帮忙，会转化成二十碳烯酸（Eicosanoid）。二十碳烯酸发现于所有组织和器官中，具有类似激素的作用。当细胞受到环境刺激后，位于细胞膜上的多不饱和脂肪酸就会转变为二十碳烯酸，进行发炎、血压与凝血等的调控。其中来自ω-3脂肪酸的二十碳烯酸因具抗发炎、抗凝血等作用而被称为好的前列腺素；而来自ω-6脂肪酸者则刚好相反，具促发炎、促凝血作用，所以被称为坏的前列腺素。因此，有发炎健康问题者宜多摄取具抗发炎作用的ω-3脂肪酸，并同时减少具促发炎作用的ω-6脂肪酸。例如饱受过敏困扰者，可改以鱼贝海鲜作为主要蛋白质来源，平日少吃油炸高脂食物，多吃富含抗氧化营养素的蔬果，并以橄榄油、苦茶油（富含ω-9脂肪酸，不影响发炎）作为烹调用油，以减缓身体发炎。

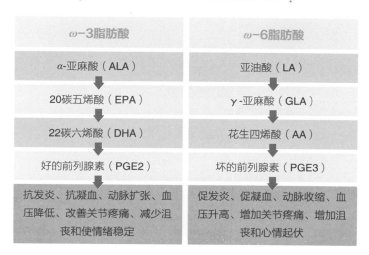

ω-3和ω-6脂肪酸与健康的关系

ω-3脂肪酸	ω-6脂肪酸
α-亚麻酸（ALA）	亚油酸（LA）
20碳五烯酸（EPA）	γ-亚麻酸（GLA）
22碳六烯酸（DHA）	花生四烯酸（AA）
好的前列腺素（PGE2）	坏的前列腺素（PGE3）
抗发炎、抗凝血、动脉扩张、血压降低、改善关节疼痛、减少沮丧和使情绪稳定	促发炎、促凝血、动脉收缩、血压升高、增加关节疼痛、增加沮丧和心情起伏

为什么现代饮食容易导致发炎等慢性病？

日常饮食中所获得的脂肪酸大多为ω-6脂肪酸，例如大部分的植物油、动物肉类等所含的多半是ω-6脂肪酸，仅少数食物，例如深海鱼、藻类、亚麻仁籽、核桃等ω-3脂肪酸含量较丰富。因此随着现代人肉类和脂肪摄取的增加，让ω-6和ω-3脂肪酸的摄取比例严重失调，让ω-6：ω-3脂肪酸的理想比值从（1~4）：1拉高到（15~25）：1，导致现代人发炎性疾病居高不下。

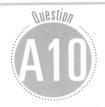
动物油、植物油，炒菜到底要用什么油?

　　油脂和我们的生活息息相关，食物的烹调离不开油脂，凉拌菜、沙拉会用到油脂，饼干、零食中添加了大量油脂，大部分人家中会有一瓶以上用来烹调的油。食用油种类那么多，炒菜要用什么油才好?

冷压、初榨、精制与非精制等，是什么意思?

　　我们日常所食用的植物油主要提炼自果实、果粒或种子。提炼油脂的方式大致可分为机械压榨和用有机溶剂萃取两种。一般果实类的油脂（例如橄榄油、椰子油）主要会采用机械压榨的方式取油，所以我们常会在这两类油品上看到标有冷压初榨的字眼；果粒或种子可用机械压榨方式取油，也可用有机溶剂来提炼，例如芝麻油、花生油等。

　　机械压榨一般出油量较少，其优点是可保留较多植物本身的营养，但是因为这些杂质的存在，让油脂容易酸败，成品发烟点较低，且品质不稳定而无法长期保存。所以平常所购买的大桶装、较便宜的植物油，多半是用有机溶剂萃取来提油，且会经多重精制步骤（参考下表）来除去油脂中的游离脂肪酸、维生素、植化素等杂质。油脂精制后可提高发烟点，让原本不耐高温的油脂适合煎煮炒炸，使卖相变好、不易败坏，且可保存更久。

常见的油脂加工方法

提油方法	
机械冷压榨	油榨出之后，经沉淀和过滤，以不透光容器包装
机械热压榨	经热螺旋的机械过程萃取，成品为液态杂油或固态油粕
有机溶剂萃取	以有机溶剂萃取，再加热蒸馏除去有机溶剂
精制过程	
脱胶	以食盐溶液、稀释的酸或碱，去除游离脂肪酸，少量的蛋白质、磷脂质和其他物质（因为这些物质会造成油的不安定，且在油炸时会产生泡沫和油烟）
冬化	去除一些结晶皂粒，防止凝固块的形成
脱色	175～225℃加热约4小时，加上活性白土混合，以吸附处理的方式消除色素
脱臭	以高温（240～270℃）、低压（接近真空）方式进行脱臭，除去油脂中不好的气味
氢化	将油脂中的不饱和脂肪酸转变为饱和脂肪酸，以提高熔点，使油脂较稳定

烹调用油，该怎么买？

虽然部分冷压、初榨等未精制油脂的营养价值较精制油品高，但购买食用油的主要目的是烹调，在高温加热后，油品本身的营养已所剩无几。所以除非习惯直接食用油脂（凉拌），否则与其谈买什么油营养比较好，还不如考虑买什么油比较适合。

购买烹调用油时需要考量两个因素：❶油脂的稳定度；❷油脂的发烟点。当油脂接触空气中的氧或暴露在阳光中时，会氧化变质。由于油脂的氧化主要发生在脂肪酸中的双键位置，所以含双键较多的多不饱和脂肪酸最容易被破坏，因此，购买富含多不饱和脂肪酸的未精制植物油时，要特别留意保存方法，以免油脂氧化变质。

当油脂加热到一定温度时会分解为甘油和游离脂肪酸，此时油脂会开始冒烟、变质，产生刺激性化学物质及自由基，此温度即该油脂的发烟点（或称冒烟点）。为了健康，油脂加热温度不宜超过发烟点，故最好依照烹调习惯，选择发烟点合适的油脂。

常见食用油的发烟点与适合的烹调温度

  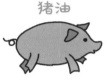 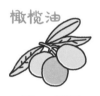

大豆油	椰子油	猪油	橄榄油
160 ～ 232℃	177 ～ 232℃	188℃	191 ～ 230℃
（未精制）（精制）	（未精制）（精制）		（冷压初榨）（精制）

烹调温度	适合油脂
凉拌（＜49℃）	所有植物油
水焯（约100℃）	所有未精制植物油，如亚麻籽油等
中火炒（约163℃）	冷压初榨椰子油、猪油、芝麻油、大豆油、玉米油等
大火炒、煎、炸（约190℃）	橄榄油、茶油、澳洲坚果油、葡萄子油或其他精制植物油

说明　1. 油脂可耐高温仅代表此温度下油的品质稳定，但营养价值可能会被破坏。
2. 油脂的发烟点会受到原料、榨油方式、制程等而异，故上表仅供参考，实际油脂的发烟点建议参考所购买油品上的标示。

● ● ● ● ● ● ● ● ● ● ● ● ● ● ● ●　食用油该如何储存？　● ● ● ● ● ● ● ● ● ● ● ● ● ● ● ●

因为油脂很容易受到水、光、热、氧和金属离子等的破坏，所以选购油脂时是越新鲜越好，例如最好买小罐的，用完再买，以确保油脂的新鲜度。油脂的保存宜使用不透光的容器或暗色瓶盛装，并将之存放在干燥阴凉处。不要将用剩下的油再倒回储油瓶或反复多次回锅使用，因为剩油中有水和食物残渣的存在，这些东西会加速油脂的败坏。

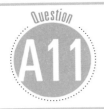

多喝水多健康！每天该喝多少水才对？

很多人都曾听过每天要喝八杯水的说法。有些人一天几乎不太喝水，也有一些人会随身带着一两升的超大水瓶，每天喝好几升的水，到底哪种做法是正确的？究竟每天要喝多少水才对？

解码水与健康的关系

水分约占人体体重的50%～70%，不像其他营养素，身体或多或少能储存一些在体内以备不时之需，人体并没有储存水分的地方，所以人可以几周（视身体储存脂肪量而定）不吃东西仍可存活，但只要几天不喝水就会死亡。水具有许多独一无二的化学和物理特性，例如水具有极性，很多化合物均可溶于水，故水可作为溶剂或运送媒介；水具有高比热容，能吸收大量热能，协助调节体温；水无法被压缩，因而可作为润滑液或避震器；水可自由进出细胞膜，在维持渗透压与电解质浓度上扮演重要角色等。

喝水要平衡，一天要喝多少水？

因为身体没有储存水分的地方，所以只能靠每天固定饮水来维持体水平衡，至于一天要喝多少水，则视每日水分消耗量而定。身体中水分的来源主要有三个途径：直接喝的水，饮料、食物中的水以及身体新陈代谢过程所产生的水；消耗水的地方主要有四个方面：皮肤蒸发流失、肺部呼吸流失，尿液及粪便排出。

一般而言，身体每天从呼吸、排汗、排尿和排便中会流失约2350毫升的水，故每天要

水的功能

✓ 维持细胞机能	✓ 维持渗透压与电解质浓度
✓ 维持血液容积	✓ 调节体温（散热、防中暑）
✓ 作为良好溶剂、参与生化反应、运送营养素	✓ 润滑、避震
✓ 帮助废物排除	

短期水分大量流失时，除补水外别忘了补充电解质！

若在短时间内出现水分大量流失，例如在炎热高温下长时间活动，或从事激烈、长时间运动（例如慢跑）时，除适量补充水分预防脱水及中暑等热伤害外，别忘了也要补充电解质。最简单的电解质补充法是饮用运动饮料，或含盐的番茄汁，或可在水中挤些柠檬，并加入微量食盐来补充钠、钾、氯等电解质。

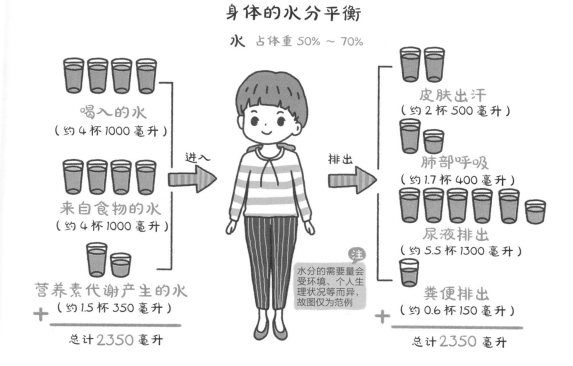

身体的水分平衡

水　占体重 50% ~ 70%

喝入的水
（约 4 杯 1000 毫升）

来自食物的水
（约 4 杯 1000 毫升）

营养素代谢产生的水
+（约 1.5 杯 350 毫升）

总计 2350 毫升

进入

排出

皮肤出汗
（约 2 杯 500 毫升）

肺部呼吸
（约 1.7 杯 400 毫升）

尿液排出
（约 5.5 杯 1300 毫升）

粪便排出
+（约 0.6 杯 150 毫升）

总计 2350 毫升

注　水分的需要量会受环境、个人生理状况等而异，故图仅为范例

获得等量的水才足以维持身体水平衡，这也是为什么会有每日要喝八大杯水的说法。不过，由于新鲜食物本身就含水；且糖类、蛋白质和脂肪的代谢过程也会产生水，因此，我们每天至少需额外饮用1000毫升的水或其他液体。

当然，实际饮水量会依个人代谢、饮食、生理状况（流汗、排尿）和环境等而异。例如婴幼儿、小孩因新陈代谢较大人高，所以每斤体重需要的水较多；在高温环境下，身体需要较多的水，例如在22℃环境下成人每千克体重需约22毫升的水，但在38℃时则需约38毫升的水。故一般人每天需要额外饮用1500 ~ 3000毫升的水或液体。

怎么判断水分是否喝得足够？

①**是否口渴**：口渴是人体脱水的第一道警讯，但因口渴症状较脱水晚出现（失去 1%以上水分即为脱水，但口渴、疲倦等症状在脱水 1% ~ 2%时才会出现），所以当感到口渴时，身体早已脱水，因此务必尽快补充水分。

②**排尿次数与尿液颜色**：一般若有正常饮水的话，4 小时约可累积 240 毫升的尿量，故一、两个小时上一次厕所都算正常；但若整个早上都不想上厕所，代表水可能喝太少了。另外，正常的尿液为淡黄色，若尿色较浓或有恶臭都是水分摄取不足的警讯；反之，若尿色清如水则代表水喝得太多。

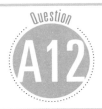

Question A12 维生素家族知多少？ 认识脂溶性维生素A、维生素D、维生素E、维生素K！

尽管很多人对维生素的生理功能并不熟悉，但可能都买过复合维生素，或购买过添加β-胡萝卜素、维生素C、B族维生素的饮料或饼干，到底哪些营养素叫作维生素？维生素又有什么用呢？

有关维生素的基本知识

维生素是一群本身不含能量，但却是维持身体组织正常功能和生长所必需的营养素，用量极低，一般只需要几毫克（千分之一克）或几微克（千分之一毫克）就足以发挥其功能、预防疾病的发生。维生素可分为脂溶性维生素和水溶性维生素两类，前者可溶于脂肪，例如维生素A、维生素D、维生素E、维生素K；后者可溶于水，例如B族维生素和维生素C。

认识脂溶性维生素A、维生素D、维生素E、维生素K

1 维生素A（视黄醇、β-胡萝卜素）

维生素A的主要功能为维持正常视觉、与细胞分化生长有关（因而有助维持皮肤、黏膜等上皮组织的健康）、维持骨骼和软骨组织的正常以及增强免疫力。缺乏时会使上皮组织干燥、角质化，导致毛囊角质化、干眼症等问题，并影响皮肤、黏膜所构成的第一道免疫防线，降低免疫力。另外，维生素A还能帮助维持暗处视觉，故缺乏时会引起夜盲症。

维生素A以视黄醇形式存在动物性食物中，或以β-胡萝卜素形式存在植物中，经酶作用而转化为维生素A。动物性来源者摄取过量会有中毒的风险，植物性来源者较安全，过量仅会沉积在

⋮ 维生素的分类及特性 ⋮

维生素

脂溶性维生素
（不溶于水，但可溶于油脂或有机溶剂）
例如维生素A、维生素D、维生素E、维生素K

特性
不易排出体外（维生素K除外），体内储存期较长，故缺乏症发展缓慢（数月到数年），但也较水溶性维生素易累积在体内而造成中毒。安全剂量较低，超过推荐摄入量6～10倍可能有风险。每日饮食的需求较宽松。

水溶性维生素
（可溶于水）
例如B族维生素（维生素B_1、维生素B_2、烟酸、泛酸、维生素B_6、生物素、叶酸、维生素B_{12}等）和维生素C

特性
容易排出体外（维生素B_6和维生素B_{12}例外，较其他水溶性维生素易储存），过量会从尿中排出，故缺乏症状展现较快（数周到数月）。安全剂量高，超过推荐摄入量10倍以上才可能有风险。最好每天都由饮食摄取。

皮下脂肪，导致掌心变黄。另外，β-胡萝卜素除了具维生素A功能外，本身也是抗氧化剂。

2　维生素D（钙化固醇、麦角固醇）

维生素D有阳光维生素之称，当皮肤曝晒于阳光中时，可将胆固醇转化为维生素D。维生素D家族包括数个成员，其中比较重要的是维生素D_3（钙化固醇，来自动物）及维生素D_2（麦角固醇，来自植物）。

维生素D不仅参与钙、磷的代谢，还能调节血钙、帮助钙的吸收，故与骨骼健康关系密切，缺乏时会导致佝偻病、骨骼变形或骨软化症等。近年来研究发现人体很多器官、组织均有维生素D接受器，可接受维生素D的调节，故除了骨骼健康外，目前已证实维生素D功能还包括维持免疫系统、心血管与肾脏等的健康。

3　维生素E（生育酚、生育三烯酚）

维生素E主要功能为抗氧化，能存在细胞膜上，保护细胞膜不被氧化破坏，维持细胞的生理功能。维生素E可分为生育酚和生育三烯酚两大家族共八个成员。

生育酚因发现历史较早，目前已可人工合成，故常作为抗氧化剂，添加于鱼油或加工食品中，也常制成营养品。生育三烯酚因为分子头部与尾部均比生育酚小，而具有更多功能。根据近代药理研究显示，生育三烯酚除抗氧化外，还具有抗发炎、免疫调节、保护心血管、防癌等多重功能，故主要被用来制作营养补充品。

4　维生素K（叶绿醌、甲基萘醌、甲基醌）

维生素K是身体活化凝血酶所必需、参与骨骼蛋白质合成，也是骨骼矿物质化过程的必需营养素。缺乏时不仅会影响凝血，还会影响骨骼密度与硬度，因此维生素K也常被添加于钙补充品中。

维生素K分为维生素K_1（叶绿醌，存在绿色植物中）、维生素K_2（甲基萘醌，由肠道细菌制造）及维生素K_3（甲基醌，人工合成）。由于肠道细菌可合成维生素K，故不易缺乏。较常见缺乏维生素K的族群为长期使用抗生素者（会杀死肠道中合成维生素K的有益菌），及新生儿（因肠道细菌不足且母乳本身维生素K含量不足）。另外，由于绿叶植物富含维生素K，故服用抗凝血剂患者常会在药单上看到建议避免食用甘蓝菜等绿色蔬菜的提醒。

富含脂溶性维生素的食物

	主食类	豆蛋奶	肉类	蔬菜&水果	其他
维生素A		• 牛奶、奶酪 • 蛋	• 多脂肉类 • 肝脏	• 深色叶菜 • 黄橙色蔬果	
维生素D		• 蛋	• 多脂鱼 • 肝脏		晒太阳合成
维生素E		广布于动植物中			植物油
维生素K	• 全谷类	• 蛋	• 牛肉 • 肝脏	• 绿叶蔬菜	肠道细菌合成

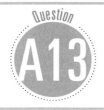

B族维生素到底有哪些功能？

一项针对19～44岁成年人所做的膳食补充品调查显示，综合维生素和矿物质、B族维生素分别荣获居民爱买的前两名，到底哪些营养素属于B族维生素，它又有什么功效呢？

想补充B族维生素，你不可不知的基本知识

B族维生素包括维生素B$_1$、维生素B$_2$、维生素B$_6$、维生素B$_{12}$、烟酸、泛酸、生物素、叶酸等共8个家族成员，在人体中扮演辅酶的角色，和酶共同合作，让细胞生化反应得以进行。B族维生素中的每个成员都有其独特的生理功能，彼此间亦互相协同作用，若长期单独服用或高剂量补充某特定B族维生素，反而容易造成其他B族维生素的缺乏，故除非特殊状况，否则整个B族维生素一起补充会比单一摄取效果好。另外，由于B族维生素的食物来源非常相似，故若因挑食或营养不均而缺乏的话，往往会多种B族维生素一起不足，这也是为什么销售综合B族维生素会比单一B族维生素多的原因。

因为B族维生素会溶于水，所以很容易流失在洗涤、烹调的水分与汤汁中，另外也会自汗水、尿液排出而不易蓄积在体内（维生素B$_{12}$例外，储存量够身体使用2～3年），故需每日摄取。

B族维生素的常见功能

1 体能充沛：维生素B$_1$、维生素B$_2$、维生素B$_6$、烟酸和泛酸

维生素B$_1$、维生素B$_2$、维生素B$_6$，烟酸、泛酸以辅酶角色参与糖类、蛋白质、脂肪的代谢，协助能量转换给身体使用，这也是为什么吃B族维生素精神体力会较好的原因，所以B

⋮ B族维生素的名字，你认识多少？ ⋮

名称	维生素B$_1$	维生素B$_2$	维生素B$_3$	维生素B$_5$
英文学名	Thiamin	Ribo flavin	Niacin；Niacinamide	Pantothenic acid
中文翻译	硫胺素	核黄素	烟酸；烟酰胺	泛酸、遍多酸
名称	维生素B$_6$	维生素B$_7$	叶酸	维生素B$_{12}$
英文学名	Pyridoxine	Biotin	Pteroylmonoglutamate	Cobalamin
中文翻译	吡哆醇	生物素	蝶酰单谷氨酸	钴胺素

说明　表为B族维生素的正式中英文名，很多时候它们会以硫胺素、核黄素等来称呼，而非简称维生素B$_1$、维生素B$_2$，故有必要认识它们的正式名称。

族维生素最好随餐食用。另外因为和能量代谢有关，故在吃大餐、年节聚餐应酬等热量摄取较多的场合，或运动、体能精力负荷较大时，摄取量也要跟着增加。每摄取1千卡的热量，维生素B_1、维生素B_2、烟酸分别需要摄取0.5、0.6、6.6毫克。

2 远离贫血威胁：维生素B_6、维生素B_{12}和叶酸

维生素B_6参与血红蛋白的合成，叶酸与细胞分化有关，维生素B_{12}则在骨髓中参与红细胞DNA的合成，故此三个B族维生素若缺乏将会导致血红素不足、红细胞无法正常分裂而造成贫血。

3 保护心血管健康：维生素B_6、维生素B_{12}和叶酸

高半胱氨酸是心血管疾病的独立因子，其值若过高会导致血管发炎、破坏血管内皮，进而导致血管硬化，增加心血管疾病的罹患率与死亡率。维生素B_6、维生素B_{12}、叶酸可将致命的高半胱氨酸，代谢为人体需要的胱氨酸和甲硫氨酸，降低心血管疾病风险。

4 皮肤、黏膜健康：维生素B_2、烟酸、泛酸和生物素

维生素B_2有助维持皮肤，促进组织修护，缺乏时会导致口腔发炎及脂溢性皮肤炎；另外，烟酸、泛酸和生物素也与皮肤、黏膜健康有关，缺乏会使皮肤、黏膜容易发炎，出现发痒、皮肤角质化、脱屑等症状。

5 大脑、神经健康：维生素B_1、维生素B_6、维生素B_{12}、烟酸和叶酸

维生素B_6、维生素B_{12}、叶酸可降低高半胱氨酸，避免其引发脑血管损伤而导致脑部萎缩；另外，很多B族维生素都与脑神经健康有关，例如维生素B_1又称抗神经炎因子，与神经功能有关，缺乏会影响情绪与精神状态；维生素B_6可缓解情绪压力，改善孕吐及经前综合征；烟酸、维生素B_{12}也和神经系统的健康有关。

与B族维生素相关的常见健康议题

充沛的体能活力	嘴角溃疡、火气大	孕吐
维生素B_1、维生素B_2、维生素B_6，烟酸、泛酸（和营养素与能量代谢有关）	维生素B_2（有助维持皮肤、黏膜健康，促进组织修护）	维生素B_6（可缓解孕吐，减轻孕妇恶心呕吐感）
贫血	口服避孕药	吃素
维生素B_6、维生素B_{12}、叶酸（缺乏时会影响血红蛋白、红血球的合成与细胞分化，造成贫血）	维生素B_6、维生素B_{12}、叶酸（口服避孕药会影响维生素B_6代谢，并降低血中维生素B_{12}和叶酸浓度）	维生素B_{12}（只存在动物性食物，故纯素食者容易缺乏）
心血管健康	怀孕	压力大
维生素B_6、维生素B_{12}、叶酸（降低高半胱氨酸，预防血管发炎损伤，降低心血管疾病风险）	叶酸（可预防胎儿神经管缺陷）	B族维生素（协助身体获得能量，应付压力）

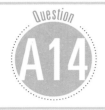

维生素C对人体有什么帮助？

维生素C可说是我们生活中最常见的营养素，不仅果汁、饮品标榜富含维生素C；超市也常见维生素C软糖、维生素C泡腾片等产品。到底维生素C对人体有什么功能？ 维生素C产品一大堆该如何选？

最娇贵的营养素——维生素C

维生素C又名抗坏血酸，可用于预防坏血症所导致的皮下出血与牙龈出血。尽管大部分的动物和植物都可以以葡萄糖为原料，自行制造维生素C，但包括人类、天竺鼠等少数动物因缺乏合成维生素C所需的酶（L-古洛糖酸内酯氧化酶），而需依赖食物摄取。

新鲜蔬果为维生素C的主要来源，谷类含量低、肉类几乎不含维生素C。尽管维生素C容易获得，但属于水溶性维生素，维生素C不仅会流失在水中，且对热、空气、光线、酸碱敏感，在储存、制备（清洗及切割）、加工和烹调过程中非常容易被破坏，为最容易流失的营养素。下表是一些保留食物维生素C的实用指南。

如何留住食物中的维生素C

新鲜蔬果储存在阴凉处 高温会加速维生素的流失，故炎夏时最好将蔬果存放在冰箱中	铝箔包果汁／蔬果汁不要放太久 即使以铝箔包密封，维生素C仍会逐渐流失，故尽可能在制造后三个月内喝完	现榨蔬果汁宜即饮 蔬菜榨成汁后维生素C流失会加速，故不要买早已榨好、置放于冰箱的蔬果汁，或邮购瓶装蔬果汁
应季新鲜水果最佳 即使低温储存，维生素C仍会随储存时间而流失，故最好买应季水果	**娇贵的维生素C** Ascorbic acid 对热、空气、光线、酸碱敏感； 随水流失	**冷冻蔬菜尽快吃掉** 维生素C会随储放时间的增加而流失，故最好能在储存两个月内食用完毕
烹煮蔬果要小心 水果最好不要烹煮；蔬菜用蒸、微波或油炒，流失的维生素C会较水煮少	**罐装果汁／水果罐头不要放太久** 维生素C会随储放时间的增加而破坏，故最好尽快吃完	**不要买水果加工品** 蜜饯、果干、果酱等因加工过度，维生素C所剩无几

多C多健康，维生素C的好你认识多少？

1. 促进胶原蛋白合成

人体可以用氨基酸为原料，在维生素C的帮助下合成胶原蛋白。胶原蛋白是赋予韧带弹性、肌腱伸张力、骨骼柔软度以及维持血管紧密有弹性的重要物质。缺乏维生素C会影响胶原蛋白合成，导致微血管易破裂（点状出血）、牙龈出血并影响伤口的愈合，或让血管损伤而增加心血管疾病的风险。

2. 抑制黑色素的生成

维生素C会阻断酪氨酸形成黑色素，减少黑色素产生，并还原已形成的黑色素，有助美白。

3. 抗氧化

维生素C能在血液等水溶性环境发挥抗氧化功能，并还原维生素E，恢复其抗氧化能力。

4. 免疫功能

维生素C可保护白细胞免于自由基伤害、增强白细胞及抗体活性，并刺激身体制造干扰素来破坏病毒。

5. 合成重要物质

肉碱、类固醇的合成及色氨酸转变为血清素等过程都需要维生素C帮忙。

6. 帮助铁等矿物质的吸收

维生素C具还原作用，可将三价的铁还原成较好吸收的二价铁，帮助植物性来源的非血基质铁的吸收。

补充维生素C，你做对了吗？

1 每天要吃多少

维生素C的每日推荐摄入量为100毫克，尽管市场上有些维生素C产品含量为500毫克、1000毫克一颗，但吃得越多，肾脏排泄量也随之增加，导致吸收率降低。研究发现每日摄取30～180毫克维生素C时，吸收率为70%～90%，但大于1000毫克时，吸收率则小于50%，故除非有特殊需求，否则并不需要吃太高剂量的维生素C，且最好采取低剂量、分次食用。

2 如何选择与购买

常见的维生素C有两种形式：L-抗坏血酸（俗称左旋维生素C）与D-抗坏血酸，前者生物活性较高，具有完整的维生素C功能，后者仅具有部分维生素C的功能。对身体来说，只要化学结构一样，其功能就相同，故人工合成的L-抗坏血酸与来自蔬果的天然L-抗坏血酸效能是一样的。

气候潮湿、高温环境下，维生素C补充品一旦开封后，易吸水潮解而破坏维生素C，故购买时最好选真空包装。胶囊或锭剂维生素C最好买小瓶装，开封后丢弃瓶中的棉花和干燥剂（避免吸附水气加速潮解），并存放在阴凉干燥处、尽快吃完。

特别需要留意维生素C补充的六大族群

1. 不爱吃蔬菜、水果的人
原因： 蔬果为维生素C的主要来源食物
解决方法： 使用营养补充品

2. 吸烟的人
原因： 造成氧化压力，增加对维生素C的需求
解决方法： 每日额外再多摄取35毫克维生素C

3. 只喝奶粉的婴儿
原因： 奶粉不含维生素C（或含量极微）
解决方法： 补充新鲜果汁或富含维生素C的副食品

4. 孕妇、哺乳妇女
原因： 为了提供胎儿和婴儿足够的维生素C
解决方法： 怀孕每日多增加15毫克；哺乳多增加50毫克

5. 某些药物
原因： 口服避孕药会增加维生素C的需求；阿司匹林会阻碍肠道对维生素C的吸收
解决方法： 增加维生素C的摄取或使用营养补充品

6. 烧伤或手术
原因： 烧伤或切除身体组织时会增加胶原蛋白的需求
解决方法： 增加维生素C的摄取或使用营养补充品

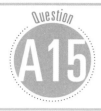

有关矿物质的实用生活知识，你了解多少？

矿物质是六大营养素之一，大家耳熟能详的钙、铁是矿物质；慢性病饮食上常提到的限钠、限钾也是矿物质，而常听到的电解质、微量元素其实也是指矿物质。现在就来认识这个生活中常见的营养素。

矿物质VS微量元素

人体中含有各种元素，其中约有60多种矿物质（又称无机盐），有些矿物质是构成激素、辅酶的重要成分，有的能帮助酶活化，部分与神经、凝血和肌肉功能有关，或参与体内酸碱平衡、调节水分平衡。简单地说，矿物质的主要功能为调节人体机能、促进生长发育及维持身体健康。

在人体新陈代谢过程中，每天都有一定量的矿物质会通过粪便、尿液、汗水等排出体外，且因人体无法制造矿物质，所以需要每日从饮食中摄取。饮食的矿物质主要来自环境，故土壤是否肥沃，水质、施肥和栽种方式都会影响植物矿物质含量；而动物性食物的矿物质含量则受到动物所吃的植物、饲料和水分影响。由于地力贫瘠及化肥中矿物质种类偏颇，导致现代食物所含矿物质的含量大不如从前，因此我们需要摄取更多的食物才能满足身体所需的矿物质。

矿物质和微量元素

矿物质 (Minerals)

常量营养素(或称常量元素，即一般所说的矿物质)
以毫克为单位，每日需要量＞100毫克，例如钙、镁、钾、钠、氯、磷、硫等。

名称	钙	磷	镁	钾
需要量	650毫克	600毫克	280毫克	280毫克

微量营养素(或称微量元素)
以毫克或微克为单位，每日需要量＜100毫克，例如铁、硒、锌、碘、氟、铜、锰、钼等。

名称	铁	锌	硒	碘
需要量	9～15毫克	6.1～10.4毫克	50微克	85微克

（以上数据为普通成年人每日需要量）

认识生活中常见的矿物质

1 骨骼健康要素：钙、磷

钙和磷结合而成的磷酸钙是骨骼的主要矿物质成分，故缺钙会直接影响骨密度。骨质若脆弱，容易导致骨折并增加骨质疏松的机会，且会因骨骼支撑力减弱而使身高缩减（俗称老倒缩）。除骨骼健康外，钙在凝血、肌肉收缩、神经传导等方面也扮演重要角色。

磷在体内主要以磷酸形式存在，除了是骨骼重要组成成分外，也构成了遗传物质、磷脂质等重要生化分子，并参与细胞能量代谢、酸碱平衡及多种生化反应。由于钙的每日需要量高达650毫克，而磷则广布于各种食物中，且磷酸盐是食品加工中常见的食品添加物，故讲到骨骼健康大多只会提到钙。

2 贫血的关键营养素：铁

铁会和蛋白质结合，帮助氧气运送，故缺乏会影响身体携氧量而导致贫血。另外，因为很多酶都含铁，参与能量代谢、氧化还原、核酸合成等重要反应，故缺铁也会影响能量产生、免疫和心智发展。在含铁食物中，植物性的铁为非血基质铁，且会受到植物中的纤维、草酸盐、植酸盐等而影响吸收利用率，故若需要补血的话，最好还是选择动物性来源的铁。

3 身体重要的电解质：钠、钾、氯

所谓电解质指的是溶于水后会分解成离子的带电物质。在众多电解质中，最重要且常被提及的是钠、氯、钾。这三个电解质与人体渗透压调节、酸碱平衡、神经传导、肌肉收缩等多种生理功能有关，若失去平衡，将导致体水与酸碱平衡的失调，影响肌肉收缩与心律，而威胁健康与生命。

由于电解质会溶于水，随汗液、尿液等排出体外，故若因腹泻、呕吐或流汗过多、中暑而导致体水严重流失时，宜适当补充电解质。另外，短时饮用数千毫升的水，也可能造成电解质异常而导致水中毒，故每日饮水宜适可而止。

4 和血压息息相关的矿物质：钠、钾

钠和钾也和血压调节关系密切。钠若摄取过多，会使水分滞留体内而导致血压上升；钾则刚好相反，对高血压有保护作用，可促进钠的排出，并抑制肾素 - 血管张力素 - 醛固酮系统而使血压降低。所以高血压和心脏病患者，往往会被叮嘱要限制饮食钠的摄取，并增加钾的摄取。

为什么吃太咸会使血压上升？

吃太咸（钠过多） ➡ 血钠过高 ➡ 肾脏保留水分 ➡ 体水增加 ➡ 血液容积增加 ➡ 血压升高&水肿

说明 钠是身体重要的电解质之一，为了维持血中钠浓度的恒定，当吃太咸（钠摄取过多）时，会促使肾脏对水分进行调节，保留水分以稀释钠的浓度，而出现水肿或血压升高的结果。

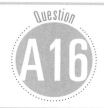

膳食纤维是什么？纤维该怎么选、怎么吃？

膳食纤维是除了维生素、矿物质外，最常被提到的营养素，它不仅存在天然食物中，也常以膳食纤维粉、膳食纤维锭的形式销售，也会出现在减肥奶昔、低卡点心及饼干和饮料中。到底膳食纤维是什么东西，对人体有什么好处？膳食纤维类产品又该如何选择？

一定要认识纤维的分类

膳食纤维泛指所有食物中不能被消化的部分，和淀粉一样，都是由单糖所串成的大分子多糖类，只是因为人体没有酶可以分解，而归属于纤维类。主要来源为植物，例如谷类、豆类、蔬果及坚果种子类等植物纤维，可分为纤维素、非纤维素多糖体及木质素三类：

○ **纤维素**：和淀粉一样都是由葡萄糖所串成的大分子糖类，但因连结方式不同，人体没有酶可分解纤维素，故归为纤维类，不溶于水。

○ **非纤维素多糖体**：主要是由葡萄糖以外的单糖所串成的多糖体，因人体无法分解而归于纤维类，包括不溶于水的半纤维素及可溶于水的果胶、海藻胶、植物胶等。

○ **木质素**：为非糖类的复杂有机聚合物，不溶于水。

淀粉和纤维的差别

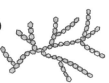

碳水化合物

简单碳水化合物
（例如单糖、多糖等）

复杂碳水化合物
（例如淀粉、纤维、肝糖等多糖体）

淀粉：葡萄糖以α-1，4方式连结而成，人体有酶可以分解 ➡ 葡萄糖（能量）

纤维：葡萄糖以β-1，4方式连结而成，人体没有酶可分解 ➡ 纤维素

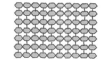

多纤多健康，但补充纤维要小心！

尽管膳食纤维对健康有很多好处，但我国居民普遍有摄取不足的问题。调查显示目前我国居民纤维的平均摄取量不到15克，远低于每日推荐摄入量。对于平日纤维摄取不足或过低的人，如果一下子摄取大量纤维，可能会出现胀气、腹泻、肠胃不适等现象，故当你决定将膳食纤维添加到平日饮食中时，不管是通过食物或营养补充品来增加，都宜从少量开始、渐进增量；另外，在服用期间宜多喝水、避免便秘。最后要提醒的是如果是为了减小食量（减肥）或减少血糖、胆固醇吸收的话，宜选择水溶性纤维，且于餐前15～30分钟食用，方能达到最佳的效果。

膳食纤维的分类

分类	水溶性膳食纤维	非水溶性膳食纤维
成员	果胶（植物细胞间黏合物） 植物胶（特殊细胞分泌物） 黏浆（细胞分泌物） 海藻胶（来自海藻）	纤维素（植物细胞壁的主要成分） 半纤维素（细胞壁组成、分泌物质） 木质素（构成植物的木质部分）
食物范例	苹果、橙类、草莓等各种水果；豆类、燕麦、大麦等；海带、紫菜、木耳、菇类、瓜类、荚豆类、马铃薯、花椰菜、胡萝卜及蔬菜茎部等	小麦、黑麦、谷皮、麦麸、全谷类；豆类、蔬菜、水果（特别是果皮和种子）等

多纤多健康，认识纤维对健康的益处！

在三大类纤维中，纤维素和木质素不溶于水，故称为非水溶性纤维，非纤维素多糖体除了半纤维素外，大多可溶于水，而属于水溶性纤维。

非水溶性纤维可增加粪便体积，预防便秘，且可促进肠道蠕动、缩短食物通过肠道时间，进而减少黏膜暴露于有害毒素的时间。水溶性纤维能吸水膨胀，增加粪便体积、使大便柔软易排出，亦可稀释粪便中有害物质的浓度，螯合胆酸和固醇类物质而降低血胆固醇浓度，并可延缓胃排空、增加饱腹感，缓和血液中葡萄糖的吸收，帮助维持血糖的稳定。

基本上，不管哪种纤维都能降低有毒物质对肠黏膜的伤害、预防大肠癌，促进排便。但水溶性纤维因具有较强的持水性，故在体重管理与心血管等慢性病保健上具有更佳的效果。根据中国营养学会的建议，每日宜摄取25～30克的膳食纤维。

膳食纤维对常见疾病的益处

名称	糖尿病	冠心病	减肥	结肠癌	大肠憩室病、便秘、痔疮等
益处	① 延缓餐后血糖上升速度 ② 降低血糖 ③ 降低胰岛素需要量	① 抑制胆酸再循环 ② 减缓脂肪吸收 ③ 抑制胆固醇的吸收	① 增加饱腹感 ② 快速通过消化道，降低营养的吸收 ③ 降低食物热量密度	① 减少有害物质接触黏膜 ② 吸附有害物质减少毒害，进而降低疾病发生率	① 降低肠腔内压 ② 使粪便柔软，增加体积 ③ 促进肠道蠕动

植化素是什么？
怎么选、怎么吃才对？

近一、二十年来，大豆异黄酮、儿茶素、花青素、番茄红素、叶黄素等名词频繁地出现，到底这些又是什么营养素，对身体又有什么健康益处？

认识植物制造的保健营养素！

植化素简单地说就是由植物所制造出来的化学物质，这是植物在演化过程，为了生存竞争而制造出来的代谢产物，目的是让植物适应环境压力，例如阳光中的紫外线，或防御寄生虫和疾病，或避免天敌食用等。后来人们研究发现，当我们吃了这些植化素后，也能在体内发挥保健功能，并带来抗氧化、抗发炎、抗癌、降低心血管疾病风险，帮助肝脏解毒、增强免疫力、改变胆固醇和固醇类激素代谢等健康益处，植化素有第七大营养素的别称。

彩虹蔬果579，防癌保健健康多！

如果你听到某营养素对身体有多好，名称却不是一个字，非矿物质，也没有前缀维生

彩虹蔬果所含植化素与健康效益

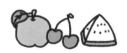

红色蔬果含有哪些植化素
番茄红素、鞣酸、儿茶素、柠檬黄素、辣椒红素、花青素等。

健康益处　抗氧化、抗发炎；支援前列腺健康、抗癌、维护心血管健康等。

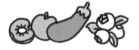

紫色蔬果含有哪些植化素
白藜芦醇、花青素、酚类、花色苷、类黄酮等。

健康益处　抗氧化、抗发炎；支援脑、心血管健康；抗癌等。

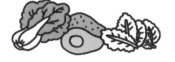

绿色蔬果含有哪些植化素
叶绿素、叶黄素/玉米黄质、儿茶素、异硫氰酸盐、萝卜硫素、吲哚、芹菜素等。

健康益处　抗氧化；支援眼睛、血管、肺脏和肝脏健康；帮助伤口愈合等。

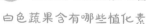

白色蔬果含有哪些植化素
蒜素、硫代葡萄糖苷、吲哚、薯蓣皂苷、苦瓜苷等。

健康益处　支援骨骼、循环系统、肝脏和心血管健康；抗癌等。

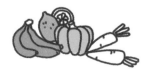

黄／橙色蔬果含有哪些植化素
柠檬黄素、α-胡萝卜素、β-胡萝卜素、叶黄素、玉米黄质、柠檬苦素等。

健康益处　抗氧化；支援眼睛和皮肤黏膜健康、有益免疫系统，帮助正常的成长发育。

素，那么它们大概就是植化素了。目前已知的植化素有近万种，除抗氧化、抗发炎外，还有助防癌与促进身体健康，所以尽管植化素并非像维生素、矿物质一样是维持生命的必备元素，但却是维持健康不可或缺的营养素。

植化素，健康小帮手！

由于阳光中的紫外线是植物生存最大的挑战，所以大部分蔬果的外观色素，例如红色的番茄红素、黄色的叶黄素、绿色的叶绿素、紫色的花青素及类黄酮类、酚酸类植化素均具有抗氧化作用，可保护植物免于自由基的伤害。除此之外，有的植化素还具有抗发炎作用，部分可支援肝脏解毒，有些则可保护心血管健康或提升免疫力。由于同色系的植物常会具有同样的植化素，例如花青素主要来自红色和紫色的蔬果；类胡萝卜素（包括胡萝卜素、叶黄素、番茄红素等）则常见于橙、红色及绿色蔬果。因此，若想要广泛获得各种蔬果植化素的保健益处，最好的方法就是多吃蔬果且尽量挑不同颜色来吃。简单地说，就是遵循蔬果579及彩虹原则来摄取。

植化素，防癌好伙伴！

蔬果中有很多具防癌功效的营养素，包括维生素、矿物质、膳食纤维及植化素等。在癌症漫长的演变过程中，几乎每个阶段都有一种以上的蔬果成分可以延缓或逆转癌症的发展，例如提升免疫力、诱导细胞良性分化、促进癌细胞的雕亡、抑制癌细胞的血管增生等。故不管是预防或治疗癌症，都应该把蔬果纳入每日饮食当中！

⋮ 植化素小百科：解码植化素 ⋮

植化素 = 由植物所制造出来的化学物质，广泛存在植物的茎、叶、果皮、果肉、果核和种子等部位。

英文名字：Phytochemicals

家族成员：目前已发现近一万种，主要可分为以下几种。

- ✓ 类黄酮（Flavonoids）：种类最多的植化素家族，约有 4000 种
- ✓ 酚酸类（Phenolic acid）
- ✓ 类胡萝卜素（Carotenoids）：超过 600 种以上的脂溶性植物色素
- ✓ 有机硫化物（Organosulfur compound）
- ✓ 植物性雌激素：大豆中富含的异黄酮（Isoflavones）、山药中富含的薯蓣皂苷（Diosgenin）、亚麻籽和芝麻中富含的木酚素（Lignans）等
- ✓ 其他：绿藻和绿叶蔬果中的叶绿素（Chlorophyll）、姜和咖喱中的姜黄素（Curcumin）、橙子和柠檬等的柠檬烯（D-limonene）、柠檬苦素（Limonin）、豆类富含的皂素（Saponin）和苦瓜苷（Charantin）等

• • • • • • • • • • • • 蔬果摄取指南：蔬果579、彩虹原则 • • • • • • • • •

蔬果579指的是12岁以下儿童每日5份蔬果、成年女性每日7份、男性每日9份蔬果。定义：橙子大小水果一个为一份水果；叶菜烫熟放到大瓷碗半碗为一份蔬菜。因此，女性每天应该要吃三个橙子大小的水果，两碗煮熟的青菜。彩虹原则则是指在摄取蔬果时宜如彩虹般尽量选不同颜色的来吃。

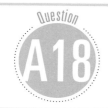

家庭主妇必懂！如何留住食物中的维生素？

由于大部分食物并非采收后立即食用，而是经过运送、储存、放置在架上后才被我们买到，再经烹调后食用，这些过程中营养素或多或少会流失。因此，如何保留住食物的营养就成了相当重要的知识！

避免储存、制备与烹调中食物营养的流失！

当你吃着一盘炒蔬菜时，你可能会想象自己所吃的是很新鲜、营养的食物，但实际上一颗蔬菜从采收到上餐桌前历经了多道的处理程序，食物中的许多营养素会在这段过程中流失，特别是在末端——从购买到烹调后上桌时，很容易因储存、制备和烹调过程而让营养流失加剧：

储存：食物的储存环境，例如空气（氧化）、阳光（紫外线）和温度均可能会影响营养素的留存。特别是维生素C，即使在室温下，长期储放都可能导致营养的流失。例如，菠菜储放在25℃的室温下时，隔天维生素C只剩下80%。

制备：以常见的食物制备方式切和洗为例，切会增加食材表面积，增加营养素暴露在高温、光线和氧气下的面积；而在去皮、废弃枝叶过程中，也会使富含矿物质的部位被去除，减少食

影响维生素流失的原因

在这些状况下，营养素会流失吗？

营养素	加热	空气（氧化）	光线（紫外线）	溶于水	溶于脂肪
维生素A	稳定	部分	部分	否	是
维生素D	否	否	否	否	是
维生素E	否	会	会	否	是
维生素K	否	否	会	否	是
维生素C	是	是	是	很不稳定	否
维生素B_1	>100℃	否	？	高度溶	否
维生素B_2	否	否	溶液中	轻微溶	否
烟酸	否	否	否	是	否
生物素	否	？	？	有点	否
泛酸	是	？	？	相当稳定	否
叶酸	高温	？	干燥时	是	否
维生素B_6	？	是	是	是	否
维生素B_{12}	否	？	是	是	否

物中的营养。洗则会增加水溶性维生素和部分矿物质的流失。

烹调：烹调的方法、时间、温度及烹调过程中加的酸、碱物质等都会影响营养素的流失。例如维生素 C 和部分 B 族维生素都不耐高温，脂溶性维生素会流失在煎炸油中，水溶性维生素和部分矿物质会流失于煮、炖等含大量水分的烹调方法中。

善用技巧，留住食物中的营养！

当你从市场或超市买菜回来后，可以这么做，以尽可能保留食物中的营养：

1 切割＆处理食材

- 缩短处理食材的时间，要吃时再切割食材，避免维生素C等营养素因接触空气而氧化破坏。
- 先洗涤、后切割，以减少水溶性维生素的流失。
- 减少食材与水接触的时间，例如以流水清洗取代用浸泡方式清洗蔬果，避免为了口感清脆而将蔬菜浸泡在冰水中。
- 根茎类食物，例如胡萝卜、马铃薯、芋头和红薯等最好带皮烹调，之后再进一步处理。

2 烹煮

- 缩短加热时间，例如用大火快炒取代小火慢炖；用氽烫取代汤水中长时间烹煮。
- 烹调过程少放水，以减少水溶性维生素和部分矿物质的流失。或可将煮过蔬果的汤汁拿来煮汤，或取代水调制酱料，或勾芡来留住溶于汤汁中的营养素。
- 对食材裹粉、上浆，以降低食材直接接触高温与空气、光线等带来的破坏。
- 少加碱，多用酸，因为维生素在酸性环境下较不易被破坏，且酸有助钙、铁等矿物质吸收。

3 其他

- 避免长时间保温或反复加热食物，若需加热食物可用微波方式处理。
- 水溶性维生素（例如维生素C，维生素B_1、维生素B_2、维生素B_6和维生素B_{12}）对光敏感，故食物买回家后若不马上食用，最好用非透明的袋子或盒子装好（隔绝空气和紫外线），或放入冰箱保存（阻隔光线，降低温度以抑制食物中的酶作用）以减少营养流失。

守住营养，购买食物要留意

X蔬菜类罐头	X精制米麦等谷类	X事先切好的蔬果盘	X榨好、久置的蔬果汁	X透明玻璃瓶牛奶
原因：食材清洗&热杀青导致流失 部分水溶性维生素与矿物质因清洗和加热而破坏	原因：辗磨加工流失 矿物质、纤维和部分维生素流失	原因：食材清洗&光线、空气氧化 部分水溶性维生素与矿物质流失	原因：加工处理流失&氧化破坏 纤维、部分水溶性维生素与矿物质流失	原因：光线破坏 维生素B_2在溶液下易受到光线破坏

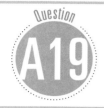
吃素真的比较健康吗？

在大部分人的观念里，素食比荤食营养又健康，但真的是这样吗？ 如果吃的是食物种类多、营养均衡、少油脂的健康素食当然没错，但若三餐外食，只是不吃动物性食物，那答案可能就是否定的！

认识素食常见的饮食健康危机

素食和荤食最大差异就是蛋白质的来源不同，荤食者的蛋白质来源广泛，包括蛋、豆、鱼贝海鲜、家畜家禽等肉类，而素食者主要的蛋白质来源为豆科植物、坚果种子类以及各种素肉加工品，蛋奶素者则可加上蛋和奶类。因此容易有下列饮食危机：

危机一：过度加工的素肉。素食的肉类选择除了豆浆、豆腐等较简单的黄豆制品外，其他诸如百叶豆腐、油豆腐、面筋或素鸡、素羊等素肉都经过较多加工程序，这意味着更多油、更多钠以及营养的流失。

危机二：随蔬菜摄取量而增加的油脂。由于蔬菜需要烹调才能食用，所以当蔬菜摄取量增加时，油脂的摄取量也会跟着增加。

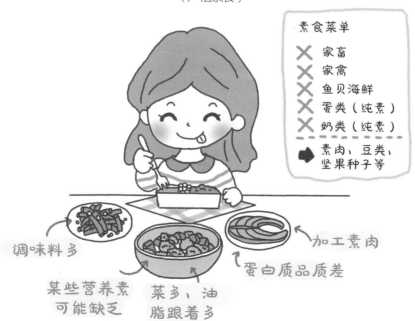

素食常见的饮食危机
（严格素食）

素食菜单
✕ 家畜
✕ 家禽
✕ 鱼贝海鲜
✕ 蛋类（纯素）
✕ 奶类（纯素）
● 素肉、豆类、坚果种子等

调味料多
加工素肉
蛋白质品质差
某些营养素可能缺乏
菜多、油脂跟着多

危机三：过多的调味料。因不吃肉导致食材变化较少，因此很多素食餐厅会用调味料让每道菜味道有所不同，例如糖醋、辣酱、咖喱、素沙茶等，因而容易摄取过多来自调味料的钠、食品添加物与热量。

危机四：蛋白质品质较差。由于植物性食物氨基酸品质较差，故若没有特别留意食物的互补，可能导致部分必需氨基酸的缺乏。

危机五：容易导致某些营养素的摄取不足。因为不吃肉类，所以可能缺乏某些动物性食物所独有的营养素，例如维生素 B_{12}，而铁、钙、锌的摄取也容易不足。

健康吃素，营养该如何补？

以植物性食物为主的素食所获得的纤维、植化素、维生素C、钾、镁等营养素较多，食物的营养密度较好，无红肉带来的较高致癌风险，且饱和脂肪酸、胆固醇摄取较低，有助降低胆固醇、促进心血管健康、预防癌症。但也因为不摄取动物性食物，所以某些动物性食物所独有、含量较高的营养素相对也较容易缺乏；再加上植物中的纤维、草酸盐、植酸盐和磷酸盐等，会影响矿物质的生物利用率，导致吃素，尤其是纯素者很容易缺乏某些特定营养素。

不吃家畜、家禽、鱼贝海鲜，以及蛋、奶类（蛋奶素者例外）等肉类，及鱼油、猪油、牛油等动物性油脂，较容易造成铁、钙、锌等矿物质及维生素 B_{12}、维生素D等维生素的缺乏。因此，若想素出健康来，首要了解吃素容易缺乏哪些营养素，再针对可能缺乏的营养素做补充，以降低营养不均可能带来的健康问题。

素食者容易缺乏或不足的营养素及解决对策

营养素	蛋白质	铁、钙	维生素B₁₂	锌、维生素D	EPA、DHA
问题	植物性食物蛋白质品质较差	来源食物较少，且植物性来源的铁为非血基质铁，吸收效率较差。另外，因受到纤维、草酸、植酸和磷酸的干扰导致生物利用率差	只存在动物性食物中，植物性食物的维生素B₁₂多为不活化的维生素B₁₂	锌、维生素D的来源食物较少，若日晒不足容易缺乏维生素D	植物性来源的ω-3脂肪酸多半以α-亚麻酸型式存在，转换率较差
解决方法	采用蛋奶素，或利用氨基酸互补技巧提升蛋白质品质（参考A8单元）	采用蛋奶素，或多摄取富含铁和钙的植物性食物，或额外补充（参考小手册，了解哪些食物富含铁和钙）	采用蛋奶素，或额外补充维生素B₁₂	适当日晒、多摄取富含锌的植物性食物，或额外补充（参考小手册，了解哪些食物富含锌）	多摄取富含ω-3脂肪酸的食物，例如亚麻油、核桃、鼠尾草等；或补充海藻油或鱼油胶囊（若可接受的话）

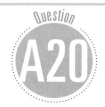

A20 选A好，还是选B？饼干零食该怎么挑比较健康？

尽管大家都知道新鲜食物比较营养健康，但或许忙碌，或因熬夜加班、错过餐点，或许嘴馋想吃等原因，而有购买零食饼干的时候。面对市场上琳琅满目的饼干零食，到底该怎么挑比较健康？

解读食物包装的营养密码！

根据国家标准规定，预包装食品必须标示配料表、营养成分表等内容，所以当我们购买饼干零食等加工食品时，可通过阅读外包装上的标示来判断它的热量和营养价值及是否适合我们食用。想了解这些信息可通过阅读该食品包装上的营养成分表和配料表两处，前者可让你了解此食物的热量、蛋白质等基本营养信息，知道吃这份食物可获得多少营养；后者有助于你了解该食物的营养来自哪里。

看懂营养标示，挑对适合自己的食品！

依照规定，营养标示必须列出五大营养成分：热量、蛋白质、脂肪（包括饱和脂肪和反

从食品包装上可获得哪些信息

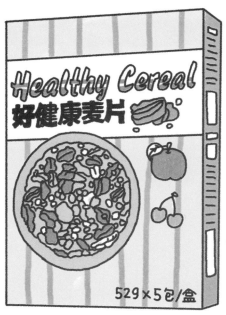

❶ 看"营养成分表"
- 热量有多少？
- 碳水化合物/蛋白质/脂肪有多少？
- 钠含量有多高？
- 其他营养素（例如钙等）有多少？

❷ 看"配料表"
- 热量主要来自哪里（哪类食物）？
- 食品添加剂有多少？
- 某个添加原料是天然，还是合成的？
- 碳水化合物/蛋白质/脂肪来自哪里？

式脂肪）、碳水化合物（包括糖和膳食纤维）和钠，除此之外，厂商也可以标示其他想宣称的营养素（例如矿物质或维生素）。所以，从营养成分表我们可了解自己所吃的每份食品热量及基本营养组成。

在下图❶的地方，可得知每份食品热量有多少及热量来自哪里；若需限制糖类（即碳水化合物）、蛋白质、脂肪和钠摄取的话则可阅读❷、❸的地方。另外，有些产品会声称其添加某些维生素或矿物质比较健康，此时可通过❹"每日参考值百分比"来判断添加量是否足够。

看懂食品原料，挑对健康好食物！

光看营养标示无法了解这个食品的原料，这些要通过食物的配料表来解读：

检视配料表位前三个成分： 依照法规，成分需要依照含量由多排到少，故若前三个成分都是油、糖或精制淀粉，则代表营养较差；若多为原型食物，则代表营养品质较佳。

了解糖来自哪里： 因为单糖和双糖都要列在糖栏位，因此牛奶的乳糖和水果的果糖也算在内。故若糖非 0 的话，可阅读成分栏位看是否有蔗糖（砂糖）、黑糖等添加糖，就可以知道糖是来自额外添加，还是食物本身。

食物的风味是调出来的，还是天然的： 如果草莓／巧克力等口味的食品里面没有草莓、巧克力，而只是草莓、巧克力香料及相对应的色素，则代表味道是调出来的。

检视化学添加物有多少： 如果里面大多数都是看不懂的成分（非一般食品原料），代表添加物很多。

营养成分表解码

营养成分表

	每份	每日参考值百分比
❶ 每一份量	52克	
本包装含	5份	
❷ 热量	212千卡	11%
蛋白质	4克	7%
脂肪	5.3克	9%
饱和脂肪	2.8克	16%
反式脂肪	0克	*
❸ 碳水化合物	38.6克	13%
糖	9.2克	*
膳食纤维	3.3克	13%
❹ 钠	76毫克	4%
钙	259毫克	22%

1. 热量有多少&热量来自哪里？
   一份热量为212千卡，热量主要来自碳水化合物（糖类），其次为脂肪。

2. 看懂三大营养素、钠含量各有多少？

3. 了解碳水化合物中，糖和纤维各有多少？
   碳水化合物＝全谷杂粮类（面粉、谷类）＋糖（包括单糖和双糖）＋膳食纤维。

4. 了解食物所含维生素、矿物质含量？

每日参考值百分比若为100%，表示其量刚好可满足一天所需，以此类推，若为20%则表示可满足每日需求五分之一。

图 解

疾病
营养学

· · · ·

Q 献血总是不合格？贫血补铁就有用吗？

Q 你的骨头像海砂屋吗？骨质疏松与补钙

· · · ·

B1 献血总是不合格？贫血补铁就有用吗？

献血或体检后，会看到报告上有红细胞（RBC）和血红素（Hb）等指数，若指数低于标准值时，在报告上会出现有贫血，建议多摄取含铁食物的建议。到底什么是贫血，标准为何？贫血只要补铁就有用吗？

铁、血红素和红细胞间的关系

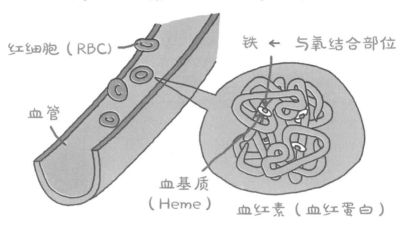

> **说明** 血红素是由四条带着血基质的多肽链缠绕而成，每个血基质中间都有铁，为与氧气结合的部位。

什么是贫血？铁、血红素和贫血有什么关系？

人体存活需要氧气的存在，而红细胞就是负责将氧气运送到全身各个部位的媒介。如果把红细胞比喻为负责搬运氧气的车子，氧气当成乘客的话，血红素就好比椅子，血基质（内含铁）则是椅垫，也就是和氧气结合的部位。所以当红细胞（车子）、血红素（椅子）数量不足，或是缺铁的话都会影响身体携带氧气的数目，而导致贫血。因此若体检结果出现红细胞、血红素过低时，就会被判断为贫血；而由于缺铁是最常见的贫血类型，所以大部分出现贫血时，都会建议要多补铁。

贫血时因为红细胞或血红素过低，所以会影响氧气的运送，故主要症状会表现在细胞缺氧上，例如头晕眼花、体能耐力变差等；此外，因为缺乏维生素B$_6$、维生素B$_{12}$和叶酸也会导致贫血，故有时贫血也会出现口舌疼痛、指甲变形、易断裂等与上述B族维生素缺乏的相关症状。常见的贫血症状请参考右表。

贫血该怎么吃才对？

大部分的贫血都跟营养有关，这也是为什么贫血时，医生或营养师都会建议要多吃含铁

常见贫血症状与诊断标准

✓ 体能精力差、精神易倦怠、耐力与持久力差，易感到疲劳，四肢无力（因细胞缺氧）

✓ 头晕眼花、思绪不顺、记性差（因大脑缺氧）

✓ 易喘、呼吸急促、心跳加速（因增加心脏负担）

✓ 口舌疼痛、舌头异常，指甲变形、容易断裂或头痛

贫血相关指数

● 红细胞（RBC）标准：
男性（4.0～5.5）×10^{12}个／升
女性（3.5～5.0）×10^{12}个／升

● 血红素（Hb）标准：
男性120～160克／升
女性110～150克／升

及补血食物的原因。和贫血有关的营养素主要有维生素B_6、维生素B_{12}、叶酸、铁、维生素C、蛋白质等。

除了补充铁及能够帮助铁吸收的维生素C外，维生素B_6是蛋白质代谢和血基质合成的重要辅酶，故也与贫血有关；叶酸则和细胞分裂有关，维生素B_{12}则辅助叶酸的活化，缺乏时会抑制叶酸转变为活性状态，故缺乏维生素B_{12}或叶酸均可能使红血球无法正常分裂，而导致巨球性贫血。可参考附录手册了解哪些食物是铁、维生素B_6、维生素B_{12}、叶酸和维生素C的良好来源。另外在补铁时要留意食物来源及搭配，以免影响铁的吸收。

1 食物来源

动物性来源的铁，例如猪牛羊等因为含血基质铁，所以吸收率较植物来源的非血基质铁佳。植物性铁的吸收率只有5%左右（因植酸和纤维等会干扰铁的吸收），动物性铁的吸收率可高达植物性铁的4～6倍。可以的话，尽量选择动物性食物来补铁。

2 食物搭配

○ **含铁的食物搭配维生素 C 可提升吸收：** 因维生素 C 有助于将铁转为较好吸收的型式。

○ **搭配茶和咖啡会降低铁的吸收：** 因为单宁会与铁结合，影响铁质的吸收。

○ **搭配牛奶等高钙食物会抑制铁的吸收：** 因为钙和铁会互相竞争吸收，所以若钙含量太高可能会抑制铁质的吸收，故高钙食物不宜和富含铁的食物或铁剂同时食用。

为什么已经吃了一个月的铁剂，贫血仍没有改善？

红细胞的寿命为120天，这意味着需要四个月才能让红细胞全部更新。因此，在进行补铁或补充营养来改善贫血时，至少要三个月以上，也就是身体四分之三的红细胞都更新、变健康后，才能看到贫血症状的改善，只吃一个月，贫血当然不会有太大的改善效果。

B2 你的骨头像海砂屋吗？骨质疏松与补钙

骨骼支撑着我们的身体，若骨密度降低会使骨质变疏松，容易因碰撞或不堪重物负荷而引起骨折，进而影响日常的生活品质。由于骨质疏松没有症状，想远离骨质疏松的威胁，必须平日就做好骨骼保养。

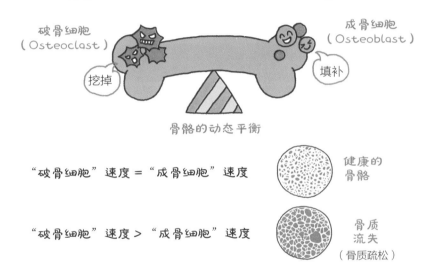

骨骼的重塑（Bone Remodeling）

破骨细胞（Osteoclast）　挖掉

成骨细胞（Osteoblast）　填补

骨骼的动态平衡

"破骨细胞"速度＝"成骨细胞"速度　　健康的骨骼

"破骨细胞"速度＞"成骨细胞"速度　　骨质流失（骨质疏松）

为什么骨质会变疏松？

为了能随时修补骨骼的微小创伤，并维持骨骼的完整性，以维持各种生理功能，骨骼一生不断地在破坏与新生中循环：破骨细胞将骨头溶蚀，将老旧骨质吸收，成骨细胞重新钙化基质，合成新骨骼，此两者同时进行，让骨骼每天都在变动，却又维持在巧妙的平衡中。人体的骨密度约在35岁达到高峰，之后随着年龄增长，破骨细胞活性会大于成骨细胞，导致骨质不断流失。此外，由于女性雌激素会抑制破骨细胞活性，故女性更年期后因雌激素分泌减少，会失去对骨质的保护，进而增加骨质疏松的风险。

三大常见骨折部位及健康危害

1. 脊椎骨折
脊椎受压变形，导致背痛、驼背、身高变矮（老倒缩），严重可能压迫而影响肺部及消化功能。

2. 腕骨骨折
暂时无法使用手，影响平日生活。

3. 髋骨骨折
不能行走，需长期卧床或特别照顾而造成家庭负担，且易因长期卧床造成多种严重问题而增加死亡风险。

由于现有医疗对骨质疏松缺乏有效的治疗方式，故最好的方法就是趁年轻时存好骨本，预防骨质疏松的发生；而在发现骨质不足时，宜调整饮食与生活作息，防止骨质继续流失；若骨质疏松严重的话，平日宜避免负荷重物、弯腰，并做好安全措施，预防跌倒或受撞击而造成骨折。

打造健康骨骼，远离骨质疏松威胁！

一、保骨本营养素

与骨骼健康有关的营养素有很多，包括骨骼建材原料的钙、磷、镁；与骨骼强化有关的氟、锰、维生素K以及能帮助钙吸收的维生素C、维生素D等。其中比较重要的是钙和维生素D，前者因每日需要量高达650毫克而容易不足，后者因营养调查发现我国98%有摄取不足的问题。故平日宜多摄取含钙食物，并有充足日晒来帮助维生素D的合成，或可直接补充钙片及维生素D。

二、戒烟、酒不良习惯

酒精会抑制成骨细胞，并妨碍骨细胞吸收钙、镁等矿物质，造成骨质疏松；抽烟会降低造骨细胞活性，并影响骨质代谢而有碍骨质健康。

三、适当运动

运动可强化骨骼，增加骨密度。负重类运动还能提高肌肉量，提升骨骼支撑力，并降低骨骼和关节的负担。另外，运动还有助协调性与平衡性，避免跌倒引起骨折。

四、维持理想体重

过重会增加骨骼和关节负担，并容易因关节退化影响行动，使身体失去平衡而容易跌倒，增加骨折的风险。

世界卫生组织制定的骨密度标准

骨密度T值	判断	备注
大于或等于0	骨质良好	骨密度堪比健康年轻人（相等或更好）
0～-1	正常	骨密度略低于健康年轻人，但仍属正常范围
-2.5～-1	骨质不足	骨密度不足，宜调整饮食与生活、定期检查，预防骨质继续流失
-2.5以下	骨质疏松	骨质疏松严重，宜积极改善与治疗，预防因跌倒或撞击造成的骨折

800毫克碳酸钙≠800毫克的钙

由于矿物质是以化合物型式存在，所以在购买矿物质营养补充品时要留意化合物含量（例如碳酸钙）并非真正矿物质钙含量，且实际矿物质含量会因化合物不同而有所差异。举例，1000毫克的柠檬酸钙看起来比800毫克的碳酸钙多，但因为柠檬酸钙的钙含量只有21%，故实际钙含量只有210毫克（1000毫克×21%），低于800毫克的碳酸钙（实际钙含量320毫克，800毫克×40%）。故在挑选钙片时宜阅读营养成分表或参考附表了解营养品中的实际钙含量，以免因摄取不足而影响保健效果。

B3 你的大便不顺畅吗？便秘解决对策

便秘可说是现代人最常见的小毛病之一，尽管对身体并无大碍，但却会让人不愉快、影响生活，且粪便中的有害物质若在体内停留时间过久，还会增加肠道病变风险。该如何处理这个恼人的问题呢？

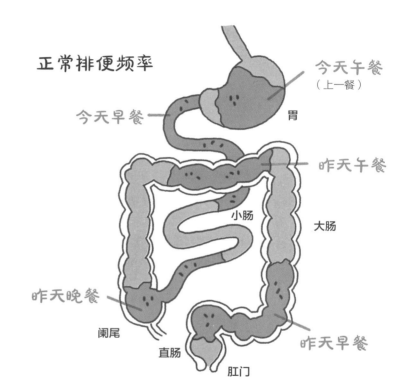

正常排便频率

今天午餐
（上一餐）

今天早餐

胃

昨天午餐

小肠

大肠

昨天晚餐

昨天早餐

阑尾

直肠

肛门

说明

食物会在大肠中停留约30～48小时，因此在正常的情况下，身体内会有这一、两天所吃的食物，所以并非得天天排便才叫正常。一般而言，排便频率从一天3次到两、三天1次都叫正常；一周排便少于3次或连续三天都没有排便才算是便秘。

粪便的形成与排出

食物从口进入体内，先经过胃、小肠，最后到达大肠。每天都有水状食物残渣进入大肠，并在其中停留30～48小时。在这个阶段，水分和一些有用物质会被身体回收，其他无法被利用的物质（例如食物中的纤维）及代谢废物（例如消化液、黏液及肠道脱落的细胞和细菌）随着水分的回收，会从水状到最后变成固体，然后排出体外。因此大便在大肠停留时间越久，就会越干硬难排而造成便秘。

当粪便在直肠累积到一定量时会使直肠内压上升，进而刺激大脑的排便中枢引发便意及排便反射，让大肠和直肠收缩（推动粪便），肛门括约肌舒张（打开开口）而排出粪便。正常情况下排出的粪便无特殊臭味，外观为条状，且软硬适中，每条大便约食指长、每次约排2～3条。

便便解码，观便了解身体状况

正常健康的便便为土黄色到褐色，其颜色来自胆红素的代谢产物——尿胆素，故若便便呈灰白色代表胆汁排泄可能受到阻碍。另外食物也会影响便便颜色，例如深绿色蔬菜或补充叶绿素会让粪便带绿色，吃红甜菜根或红火龙果会使粪便或尿中带有红色。除此之外，消化道出血或感染等都会影响便便的颜色，因此通过便便颜色可初步了解身体的健康状态。便便的味道主要受肠道菌丛平衡的影响，爱吃肉者因蛋白质、脂肪摄取较多，肠道坏菌占优势，而使粪便色深并带恶臭；爱吃蔬果者肠道好菌占优势，故便便色浅，无特殊臭味。

另外，除观察便便形状、颜色与味道外，也要留意排便习惯是否突然改变。若环境饮食并无变化，但却突然出现便秘和腹泻交替，或便便呈细条笔状，或有带血黏液，或频繁地想上厕所，但却一直有解不干净的感觉，有可能是肠癌的征兆，宜及早就医了解。

排便顺畅、身体舒畅

大部分的便秘属于习惯性便秘，可通过饮食和生活习惯调整改善。

一、增加纤维摄取

纤维是粪便的主要组成，会刺激肠道蠕动而帮助排便。

二、多喝水、饮食含适当油脂

水可使粪便柔软、好排，滋润肠道；油脂同样可润滑肠道，帮助排便。

三、运动并多摄取有助肠道蠕动的食物

缺乏运动、肠道好菌太少或缺乏维生素B_1等，均会降低肠道蠕动，故宜维持适当运动，多吃富含有益菌的食物或食用有益菌补充品，也可多吃木瓜、香蕉、蜜枣等有助排便的水果。

四、养成排便好习惯

尽量养成定时排便的习惯，且不要强忍便意。常常憋便会让身体对肠道的刺激变得不敏感，而造成习惯性便秘。

五、维持好心情

紧张、忧虑、愤怒等情绪因素或疲劳会降低肠蠕动，造成便秘。

善用身体本能，养成排便好习惯！

每天早上起床第一次进食后是最容易产生便意的时候，此反应称为胃结肠反射。当食物进入胃，胃会传讯息给大肠，引发大肠蠕动，将便便推向直肠，产生便意并准备排便。故有便秘烦恼者最好早起，预留充裕时间享用早餐，并于早餐后如厕。

绞痛拉肚子，腹泻该怎么办？

肠子蠕动太慢会导致便秘；但若蠕动太快，水分还来不及被吸收就排出体外，则会造成腹泻。腹泻不仅造成生活上的不便，长期还会影响营养吸收。腹泻时到底该不该止泻、饮食又要怎么吃才对？

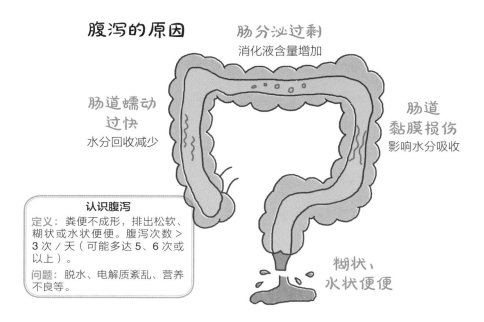

腹泻的原因

肠分泌过剩
消化液含量增加

肠道蠕动过快
水分回收减少

肠道黏膜损伤
影响水分吸收

认识腹泻
定义：粪便不成形，排出松软、糊状或水状便便。腹泻次数 ＞ 3 次／天（可能多达 5、6 次或以上）。
问题：脱水、电解质紊乱、营养不良等。

糊状、水状便便

腹泻，你了解多少？

大肠主要功能为回收来自小肠食物残渣中的水分（约可回收1200～1500毫升水分），若蠕动太快，水分无法被充分回收就排出体外，就会出现急便，并因粪便含水量增加而排出松软或糊状、水状的便便，这就是拉肚子。若一天拉肚子的次数超过三次即可称为腹泻。

腹泻是一种症状，很多原因都可能让我们拉肚子。其中，感染性腹泻多半因食物遭到致病菌污染所引起，非感染性腹泻则可能因吃冰冷的食物，或因刺激性食物、药物、压力等其他因素所致。

一般而言，短暂、轻微腹泻并不会影响健康，但长期、频繁腹泻会导致脱水、电解质紊乱、营养不良等问题。腹泻时宜先初步过滤腹泻可能原因，例如有没有吃到生食或不新鲜的食物？有无特别旅游史？排泄物有无黏液、血液？有无发烧、呕吐、腹痛或全身无力等症状？如果有，可能是因感染引起，若腹泻严重则需就医；若答案均为否，且腹泻轻微，则只要饮食调养即可。感染性腹泻主因为饮食不洁，故最好的预防方法就是做好个人卫生，饭前、便后要洗手，避免生食或食用清洗不干净、腐败变质的食物；非感染性腹泻原因很多，只要原因解除，腹泻就会改善。

拉肚子时的处理对策

腹泻若非感染所引起，且只是拉一、两次肚子，并不需特别处理；拉肚子次数较多时，则需要额外补充水分与电解质。若拉得非常严重，且出现虚脱无力、脱水等状况，则需先让肠胃休息，待腹泻改善后再少食多餐，逐渐进食一些清淡、易消化的食物。若腹泻严重，且伴有发烧等严重感染症状，宜就医治疗。

一、补充水分和电解质

腹泻严重时会因拉肚子次数频繁，造成大量水分及电解质的流失，故宜多喝水，且最好是补充带有钠、钾等电解质的液体，例如市售电解质水、番茄汁、蔬果汁、椰子水，或加盐、去油的蔬菜汤、鸡汤、米汤等；或自制电解质水。

二、避免牛奶等含乳糖的食物

腹泻严重的话，需暂停食用含乳糖的食物，待腹泻停止两、三天后方可恢复食用。

三、避免产气、刺激性食物

例如豆类等容易产气的食物及含糖饮料（包括运动饮料、果汁）、甜食、油腻食物和胡椒、辣椒等辛辣刺激性食物的摄取。

四、采低纤、低脂饮食

可以选择例如白米饭、白面包、粥、面条，也可选择水煮蛋、蒸鱼、瘦肉或香蕉等低纤、低脂食物，待腹泻停止后再慢慢增加水果、蔬菜等富含纤维食物的摄取。

腹泻的原因

腹泻（Diarrhea）原因

感染性腹泻（吃坏肚子）
食物中毒，即食物遭到致病菌，例如细菌、病毒、寄生虫等污染所致。

非感染性腹泻

食物　不易消化的食物；冷饮、刺激性食物等刺激肠道蠕动。
情绪　因恐惧、忧虑、紧张等情绪，造成自主神经的失调所引起。
过敏　例如海鲜或牛奶等食物过敏。
药物　部分西药或中草药。
疾病　例如大肠激躁症、溃疡性大肠炎及克隆氏症等肠炎、大肠癌、小肠吸收不良等疾病。
其他　流感、消化吸收不良、手术、化疗或放疗等。

如何自制电解质补充液

- **500毫升开水：** 补充水分。
- **1~2克盐（约1/3茶匙）：** 补充电解质钠、氯。
- **20克糖（约5茶匙）：** 补充能量、帮助吸收。
- **现榨水果汁（如柠檬汁、橙汁、葡萄柚汁）：** 补充电解质钾、维生素，并增添风味。

拉肚子时该不该吃止泻药来止泻？

是否该吃止泻药视腹泻严重度与原因而定。非感染性腹泻止不止泻都无妨，但感染性腹泻（吃坏肚子）多半因细菌、病毒等致病微生物所引起，由于腹泻可将致病菌及其所制造的肠毒素等有害物质排出体外，故对身体并非坏事。简单地说，若腹泻是因吃坏肚子引起，且没有伴随其他感染症状，则宜补充电解质及水分，且不应止泻；但若腹泻非常严重，或同时伴随腹痛、恶心、呕吐、发烧等症状，则宜就医治疗。

B5 火烧心！胃食道逆流该怎么吃才好？

胸口不适、胃酸逆流俨然成了现代人常见的健康小毛病。到底什么是胃食道逆流，会对健康带来什么样的影响，又该如何预防、对待它呢？

说明

贲门连接胃与食道，可防止胃中食物逆流回食道。正常情况下只有进食时，贲门括约肌会打开让食物通过，而当食物通过后，因贲门压力大于胃，所以括约肌关闭，故食糜不会逆流。但若贲门压力不足，或贲门括约肌无法紧闭，就会让混有胃酸的食糜逆流到食道，酸蚀食道黏膜，此即为胃食道逆流。

胃食道逆流常见症状

- ✓ **喉咙：**酸液逆流（呕酸水）、吞咽障碍或疼痛、声音沙哑、咳嗽及喉咙异物感等。

- ✓ **胸口：**胸口灼热（火烧心）、胸闷、胸痛。

- ✓ **呼吸道：**呼吸困难、吸入性肺炎等。

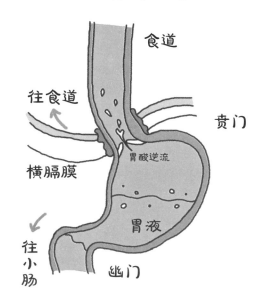

图解 **胃食道逆流**

食道

往食道

贲门

横膈膜

胃酸逆流

胃液

往小肠

幽门

了解胃食道逆流

胃食道逆流简单地说就是胃酸逆流到食道，因酸侵蚀食道而损伤食道黏膜，出现发炎、溃疡等问题。由于食道位于胸腔中央，位置离心脏不远，再加上胃食道逆流的典型症状为胸口灼热感，故也被称为火烧心。

胃之所以能帮助消化分解食物是因为它所分泌的胃酸。胃酸为强酸（pH 1.5～3.5），能帮助食物消化，并杀死大部分食物中的致病菌。为了保护胃不被胃酸伤害，胃的表层有紧密排列的上皮细胞，可作为生理屏障阻挡胃酸；另外，黏液细胞也会分泌胶状黏液覆盖在表层，使其维持pH 6～7的弱酸性，保护胃壁。但食道就没有这些保护，故当胃酸逆流到食道时，会受到胃酸的伤害，引起发炎、疼痛。

胃食道逆流不仅会影响工作、生活品质及睡眠，食道若长期被胃酸侵蚀还可能会造成食道溃疡，甚至诱发食道裂孔疝气、巴瑞特综合征及食道癌等病变。故长期饱受胃食道逆流困扰者，宜积极处理病况，以预防其对身体造成进一步伤害。

治疗胃食道逆流，靠饮食和生活配合才是正解！

饮食和生活习惯不仅会影响胃酸分泌，也会影响贲门的闭合，想要改善胃食道逆流问题，需要从饮食与生活习惯调整来着手：

（1）**三餐定时定量，每餐只吃七八分饱**　由于餐后胃酸分泌较旺盛，再加上吃太饱会把胃撑大，使胃和食道连接的贲门括约肌无法紧闭，让胃酸容易逆流。

（2）**睡前不要吃东西、餐后勿马上平躺**　进食会促进胃酸分泌，若胃酸还没排空就平躺容易让胃酸逆流。故易在夜晚发生胃酸逆流者，睡觉时可把头部垫高 15 ～ 20 厘米。

（3）**维持理想体重**　腹部脂肪过多会增加腹腔压力，让贲门打开而易让胃酸逆流。

（4）**避免过紧的衣物压迫腹部**　过度紧身的衣物会增加腹腔压力，影响贲门闭合，故不要穿束腰、马甲、紧身衣，或将皮带束太紧。

（5）**戒烟酒**　烟酒均会降低贲门压力，影响其闭合，此外抽烟会产生自由基，伤害食道黏膜，还会减少口水量，而加重胃酸逆流带来的不适。

（6）**留意用药**　有些药物，例如止痛药、镇静剂、血压药等也可能引起胃食道逆流，故若发现吃了药后，让你胃食道逆流变严重，可提出跟医生讨论。

胃食道逆流宜少吃的食物

- ⊘ 肉汤、肉汁
- ⊘ 高脂、油炸食物
- ⊘ 橙子、橘子、柠檬等柑橘类水果，以及菠萝和番茄
- ⊘ 巧克力、太甜的食物
- ⊘ 咖啡因（咖啡、茶）；酒
- ⊘ 生的大蒜、洋葱、辣椒；辛辣、香料浓的调味品
- ⊘ 含薄荷的食物

胃食道逆流要靠饮食和生活配合，光吃药不会好！

常见治疗胃食道逆流或消化道溃疡的药主要可分为五大类：1. 用来减少胃酸分泌（包括H2受体拮抗剂、氢离子帮浦阻断剂）；2. 中和胃酸（例如胃乳片等制酸剂）；3. 促进胃肠蠕动（加速胃酸排空，避免胃酸逆流）；4. 保护黏膜（形成保护层，保护胃黏膜）；5. 直接止痛（止痛药）。减少胃酸分泌及促进胃肠蠕动的产品，无法处理已发生的胃酸逆流问题，而中和胃酸、保护黏膜或止痛药则无法改善胃酸分泌过多的问题，故想要改善胃食道逆流，最根本的方法还是从饮食和生活调整做起，光吃药不想改变饮食和生活，是治不好胃病的。

B6 胃痛要人命，胃溃疡该如何改善？

忙碌、高压的生活让很多现代人多少都曾面临胃痛的困扰。俗话说胃痛要人命，到底胃溃疡是什么样的疾病？该如何预防和保养？医生所说的幽门杆菌又和胃溃疡有什么关系呢？

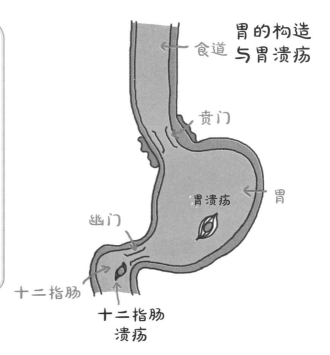

胃的构造与胃溃疡

食道　贲门　胃　胃溃疡　幽门　十二指肠　十二指肠溃疡

胃的功能

杀菌
通过胃酸杀死食物中的致病菌。

混合食物
通过胃液和胃的蠕动磨碎、搅拌食物。

帮助蛋白质消化
能活化胃蛋白酶，帮助蛋白质消化。

暂时储存食物
暂时储存从食道送来的食物。

吸收酒精
约20%的酒精会在胃吸收（大部分在小肠吸收）。

帮助营养素吸收
胃酸可帮助钙、铁转化为较好吸收的形式，并通过内在因子来促进维生素B_{12}的吸收。

说明

胃是一个强而有力的肌肉袋，内有腺体可分泌胃酸、胃蛋白酶原、黏液。胃溃疡是因为胃酸损伤黏膜所致，溃疡若严重可能并发溃疡出血（吐出咖啡色的呕吐物）、溃疡穿孔（溃疡严重穿透胃壁）、幽门梗阻（因溃疡结疤而造成梗阻）、溃疡癌变（约占溃疡2%～5%）等问题。

胃溃疡到底是什么样的疾病？

胃为一袋状结构，能分泌胃液帮助蛋白质消化，并通过胃壁肌肉的蠕动把食物磨碎、搅拌成乳糜状，再慢慢送至小肠做进一步的消化吸收。我们身体一餐约能制造500～700毫升的胃液（一天可制造约2000毫升），胃液的主要成分为盐酸（胃酸）、蛋白质分解酶和黏液。其中胃酸可协助食物消化、杀菌、帮助营养吸收；蛋白质分解酶可帮助消化蛋白质；黏液则覆盖在胃黏膜上形成薄膜，保护胃壁。所谓的胃溃疡就是胃壁受到胃酸腐蚀，进而导致胃黏膜损伤、糜烂。

黏膜对胃酸有一定的抵抗力和防御力，因为黏膜外面覆盖着一层由碱性黏液所构成的保护膜，正常情况下并不会直接接触胃酸。胃溃疡的发作多半是突然触发，主要是因为攻击因子与防御因子间失去平衡，例如处在压力下、饮食不当，加上喝酒或服用药物等多重攻击因素累加，而引发胃溃疡，故想要预防胃溃疡的发作需减少攻击因子，增加防御因子。

从饮食、生活方面双管齐下，远离胃溃疡的威胁！

过去认为溃疡是由不良饮食与生活形态所引起，但现代发现幽门杆菌、药物等才是造成胃黏膜损伤的主因。尽管如此，因为某些食物与不良习惯会刺激胃酸的分泌或削弱胃黏膜的防御力，而使已损伤的胃黏膜雪上加霜，故在治疗溃疡时仍需注意饮食与生活习惯的调节。

在胃溃疡发作、胃痛时，除留意饮食与生活的刺激外，还可服用制酸剂，但不要吃阿司匹林和其他非类固醇的消炎药（若有再吃这些药的话要停用），若溃疡严重或有胃出血则宜就医治疗。

胃溃疡的饮食与生活作息原则

（1）**定时定量、每餐七分饱、细嚼慢咽。**

（2）**采温和饮食，勿食过甜、过酸、过热、辛辣、生冷或过硬的食物**　多吃无刺激性、低纤维、好消化的食物。另外宜避免油炸、煎、烤等方式，而以蒸、煮、炖、汤等少油方式烹调食物（病情若稳定，可适当摄取含纤维食物，但需充分咀嚼）。

（3）**营养要均衡**　需有足够热量、蛋白质和维生素、矿物质等营养素。

（4）**戒烟、禁酒。**

（5）**建立适当的舒压管道**　维持良好的心情。

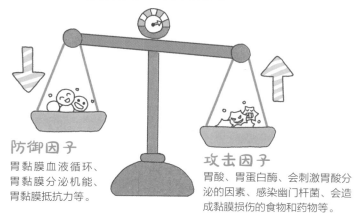

引发胃溃疡的机制

攻击因子＞防御因子

说明

胃溃疡患者的问题并非胃酸过多，而是胃黏膜抵抗力变弱。当胃黏膜损伤、发炎后，若再摄取太多易刺激胃酸分泌的食物会让溃疡更严重，故胃溃疡患者宜调整饮食，少吃容易刺激胃酸或会损伤胃黏膜的食物。

防御因子

胃黏膜血液循环、胃黏膜分泌机能、胃黏膜抵抗力等。

攻击因子

胃酸、胃蛋白酶、会刺激胃酸分泌的因素、感染幽门杆菌、会造成黏膜损伤的食物和药物等。

有幽门杆菌就一定会罹患胃溃疡吗？

幽门杆菌具有特殊结构，可深入胃黏膜，并将尿素转变为碱性的胺来中和胃酸，故可活在酸性的胃中。感染幽门杆菌会引起发炎、破坏胃黏膜保护机制，造成慢性胃炎或胃溃疡。幽门杆菌一般不会造成太大问题，约80%感染者终其一生处于无症状的慢性胃炎，15%～20%会发生溃疡，1%～3%可能罹患胃癌。由于幽门杆菌若不清除，即使治愈溃疡也容易再复发，故胃溃疡的治疗常包括幽门杆菌的处理。

B7   羞涩难言的困扰——泌尿系统感染知多少？

由于先天泌尿系统结构的差异，再加上各年龄层女性不同的生理特性，让女性罹患泌尿系统感染的概率高达男性的8倍，而尴尬的患处更让它成为许多女性难言之隐。到底泌尿系统感染该如何处理？

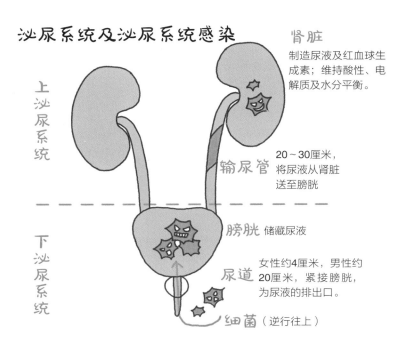

泌尿系统及泌尿系统感染

肾脏
制造尿液及红血球生成素；维持酸性、电解质及水分平衡。

上泌尿系统

输尿管 20～30厘米，将尿液从肾脏送至膀胱

下泌尿系统

膀胱 储藏尿液

尿道 女性约4厘米，男性约20厘米，紧接膀胱，为尿液的排出口。

细菌（逆行往上）

说明

泌尿系统感染可说是最常见的细菌感染性疾病，主要是由肠细菌（例如大肠杆菌）及肠球菌所引起。这些致病菌会从尿道进入身体，造成尿道炎或膀胱炎，也可能逆行往上，感染输尿管或肾脏。

泌尿系统解码，浅谈泌尿系统感染！

泌尿系统包括肾脏、输尿管、膀胱和尿道四个部分：尿液由肾脏所制造，通过输尿管送到膀胱储存，之后再经尿道排出体外，所谓的泌尿系统感染指的就是，泌尿系统受到细菌感染而引起发炎。一般提到泌尿系统感染，多半指下泌尿系统感染，在女性指的就是膀胱炎和尿道炎；但在男性则还包括了前列腺炎。下泌尿系统感染一般不会发烧，主要会出现排尿方面的症状，例如尿频（或一直有想小便的感觉），或排尿时有灼热感等。

有时造成泌尿系统感染的细菌经尿道进入膀胱后，可能会向上逆行，进而感染输尿管和肾脏，这也是为什么会听到有人因憋尿而引发肾炎的原因。上泌尿系统感染，例如急性肾盂肾炎，除上述排尿方面的症状外，还会有反复畏寒、发烧、腹痛或恶心、呕吐等症状。尽管男女都会发生泌尿系统感染，但女性广发于各种不同年龄层，男性则较容易发生在一岁以下或五十岁以上。幸运的是，泌尿系统感染为细菌所造成，所以只要好好配合医生的抗生素疗

法，治愈并不难，但若想要预防复发，则要配合饮食生活习惯的改善。

勿憋尿，注意卫生习惯，跟恼人的泌尿系统感染说再见！

泌尿系统感染是细菌所造成，但憋尿、水喝太少或卫生习惯不当等，才是造成细菌入侵尿道的主因，故若想预防再复发，除正确配合抗生素治疗，勿随意自己停药外，还要从改善生活习惯做起。

（1）多喝水、勿憋尿　泌尿系统感染时每天宜摄取 2500 ～ 3000 毫升的水来促进排尿，将细菌排出体外，以避免其在膀胱内滋长。憋尿则会延长细菌停留体内的时间，增加感染机会。

（2）养成良好的卫生习惯　排便后卫生纸应由前（尿道）往后（肛门）擦拭，且勿前后来回擦拭，以避免细菌由肛门口往尿道传播。保持阴部的卫生，护垫及卫生棉最好 2 ～ 3 小时就更换一次，且有排便时最好就换掉，以免成为细菌繁殖的温床。此外，最好穿棉质内裤、少穿紧身内裤或束腹带来改善通风，避免细菌滋生。最后要提醒女性，在性行为后最好多喝水来促进排尿，让细菌随尿液排出体外，以降低感染的机会。

此外可多摄取B族维生素、维生素A，帮助维持黏膜细胞的健康；维生素C、醋、蔓越莓等莓类果汁，及柑橘类果汁可酸化尿液，抑制泌尿系统细菌的生长。富含有益菌的食物也有助维持体内菌群的平衡，增强抵抗力。另外若已有泌尿系统感染的话，宜少吃辛辣、刺激性食物，以免加重身体的不适。

不同女性族群，泌尿系统感染原因大不同

- **年轻女性：** 女性的阴道以及肛门有不少细菌，因为距离尿道不远，故细菌很容易进入尿道。年轻女性常用的护垫，生理期用的卫生棉；或爱穿丁字裤、紧身裤的习惯；或性行为都容易让细菌进入尿道，而造成泌尿系统感染。
- **怀孕妇女：** 怀孕时膨大的子宫会压迫输尿管让尿液滞留体内，让细菌容易滋生；另外激素的变化也会影响泌尿系统，让它更容易引起感染。
- **停经妇女：** 由于雌激素分泌减少，让尿道及阴道黏膜萎缩干涩，降低自净力与防御力，容易滋生细菌，增加阴道及泌尿道感染的概率。

为什么女性特别容易有泌尿系统感染问题？

泌尿系统感染可说是女性最常见的细菌性感染，终其一生，约五成的女性会有泌尿系统感染，且有两到三成会于短期内再度复发。之所以会如此，主要是因先天生理结构所致：女性尿道长度不到4厘米，仅为男性的1/5，且尿道和阴道、肛门距离很近，故很容易让细菌经由尿道进入膀胱，造成感染。加上很多女性都有一些不良习惯，例如怕跑厕所而不爱喝水、憋尿，或爱用护垫、卫生棉，又不常更换等，都可能让细菌更容易滋生，并引发泌尿系统感染。

B8 体检报告若胆固醇超标，就代表会阻塞血管？

在大部分人的印象中，胆固醇是血管阻塞的罪魁祸首，很多人甚至因而改吃燕麦当早餐，或养成吃蛋不吃蛋黄的习惯。但胆固醇真的是坏东西吗？为什么已经吃素了胆固醇还是太高？胆固醇过高的问题又该怎么办呢？

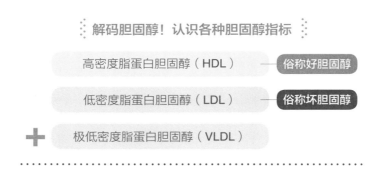

总胆固醇（TC）

名称	正常人
总胆固醇（TC）	＜5.2毫摩尔／升
低密度脂蛋白胆固醇（LDL）	＜3.4毫摩尔／升
高密度脂蛋白胆固醇（HDL）	＞1毫摩尔／升（男性至少要＞1毫摩尔／升，女性＞1.3毫摩尔／升）

好胆固醇VS坏胆固醇

事实上，体检报告中的胆固醇指的是总胆固醇（TC），是高密度脂蛋白胆固醇（HDL）、低密度脂蛋白胆固醇（LDL）等数种不同的胆固醇（参考上图）的总和，其中有的对身体有保护作用，有的则会增加血管阻塞风险，所以当总胆固醇指数超标而出现红字时，要先了解到底是哪一种胆固醇指数偏高，再决定该怎么做。

高密度脂蛋白胆固醇：负责将周边组织的胆固醇运送到肝脏代谢，因此能避免胆固醇沉积在血管壁、降低心血管疾病的风险，故也被称为好胆固醇。

低密度脂蛋白胆固醇：负责的是将肝脏所制造的胆固醇运送到周边组织（包括血管），过多可能会沉积在血管壁造成阻塞，增加心血管疾病风险，故被称为坏胆固醇。

所以要评估胆固醇过高是否会增加心血管疾病的风险，需要同时将好胆固醇含量列入参考，这就是所谓的血管硬化指数（参考下页图）。根据美国佛莱明罕心血管研究中心的建议，此指数最好维持在4以下，越低表示心血管越健康，越高则表示血管硬化速度越快，日后易罹患心血管相关疾病。

胆固醇超标，该怎么办？

胆固醇仅存在动物性食物中，是身体重要的物质，不仅是细胞膜的组成分子，也是身体合成维生素D及固醇类激素，包括性激素、压力激素等的原料。故为了确保身体有足够的原料来执行上述功能，肝脏也会合成胆固醇。事实上，七至八成的胆固醇是由身体所合成，仅有两至三成是来自饮食。所以想要降低胆固醇，除饮食外，还需留意非饮食因素。

① 因饱和脂肪也会增加胆固醇，所以要同时控制饮食胆固醇和饱和脂肪的摄取。简单地说，就是少吃多脂的动物性肉类，吃肉时去肥膘吃瘦肉。

② 反式脂肪的危害比饱和脂肪大，氧化油脂（高温油炸）会危害心血管健康，故最好少吃加工与高温油炸食物。

③ 因为单／多不饱和脂肪酸的油脂有助降低胆固醇，故烹调时可用植物油来取代动物油（椰子油例外，因其饱和脂肪高达九成）。

④ 多吃蔬菜水果。蔬果中的水溶性纤维能吸附胆酸，帮助降低胆固醇；且富含抗氧化营养素，有助维护心血管健康。

⑤ 其他：规律从事有氧运动能增加好胆固醇；肥胖者减重、戒烟或适当舒压都有助降低胆固醇，促进心血管健康。

胆固醇的来源和功能

来自食物
20%~30%

身体合成
70%~80%

胆固醇的功用

- ✓ 构成细胞膜的重要成分。
- ✓ 合成固醇类激素（例如男性、女性激素和肾上腺激素）。
- ✓ 合成维生素D的原料。
- ✓ 转变为胆酸（胆盐的成分），帮助脂肪消化吸收。
- ✓ 沉积在皮肤角质层，保护肌肤。

好、坏胆固醇与动脉硬化指数

胆固醇＝脂蛋白胆固醇（脂质的搬运车）

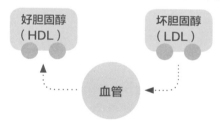

好胆固醇（HDL）　坏胆固醇（LDL）

血管

$$血管硬化指数 = \frac{总胆固醇（TC）}{好胆固醇（HDL）}$$

最好在 4 以下

范例

小明总胆固醇5毫摩尔／升，好胆固醇为0.9毫摩尔／升
→ 血管硬化指数为5.6 → 血脂异常，宜就医检查
小珍总胆固醇5.4毫摩尔／升，好胆固醇为1.7毫摩尔／升
→ 血管硬化指数为3.2 → 健康心血管，风险很低

胆固醇只存在动物性食物中，为什么吃素胆固醇却还超标？

虽然胆固醇只存在动物性食物，但除了胆固醇外，饮食中的饱和脂肪、反式脂肪等也都会影响胆固醇；另外，由于胆固醇是合成压力激素的原料，故压力过大，以及抽烟或肥胖等非饮食因素也会导致胆固醇的增加。所以，如果很少吃动物性食物或已吃素，但胆固醇还是超标，就要过滤是否上述因素所导致。

B9 为什么总是容易水肿，是肾脏不好吗？

在我们生活中，难免会出现下肢浮肿、鞋子变紧穿不下，或眼皮浮肿等状况，而每提到水肿时，常会被告知是肾脏不好所致。容易水肿真的就是肾脏不好吗？到底为什么会水肿，水肿又该如何处理？

解析水肿

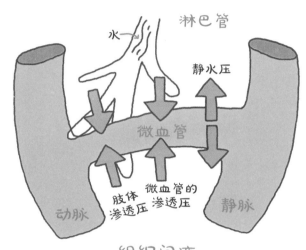

说明

人体会通过静水压、渗透压来调节组织间隙中的液体进出血管和组织间；另外淋巴管也可以将组织间隙中过量的组织液送回到血液中。若此调节机能出问题时，会造成过量液体堆积在组织间隙中，此即所谓的水肿。

组织间液异常堆积是水肿主因！

水肿其实和水分的摄取无关，而是因组织间液异常堆积而引起肿胀。身体约四成的水分分布在细胞外液，其中2/3位于组织间隙中。由于总血量的调节对心输出量和血压很重要，所以身体会通过多重机制来调控微血管和组织间的液体，当此调控失去平衡时就会发生水肿。

水肿可发生在全身，其中最常见的部位为四肢末梢，例如手臂、手掌、腿、足踝、脚掌等处。大部分水肿是体质、饮食等非疾病因素所致，多半为暂时性现象，且水肿程度较轻微，故一般只要留意饮食和生活作息即可。但若水肿严重，或改善饮食和生活后仍持续2~3天未能改善，或水肿还伴随其他异常（例如小便有泡沫，或伴随黄疸、腹水、呼吸困难等出现），则应进一步就医，了解水肿原因、对症处理。

水肿饮食、生活调整

尽管水肿的原因很多，但大部分人的水肿都属于生理性水肿，和肾脏不好或其他疾病没有关系，故可通过下面的饮食和生活建议来改善或预防。

1 饮食方面

- **低盐（低钠）：** 钠是细胞外液主要的阳离子，和渗透压的调节有关，摄取过多会促使身体将水分留在体内而造成水肿。故易水肿者饮食要清淡，少沾酱料、少吃加工食品或腌渍食物。
- **高钾：** 钾是细胞内液主要阳离子，可促进钠的排出而改善水肿。故可多摄取菇类、藻类或香蕉等钾含量高的食物。
- **留意蛋白质摄取是否足够：** 蛋白质会影响胶体渗透压而造成水肿，故若饮食蛋白质摄取不足，或有消化吸收障碍，或在身体需求较高时（例如怀孕、哺乳、糖尿病等消耗性疾病），未能补充足量蛋白质，可能会造成营养不良性水肿。
- **留意贫血问题：** 慢性严重贫血时，会出现水分与盐分滞留，造成水肿。故若有贫血的话，要确认是哪种类型的贫血（缺铁、缺维生素 B_{12} 或叶酸等），补充营养来改善贫血问题。

2 多运动

长时间不运动（例如久坐或久站）会影响下肢血液循环，造成水分无法顺利回流而蓄积在下肢，运动可促进淋巴循环，进而改善因循环不佳造成的下肢水肿。走路、慢跑、游泳、骑脚踏车等均是不错选择。

3 其他

例如抬高患肢（要高于心脏）来促进下肢血液回流；避免久坐或长时间站立，而若工作需久站的话，可穿弹性袜来对腿部适当加压，帮助下肢血液回流。另外，最好不要长时间穿高跟鞋、太紧的鞋子，或穿束腹、束腰等过紧的衣物，以免影响下肢血液循环。

常见水肿的原因与症状

- ✓ 体质性水肿：例如生理期、饮食口味重。
- ✓ 局部循环不好：久站、缺乏运动。
- ✓ 营养不良：蛋白质摄取不足。
- ✓ 药物因素：例如服用类固醇，部分降血压药、糖尿病药或消炎止痛药等。
- ✓ 局部血管栓塞：因局部血管或淋巴管阻塞引起。
- ✓ 肾病综合征：全身性水肿，伴随有蛋白尿。
- ✓ 肝硬化：下肢水肿，伴随黄疸、腹水、腹壁静脉曲张等症状。

- ✓ 心脏衰竭：下肢水肿，伴随胸闷、易喘、呼吸困难等症状。
- ✓ 癌症：下肢或上肢水肿，因手术切除淋巴结或癌症治疗，造成淋巴回流出问题。
- ✓ 淋巴水肿：可能因先天性或继发性（手术、放射线治疗、肿瘤、发炎或感染）引起。
- ✓ 其他：例如怀孕、经前综合征、甲状腺功能异常等。

容易水肿是否要少喝水，以避免越喝越肿呢？

水肿原因很多，但没有一个原因是因多喝水所引起的，且大部分的水肿并非肾病所引起。正常人每天摄取2000~3000毫升的水并不会造成水肿；反而常见因吃太咸、体内钠过多，而造成水分滞留在体内引起水肿，此时反而应该多喝水，帮助身体将钠排出体外。换句话说，水肿最重要的关键为限钠，而非限水。

B10 吹风、着凉会感冒吗？谈感冒对策

平日只要气温变化大，就会听到长辈提醒要多穿衣服，以免着凉感冒，但吹风、着凉真的会感冒吗？到底为什么会感冒，又该如何预防？

流行性感冒与一般感冒

	流行性感冒（Influenza）	一般感冒（Cold）
感染源	流感病毒（属于RNA病毒，容易发生变异），主要可分为A、B、C三型	病毒种类多达200多种，包括腺病毒、鼻病毒等。容易重复感染
病程	突然爆发且病程长，一般为1～2周或更长	症状渐进出现，病程短，一般不超过10天
病情与症状	感染范围广，病情、症状均较严重。除上呼吸道症状外，还会有头痛或发烧（38℃以上）、肌肉酸痛、倦怠等全身性的症状	病情和症状较轻微。主要为上呼吸道症状，例如喉咙痛、鼻塞、流鼻水、打喷嚏等。少见发烧、头痛，偶尔会有咳嗽
并发症	细菌性或病毒性肺炎，中耳炎、鼻窦炎或雷氏综合征等	较少出现并发症
预防方法	勤洗手、接种流感疫苗、提升自身免疫力	提升自身免疫力

感冒是病毒感染，和吹风着凉没有关系！

感冒是由病毒感染所引起，和免疫力过低有关，但与吹风、衣服穿太少没有关系。一般之所以会觉得感冒是吹风着凉所致，主要是因为感冒好发在冬天或春、秋季节等气温变化比较大的时候，且因病毒是通过接触或飞沫传染，故常在外接触人群，感染概率比较高。

常说的感冒其实有两种：一般感冒和流行性感冒，两种都是由病毒所引起，故无法用抗生素来治疗。最大的差别在于一般感冒病情较轻微，即使不吃药多半也能自愈；流行性感冒病情较严重，且容易发生并发症，故学会区别两者很重要。因为抗生素对病毒无效，且目前无药物可杀死流感病毒，所以感冒时医生所开的药其实是止咳药、止痛退烧药或抗组织胺药（缓解鼻塞、流鼻涕等症状），而非抗生素（除非因感冒并发继发性细菌感染）。

预防胜于治疗，认识流感疫苗

对大部分人来说，流感并不会造成太严重的问题，一般感染后两周内即可康复，但老人、婴幼儿、孕妇，或有免疫功能不全、糖尿病、心血管疾病、慢性肺病等病人，却可能因感染后免疫力降低，而引发继发性感染，造成肺炎、中耳炎、心包膜炎等，甚至因严重并发症而致死。

由于流感的抗病毒药物（例如奥司他韦、瑞乐砂等）仅能抑制病毒的复制力与感染力，

无法直接杀死病毒，故目前对抗流感的主要方法还是接种疫苗。因此上述高危险族群最好在流感季节来临时接种流感疫苗，以预防流感的感染及其可能引发的严重并发症。另外要注意的是流感病毒具高突变性，每年流行的病毒株可能会有所不同，所以每年都要施打。

从饮食和生活着手，远离感冒威胁！

由于目前尚未有药物可直接杀死感冒病毒，而疫苗的功能在于预防，故对抗感冒最好的方法还是避免感染及提升自身免疫力。

（1）降低接触病毒的机会　感冒病毒主要是借由飞沫或接触传染，通过病人咳嗽、打喷嚏散播，且因病毒在体外最高可存活达 72 小时，故最好的预防方法是戴口罩、勤洗手。另外，保持室内空气的流通也有助降低病毒浓度。抵抗力较弱者或流感高危险族群，最好少进出医院等易有大量病菌的公共场所。

（2）提升免疫力　简单地说就是多喝水、多休息、多吃营养的东西。而多吃营养的东西，指的是饮食要遵守"一多、二少、要优质"的原则。"一多"指的是多蔬果，每日宜摄取 5 ~ 9 种蔬果，因蔬果富含维生素 C、植化素和抗氧化营养素，可保护细胞、提升免疫力；"二少"指的是少吃坏油脂和精制甜食，因为高脂、高糖食物会抑制免疫力；"要优质"则是指摄取优质蛋白质，提供免疫系统作战所需建材。另外适度运动，少碰烟、酒、咖啡因饮料，也有助免疫力的提升。

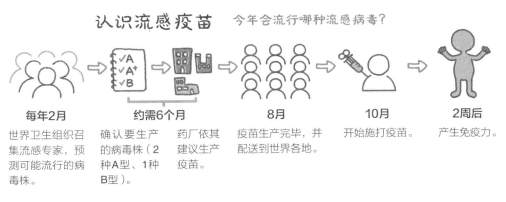

认识流感疫苗　今年会流行哪种流感病毒？

每年2月	约需6个月		8月	10月	2周后
世界卫生组织召集流感专家，预测可能流行的病毒株。	确认要生产的病毒株（2种A型、1种B型）。	药厂依其建议生产疫苗。	疫苗生产完毕，并配送到世界各地。	开始施打疫苗。	产生免疫力。

说明　接种疫苗的目的在于预防流感，及预防流感可能引发的严重并发症。

为什么秋、冬易发感冒？

因为病毒在低温时可存活在体外的时间较长，故寒冷的天气较有利病毒繁殖。此外，此时环境湿度较低，鼻子、呼吸道黏膜容易因干燥而变脆弱，削弱了黏膜防御力。再加上人们常因怕冷而紧闭门窗，空气不流通，促使病毒浓度变高、更容易传染，故容易造成感冒的流行。

啊啾！是感冒还是过敏？

看到朋友打喷嚏时，很多人都会关心地问对方："你怎么了？是感冒吗？"但很多时候会听到朋友回答："没有，是过敏。"到底什么是过敏？为什么会过敏？如果有过敏的话，又该如何处理呢？

常见过敏介绍

第一次接触过敏原
B细胞受到过敏原刺激，制造抗体IgE，并与肥大细胞结合。

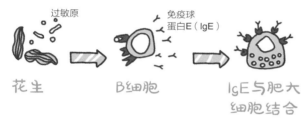

花生　　　　B细胞　　　　IgE与肥大
　　　　　　　　　　　　　细胞结合

第二次接触过敏原
过敏原会和带着IgE的肥大细胞结合，使肥大细胞去颗粒化，释放出组织胺等化学物质。

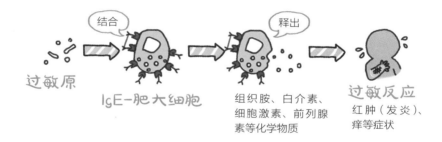

结合　　　　　　　　　释出

过敏原　　IgE-肥大细胞　　组织胺、白介素、　　过敏反应
　　　　　　　　　　　　细胞激素、前列腺　　红肿（发炎）、
　　　　　　　　　　　　素等化学物质　　　　痒等症状

有关过敏不可不知的知识！

简单地说，过敏就是免疫系统对外来无害物质（例如花粉、食物、尘螨等，也称为过敏原）产生过度反应，而造成发炎和器官功能异常。大部分的过敏都涉及抗原抗体反应，例如气喘、过敏性鼻炎、食物过敏等就是由IgE抗体诱导发生。在第一次接触过敏原时，身体会制造IgE抗体并与肥大细胞结合，当再度接触过敏原时，便会刺激这些肥大细胞释放组织胺、白介素、细胞激素、前列腺素等物质，引起肿、痒等症状。IgE类型过敏反应时间很短，一般接触过敏原后几分钟到1小时内就会产生症状，故当发生过敏症状时，可回想是否有接触到相对应的过敏原。

另一种也很常见的过敏为接触性皮肤炎，例如接触到含镍金属、橡胶或化妆保养品中的某些成分等引起。这类过敏由活化的T细胞主导，并没有抗体参与，其特色是反应缓慢，约接触过敏原12小时后才会发生反应，在接触过敏原的部位（局部）会产生湿疹和红斑等症状。

用对方法与过敏和平共处！

不管是哪一类的过敏，只要不刺激（不接触过敏原）就不会诱发，且因过敏对身体的伤害来自于发炎，故过敏的治疗或预防关键就是远离过敏原、均衡饮食、保持健康的生活习惯。

（1）**找出过敏原**。先了解自己是对什么东西过敏（可参考下表），是吸入性、吃入性或接触性，回想看看有没有接触到可疑的过敏原，找出可能引发过敏的原因。

（2）**针对过敏原，做针对性的处理**。例如若过敏原是尘螨、蟑螂、动物毛发，则平日宜做环境的清洁与卫生；若对某特定食物过敏，则不要吃这些食物。

（3）**均衡营养，多摄取富含抗发炎营养素的食物**。由于过敏主要表现症状为发炎，故多摄取具抗发炎作用的营养素，例如ω-3脂肪酸，或富含芸香苷、槲黄素、姜黄、花青素等抗发炎植化素的蔬果，将有助舒缓过敏症状，并避免慢性发炎造成的损伤。

饮食宜多摄取蔬果，肉类最好以深海鱼等ω-3脂肪酸含量较多的海鲜为主，少吃油炸、高脂食物及反式脂肪酸，且以富含ω-9脂肪酸的橄榄油或茶油等作为烹调用油。

（4）**健康的生活习惯**。规律运动，并适度晒太阳来帮助维生素D的合成，协助身体打造健全的免疫系统。尽量远离烟害或二手烟、环境污染物，避免环境温差过大的刺激，以免诱发过敏。

常见过敏性疾病

类型	接触的器官	疾病范例与症状	常见过敏原
吸入性	呼吸道	**气喘、过敏性鼻炎** 症状：哮喘、鼻炎	花粉颗粒、尘螨、霉菌、蟑螂皮屑、动物毛发等
吃入性	胃肠道	**食物过敏** 症状：荨麻疹、异位性皮肤炎、过敏性休克、血管性水肿等	蛋白、小麦、花生、牛奶、黄豆、虾、蟹等
接触性	皮肤	**接触性皮肤炎** 症状：发炎、干痒脱屑、红肿丘疹、湿疹或水疱等	含镍的金属制品（例如手表、项链等）、塑料及橡胶制品、染发剂、化妆品和保养品中的某些原料

如何判断是感冒还是过敏？

可从是否发烧、打喷嚏出现及持续的时间，初判打喷嚏是过敏还是感冒所引起。因为感冒会发烧，但过敏不会发烧，且感冒通常一整天都会有症状，但过敏若没有很严重，只有在特殊时段（例如起床）或环境下才会打喷嚏。另外，感冒时间一般不会超过两周，但过敏会。故如果没有发烧，且在特定状况下打喷嚏的症状持续两周以上，大概就可判断是过敏。

B12 痛起来要人命，解码什么是尿路结石？

尿路结石是相当常见的泌尿系统疾病，很多人都是因为突然的剧痛，或因出现血尿而紧急就医，才知道它的存在。到底什么是尿路结石，该如何处理与预防？

尿路结石可能发生的部位及症状

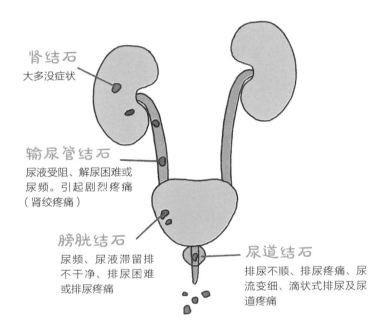

肾结石
大多没症状

输尿管结石
尿液受阻、解尿困难或尿频。引起剧烈疼痛（肾绞疼痛）

膀胱结石
尿频、尿液滞留排不干净、排尿困难或排尿疼痛

尿道结石
排尿不顺、排尿疼痛、尿流变细、滴状式排尿及尿道疼痛

解码泌尿系统结石！

泌尿系统结石（又称尿路结石）指的是肾、输尿管、膀胱及尿道出现结石，但其实石头是在肾脏形成，只是依照石头位置不同，而有不同的称呼和症状。例如肾结石若塞住输尿管出口时会引起肾绞痛；若石头落入输尿管，除剧烈腰痛外，还可能刮伤黏膜而出现血尿，并影响排尿或解不出尿。若长期严重尿路阻塞，还可能因尿液滞留而滋生细菌，引发急性肾盂肾炎等尿路感染。

一般来说，小于0.5厘米的结石多半可随尿液冲刷出体外，但若水喝太少或因气候炎热而排尿太少，结石就有机会留在肾脏，并随着结晶物一层层的叠加，变成大的结石。肾结石除非卡住输尿管，否则不会有症状，但石头的存在会造成发炎，并可能阻塞而影响肾脏的过滤与排泄功能。故只要发现肾结石，不管石头大小或有无症状，都应该就医处理，以免因结石而损伤肾功能。

对症处理，远离尿路结石的威胁！

造成结石的原因很多，包括饮食、生活习惯、疾病或感染等，因此生出的结石也有所不同。例如，最常见的草酸钙结石和尿中草酸或钙含量太高有关，尿酸结石则和尿酸代谢异常有关。

（1）**多喝水、勿憋尿**。每天宜摄取 2000 ~ 3000 毫升的水分，尽量保持每天尿液至少2000 毫升以上。水分可稀释尿中矿物质浓度，降低结石的形成，还可将小结石冲出体外。

（2）**适量摄取钠和蛋白质**。钠会促使钙由尿中排出，并降低尿中柠檬酸的含量，而促进结石的产生；动物性蛋白质也具有同样的效果，且还会增加尿中草酸和尿酸的排泄。故每千克体重摄取的蛋白质不宜超过 1 克，每日的盐分摄取宜低于 8 克。

（3）**多吃蔬果等碱性食物**。碱性食物可让尿液碱化，降低尿中草酸钙的饱和度，进而降低草酸钙结石与尿酸结石的形成。常见食物中，蔬果多为碱性；面包、谷类、花生、核桃和肉类则为酸性食物。另外，因为柠檬酸在尿液中会和钙结合，减少尿液中钙的浓度，故可多摄取柠檬、橙子、橘子、葡萄柚等富含柠檬酸的水果。

（4）**依照结石种类调整饮食**。例如草酸钙结石者宜限制草酸摄取，并碱化尿液；可增加维生素 B_6 摄取，但需限制维生素 C（每天不超过 2 克）；尿酸结石者宜限制嘌呤摄取、碱化尿液，采用低蛋白饮食、吃高钾食物，并戒酒。

（5）**营养品的使用**。维生素 C 在体内代谢后会产生草酸，蔓越莓会酸化尿液，而促进结石，因此要避免大量使用此类营养品。而维生素 B_6 可降低尿中草酸含量，鱼油可减少尿中钙及草酸排出，并增加柠檬酸浓度，而有助预防结石。

常见的尿路结石种类

结石种类	特色
草酸钙结石（约占75%~80%）	尿中草酸或钙含量太高所致，和饮食关系密切
磷酸钙结石（约占10%~15%）	尿中磷酸或钙含量过高，好发于副甲状腺机能亢进者
尿酸结石（约占5%~10%）	尿液偏酸而降低尿酸的溶解度，半数患者有痛风
磷酸铵镁结石（约占5%~10%）	又称感染性结石，和泌尿系统感染有关，结石易在碱性尿液中沉淀

同时吃菠菜和豆腐会形成结石吗？

理论上菠菜中的草酸和豆腐中的钙会结合，形成草酸钙，但食物是经消化道进入体内，就算形成草酸钙也只会随粪便排出，不会跑到肾脏造成肾结石。事实上，研究发现低钙饮食反而会增加结石风险，因为若肠道缺乏足够的钙与草酸结合，反而会让草酸浓度过高并从尿中排走，而容易造成结石，因此每日摄取足量的钙（800毫克）反而有助结石的预防。

健康检查发现尿酸超标，就是痛风吗？

痛风自古以来就有帝王病的别称。它来去无踪，毫无预警，但痛起来要人命。到底什么是痛风？尿酸超标就是痛风吗？尿酸过高是不是就不能吃肉？如何预防痛风的发作，平日饮食又该如何吃才好？

图解痛风的形成

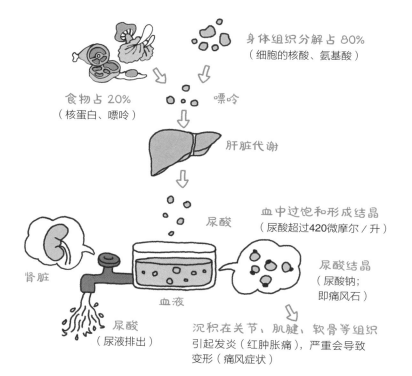

身体组织分解占 80%
（细胞的核酸、氨基酸）

食物占 20%
（核蛋白、嘌呤）

嘌呤

肝脏代谢

说明

血中能溶解的尿酸有一定上限，当超过此上限（37℃下为420微摩尔／升）时，尿酸就会形成结晶。在酸的环境和水少的状态下，尿酸会更容易结晶，所以碱性饮食和多喝水就成了高尿酸或痛风饮食的基本重点。

血中过饱和形成结晶
（尿酸超过420微摩尔／升）

尿酸

肾脏

血液

尿酸结晶
（尿酸钠；
即痛风石）

尿酸
（尿液排出）

沉积在关节、肌腱、软骨等组织引起发炎（红肿胀痛），严重会导致变形（痛风症状）

认识尿酸、高尿酸血症和痛风的亲密关系！

尿酸是嘌呤代谢后的产物。由于嘌呤是构成DNA和RNA的基本材料，故所有动植物细胞都含嘌呤，且动物食物因细胞排列较紧密，故嘌呤含量一般较植物食物高。嘌呤主要来自食物（约占20%）及身体分解代谢（约占80%）。

在体内，嘌呤会经肝脏代谢形成尿酸，经肾脏排出体外，若嘌呤摄取或制造过多，或肾脏排出量减少，就会导致尿酸过高。尿酸过高时会在血中析出，形成尿酸钠结晶，这些结晶沉积在关节等组织时，会引起白血球攻击而发炎，出现红、肿、胀、痛等症状，严重时甚至造成关节变形，此即为痛风。

尿酸过高并不等于就是痛风。高尿酸血症仅有10%左右会演变为痛风，直到第一次痛风

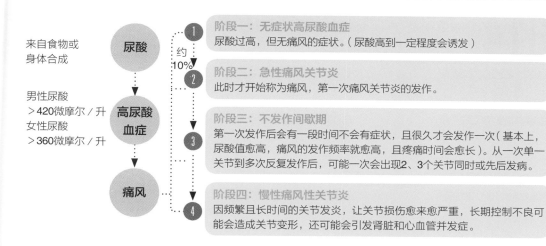

来自食物或身体合成

男性尿酸
>420微摩尔／升
女性尿酸
>360微摩尔／升

尿酸

约10%

高尿酸血症

痛风

阶段一：无症状高尿酸血症
尿酸过高，但无痛风的症状。（尿酸高到一定程度会诱发）

阶段二：急性痛风关节炎
此时才开始称为痛风，第一次痛风关节炎的发作。

阶段三：不发作间歇期
第一次发作后会有一段时间不会有症状，且很久才会发作一次（基本上，尿酸值愈高，痛风的发作频率就愈高，且疼痛时间会愈长）。从一次单一关节到多次反复发作后，可能一次会出现2、3个关节同时或先后发病。

阶段四：慢性痛风性关节炎
因频繁且长时间的关节发炎，让关节损伤愈来愈严重，长期控制不良可能会造成关节变形，还可能会引发肾脏和心血管并发症。

关节炎发作时才称为痛风。第一次痛风发作后会进入不发作的间歇期，若不加以理会，可能演变成慢性痛风性关节炎（上图）。痛风除了会损伤关节、破坏骨质造成行动不便外，还可能导致肾结石，引发肾病、心血管疾病及代谢综合征，并增加死亡风险。因此，高尿酸血症患者要积极控制，避免痛风的诱发。

饮食、生活远离痛风的威胁！

痛风饮食目的在矫正偏高的尿酸值，避免痛风的诱发；降低发炎造成的关节损伤及预防痛风引起的并发症。

（1）**维持理想体重。**体重过重者宜减肥，但速度不宜太快，以免因组织快速分解而使尿酸上升；若遇到痛风发作期应暂停减肥。

（2）**多喝水。**每天宜摄取2000～3000毫升的水，帮助尿酸排泄。但要避免饮酒（特别是啤酒、烈酒），因酒精会影响尿酸排泄。

（3）**采低嘌呤饮食。**可参照附赠小册子常见嘌呤食物表来选择食物。急性发作时，只适合选择第一组的低嘌呤食物，蛋白质最好仅由蛋、牛奶或乳制品提供；非急性发作期饮食要均衡，宜以第一组食物为主，适量摄取第二组食物，忌食第三组高嘌呤食物。

（4）**其他。**少吃果糖（大量果糖会增加尿酸浓度）；多吃鱼贝海鲜及蔬果等富含抗发炎营养素食物，降低发炎造成的损伤。另外，不要饿过头、避免激烈运动，若脚部发炎要保护好关节，勿穿过紧的鞋子。

哪些因素会诱发痛风发作？

痛风的概率会随血中尿酸浓度上升而增加，故任何会造成尿酸浓度增加的原因都可能诱发痛风的发作，例如饮食不当（摄取过多高嘌呤食物、暴饮暴食、饮酒）、受伤、感染、手术、激烈运动、脱水、急速减重，或使用利尿剂、阿司匹林等药物都会让血中尿酸浓度突然上升，进而可能诱发痛风。

B14 肾脏病一定要限蛋白质吗？
一定要洗肾吗？

　　大部分的人一听到肾脏有问题，就以为很严重、要洗肾。但肾病有很多种，并非所有的肾病都严重到需要洗肾或限蛋白质。肾脏到底有什么功能，为什么出问题可能要洗肾？慢性肾病又该怎么吃才对？

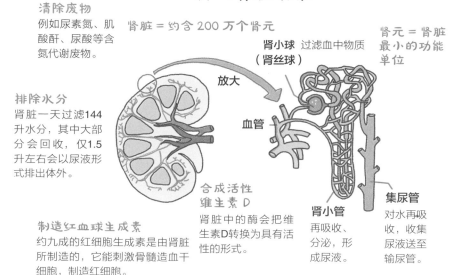

解码肾脏功能

清除废物
例如尿素氮、肌酸酐、尿酸等含氮代谢废物。

肾脏 = 约含 200 万个肾元

肾小球 过滤血中物质
（肾丝球）

肾元 = 肾脏最小的功能单位

排除水分
肾脏一天过滤144升水分，其中大部分会回收，仅1.5升左右会以尿液形式排出体外。

放大

血管

合成活性维生素D
肾脏中的酶会把维生素D转换为具有活性的形式。

肾小管
再吸收、分泌，形成尿液。

集尿管
对水再吸收，收集尿液送至输尿管。

制造红血球生成素
约九成的红细胞生成素是由肾脏所制造的，它能刺激骨髓造血干细胞，制造红细胞。

对于肾脏，你认识多少？

　　肾脏主要的功能为过滤与排泄，回收有用物质，并将有害物质通过尿液排出体外，维持体内水分、电解质（例如钠、钾、磷、钙等离子）、酸碱的平衡；此外，肾脏还能制造红细胞生成素、活化维生素D。故当肾脏出问题时，会因代谢废物与水分的堆积而造成尿毒、水肿，并影响红细胞的生成而造成贫血，因血磷过高与缺乏维生素D而影响钙的吸收，让骨骼变脆弱。

　　肾脏只要发挥三成的功能就足以维持一般人的日常排毒功能，故除非肾脏损伤七成以上，否则不会有明显尿毒症状。所以当检查出尿毒指数（肌酸酐、尿素氮）上升时，肾脏一般已损伤很严重了。因此肾脏保健最好的方法为预防，例如控制好慢性病，避免药物滥用及会伤害肾脏的因素，及早筛检出肾功能是否有异常，尽量留住肾脏功能。

肾脏生病就要洗肾吗？认识肾脏病！

　　造成肾脏损伤的原因有很多，包括肾脏疾病（例如肾小球肾炎、肾盂肾炎、肾结石、肾病综合征等）、慢性病（例如高血压、糖尿病、痛风、心血管疾病等）、化学物质（例如药物、毒

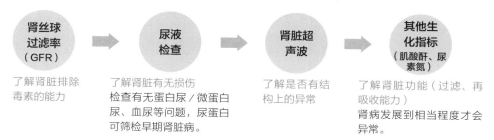

了解你的肾功能是否有异常

肾丝球过滤率（GFR）	➡	尿液检查	➡	肾脏超声波	➡	其他生化指标（肌酸酐、尿素氮）
了解肾脏排除毒素的能力		了解肾脏有无损伤		了解是否有结构上的异常		了解肾脏功能（过滤、再吸收能力）
		检查有无蛋白尿／微蛋白尿、血尿等问题，尿蛋白可筛检早期肾脏病。				肾病发展到相当程度才会异常。

> **说明** 常听到的尿毒指数——肌酸酐和尿素氮，并非早期筛检肾功能的好方法。因为肌酸酐要到肾功能只剩下三、四成时才会开始上升，而尿素氮也因容易受到饮食和外在环境因素影响，出现假性升高，且无法用于早期筛检。肾丝球过滤率则是由公式计算而来，因此可能会有误差。所以要评估肾功能是否正常，宜以肾丝球过滤率搭配其他肾病症状来判断，例如是否有蛋白尿、血尿、水肿、频尿等。

物、止痛剂），甚至憋尿都可能因逆行性感染而造成肾炎，故并非所有肾病都需要限蛋白（采肾病饮食）或洗肾。肾病饮食是针对肾脏功能损伤、慢性肾衰竭病人而设计，目的是降低肾脏的负荷，延缓肾脏功能的丧失；洗肾则是针对第五期肾病，因肾功能已低到无法清除毒素与排泄水分，而靠机械来暂代肾脏功能，定期清除有害物质，避免尿毒危害生命及改善生活品质。

慢性肾衰竭饮食指南

（1）**维持理想体重，摄取足够热量。** 由于需要限蛋白，故可由脂肪、糖类来补充热量。

（2）**限制蛋白质并摄取优质蛋白质。** 以优质蛋白质例如蛋、豆、奶和瘦肉为主；淀粉类食物则宜尽量选择低蛋白淀粉，例如粉丝、米粉、粿条、藕粉、玉米粉、西米等。

（3）**限磷，避免摄取高磷食物。** 由于植物性食物磷吸收率较动物性食物低，故可以优质的植物蛋白取代动物性蛋白。且最好避免奶类及加工食品的摄取，必要时可使用磷结合剂来减少磷的吸收。

（4）**限钠。** 避免摄取高钠食物，限钠有助降低血压及尿蛋白，减缓肾功能流失。

（5）**限钾。** 由于钾容易溶于水，故可采用煮、烫的方式来烹调，并避免食用肉汁等汤品与低钠盐。

（6）**限水。** 依照肾病状况及是否进行洗肾来决定可摄取的水量。

（7）**其他。** 戒烟、避免药物滥用，控制好慢性病（高血糖、高血压等）。

两侧腰痛代表肾脏不好吗？

造成腰痛的原因有很多，大多是因肌肉或骨骼因素所引起，且很多非肾脏因素也会引起腰痛，故腰痛并非代表肾脏不好。另外，若因肾病引起的腰痛，多半还会伴随泡沫尿、血尿、频尿或水肿等肾病症状。总之，若担心肾脏健康最好的方法为检查蛋白尿、肾功能指数，或观察排尿状况，而非以腰痛判断。

B15 到底病毒是如何引起肝炎的？

在众多肝病中最具代表性的就是肝炎。尽管酒精和药物均可能引发肝炎，但中国最常见的还是病毒性肝炎。常听到的乙肝抗原、抗体是什么？面对肝炎又该如何预防与照顾？

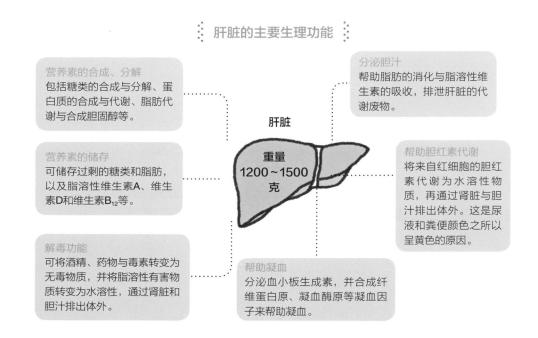

肝脏的主要生理功能

营养素的合成、分解
包括糖类的合成与分解、蛋白质的合成与代谢、脂肪代谢与合成胆固醇等。

分泌胆汁
帮助脂肪的消化与脂溶性维生素的吸收，排泄肝脏的代谢废物。

营养素的储存
可储存过剩的糖类和脂肪，以及脂溶性维生素A、维生素D和维生素B$_{12}$等。

肝脏

重量
1200~1500
克

帮助胆红素代谢
将来自红细胞的胆红素代谢为水溶性物质，再通过肾脏与胆汁排出体外。这是尿液和粪便颜色之所以呈黄色的原因。

解毒功能
可将酒精、药物与毒素转变为无毒物质，并将脂溶性有害物质转变为水溶性，通过肾脏和胆汁排出体外。

帮助凝血
分泌血小板生成素，并合成纤维蛋白原、凝血酶原等凝血因子来帮助凝血。

肝脏的最大威胁——病毒性肝炎

肝脏是人体最大的生化处理中心及废物处理场，每分钟约有1000~1800毫升的血液流经肝脏。来自小肠的血液虽然富含营养，但同时也有酒精、药物及外来毒素等杂质，所以会由肝门静脉收集，送到肝脏处理。在这里除解毒外，肝细胞还会分解、合成并储存过剩的营养，让血液维持一定的必需成分。最后处理完的血液由肝静脉送回心脏。

故当肝细胞受到病毒攻击或因其他因素而损伤时，就会影响上述机能的执行，例如肝病常提到的黄疸、茶色尿，是因胆红素代谢出了问题所造成；腹水、水肿是白蛋白合成不足所引起。不过除非发炎很严重或有肝硬化，否则肝病在早期并无明显症状。

在中国，肝脏最大的威胁是因病毒感染而引起的病毒性肝炎。甲型和戊型肝炎症状较轻微，且不会变成慢性肝炎。这两种肝炎是通过粪便污染食物或水源而造成，故预防的最好方法就是勤洗手、做好环境卫生及不要生食。

常见病毒性肝炎一览表

肝炎名称	甲型肝炎	乙型肝炎	丙型肝炎	丁型肝炎	戊型肝炎
传染途径	食物、水粪→口传染	体液、血液	体液、血液	只能传染已感染乙肝患者	食物、水粪→口传染
预防方法	有疫苗	有疫苗	无疫苗	有疫苗	无疫苗
预后	痊愈后会产生抗体	容易变为慢性肝炎（成为带原者），长期可能演变为肝硬化、肝癌			病毒清除后即会痊愈
症状	所有病毒性肝炎的症状都和乙肝类似：疲倦、全身无力、食欲不振；恶心、呕吐；腹部不适；黄疸、茶色尿等（甲肝和戊肝可能会出现发烧） 并非所有患肝炎的人都一定会有上述症状，有些人症状轻微，甚至没有症状				

　　乙肝、丙肝、丁肝感染后容易演变为慢性肝炎，且长期可能发展为肝硬化和肝癌。这三种肝炎都是通过体液（包括唾液、精液和乳汁）或血液传染，故预防的方法就是不要共用针头、刮胡刀、牙刷；避免穿耳洞、刺青等。丁肝因本身病毒有缺陷，需仰赖乙肝病毒的帮忙才具有传播能力，所以丁肝只能感染已有乙肝者，因此预防乙肝就可预防丁肝。

护肝饮食生活指南！

　　（1）**良好的卫生习惯。**病毒性肝炎是通过食物与水，或体液、血液的感染，故预防的最好方法就是建立良好的个人卫生习惯，避免和他人共用个人卫生用品，并留意安全的性行为。

　　（2）**以新鲜食物为主、注重营养均衡的饮食。**饮食含有足够的热量与优质蛋白质（每千克体重1克蛋白质），提供肝脏再生所需原料及增加体力；脂肪适量摄取即可，以免过量囤积造成脂肪肝。

　　（3）**避免增加肝脏负担。**少吃添加过多人工添加剂的食品，避免黄曲霉素（来自发霉的谷物，例如花生、玉米、豆类、大麦和小麦等），远离烟酒，勿乱服用成药。

　　（4）**其他。**规律作息、充分休息、避免过度劳累。若因肝炎而食欲不佳，可采少量多餐，尽量挑选营养密度与热量高的食物。若有黄疸、腹水、脂肪肝、肝硬化、肝昏迷等特殊状况，需依病情调整饮食。

GOT、GPT过高就是有肝病，降低下来就代表病情好转吗？

　　GOT、GPT是肝细胞的酶，当肝细胞损伤或坏死时会渗漏到血液中，使浓度上升。GPT只存在于肝细胞内，但GOT除肝脏外，还存在于心肌、骨骼肌等其他组织，因此两者都高可能是肝脏出问题，但若仅有GOT过高就不一定是肝脏问题。另外，因为当肝细胞都死亡后就不会有酶可漏出，所以有些肝硬化或肝癌早期患者GOT、GPT指数并无异常，因此不宜只用肝功能指数高低来判断肝脏的好坏。

B16 大脖子就是甲状腺机能亢进吗?

说到甲状腺,大部分人会联想到大脖子、食盐加碘,事实上,这两个现象讲的是以前常见的甲状腺肿大(因缺碘而引起);而现在较常见的则是甲状腺机能亢进(仅次于糖尿病的内分泌疾病)。那么,什么是甲状腺机能亢进?有没有什么方法可以预防?

甲状腺的调节与生理功能

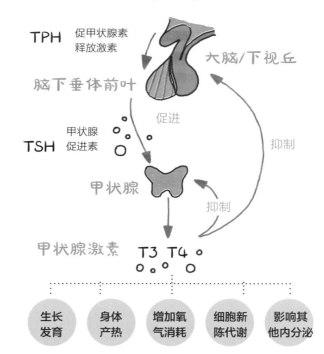

说明

下视丘会分泌促甲状腺素释放激素(TRH),刺激脑下垂体前叶分泌甲状腺促进素(TSH);甲状腺促进素(TSH)则会刺激甲状腺释放甲状腺激素T3(三碘甲状腺素)和T4(四碘甲状腺素)。当血中甲状腺激素T3、T4浓度太高时,则会回过头来抑制脑下垂体甲状腺促进素(TSH)的分泌,因而能将血中甲状腺激素维持在一定的浓度。

认识甲状腺机能亢进!

甲状腺是人体最大的内分泌器官,其最主要的功能为制造甲状腺激素。甲状腺能制造三种激素:T3(三碘甲状腺素)、T4(四碘甲状腺素)和抑钙素。前两者即一般俗称的甲状腺激素,与身体产热、细胞代谢、组织生长、成熟与分化等有关;后者可让钙进入细胞,降低血钙浓度。由于甲状腺的功能重要且广泛,过低或过高都会出问题,所以身体会将它的量严格控制在一定浓度。

甲状腺机能亢进和甲状腺机能低下,均为甲状腺功能异常的疾病,前者因甲状腺激素分泌过多,因而造成甲状腺肿大,故在治疗时会以抑制甲状腺分泌为主;后者则是甲状腺分泌不足,故治疗时会补充甲状腺激素。

造成甲状腺机能亢进的原因有很多，包括自体免疫、甲状腺发炎、囊肿等，其中最常见的是自体免疫所引起（又称为格雷夫斯病）。格雷夫斯病常发生在年轻女性身上，是一种与基因有关的遗传疾病，出生后并不会立即发病，但会在压力或长期高碘摄取下诱发。因免疫系统产生甲状腺促进素受器抗体，模仿甲状腺促进素刺激甲状腺分泌激素，导致甲状腺激素分泌过多，造成心跳加快、产热增加、细胞代谢加快等甲状腺亢进症状。由于甲状腺激素的合成需要碘，所以甲状腺机能亢进者需要限制碘的摄取。

甲状腺机能亢进该如何调整？

1 做好压力管理

格雷夫斯病是因遗传体质加上环境因素所诱发，由于体质无法改变，只能尽量减少后天诱发因素，故宜做好压力管理。

2 饮食方面的调整

○ **热量与蛋白质：** 由于基础代谢比正常人高出 20%～80%，故宜摄取足够热量与蛋白质，以应付身体高新陈代谢的需求，改善负氮平衡及体重下降情形。

○ **B 族维生素：** B 族维生素参与三大营养素与能量代谢，故宜增加摄取量。

○ **适量摄取十字花科蔬菜：** 花椰菜、卷心菜、白菜、芥蓝菜、莴苣等十字花科蔬菜中的含硫氰酸盐，能抑制甲状腺对碘的吸收，减少甲状腺激素的分泌。

○ **少吃高碘食物：** 海洋植物及动物，例如紫菜、海带、发菜等藻类，还有蛤、虾、牡蛎等甲壳类及软体动物含碘量较高，最好不要吃；而海鱼含碘量高于淡水鱼，故也不宜多吃。

○ **避免吃太咸：** 一般食盐会加碘，故宜减少盐、酱油及鸡精等含盐调味料的使用，并少吃含盐加工食品，包括薯片等饼干零食，以及肉松、肉干、香肠等肉类加工品，还有罐头、腌渍或盐烤食物。

○ **减少烟酒、含咖啡因食物：** 因会刺激亢奋或心悸，所以不宜过量摄取。

3 其他

充分休息、避免过度劳累，运动以维持身心愉悦为原则，避免激烈运动。

为什么甲状腺机能亢进治疗后会变胖？

甲状腺机能亢进时，因新陈代谢增加，故即使吃很多，体重仍会减轻，很多人因而养成吃多的习惯，所以当甲状腺机能恢复正常时，若仍维持原本食量，则会因吃太多而发胖。但若已排除吃太多（和同年龄人食量比较）与运动不足这两个原因，体重仍发胖，则可能是因甲状腺机能亢进治疗（包括手术、放射性碘或药物治疗）而造成甲状腺机能低下，因新陈代谢降低而发胖。

B17　代谢综合征算是一种疾病吗？

代谢综合征并非疾病，也非新陈代谢降低而发胖的意思。它是身体健康出问题的警讯，符合代谢综合征标准者，未来罹患糖尿病和心血管疾病的风险会增加，故可作为慢性病筛检的指标。

代谢综合征的指标

腹部肥胖

男性腰围≥90厘米（约3尺）
女性腰围≥80厘米（约2尺6）

20岁以上，下列5个指标中若有3项或以上即当选"代谢综合征"！

+

血压高	血糖高	三酸甘油酯高	好胆固醇偏低
血压≥140／90毫米汞柱	空腹血糖≥6.1毫摩尔／升	三酸甘油酯≥1.7毫摩尔／升	男性＜0.9毫摩尔／升 女性＜1.0毫摩尔／升

说明 若因服用药物而使血压及血糖指数正常者，还是要纳入代谢综合征指标计算。

代谢综合征，身体健康出问题的警讯！

代谢综合征是一种病前状态，代表身体的生理代谢已出现异常，它聚集了糖尿病和心血管疾病的危险因子，例如腹部肥胖、三高（血糖、血脂和血压偏高），及好胆固醇（高密度脂蛋白胆固醇）偏低，因此未来很容易演变为疾病。统计显示有代谢综合征的人，未来罹患糖尿病的机会为健康人的6倍，高血压为4倍，高血脂为3倍，心脏病和中风为2倍，另外还会增加失智与死亡风险。

换句话说，想预防糖尿病和心血管疾病可从代谢综合征着手。代谢综合征有五个指标（参考上图），其中腹部肥胖（内脏脂肪堆积）为最重要的关键，因为它会释出大量游离脂肪酸与发炎物质，造成胰岛素阻抗、血脂代谢异常［三酸甘油酯上升，好胆固醇（HDL）下降］。所以国际糖尿病联合会对代谢综合征的定义，是以腹部肥胖为必要条件，加上任两个风险因子来判定。

其实如果回溯到源头，肥胖导因于不健康的饮食与生活习惯，例如少动多坐的生活形态，低纤、高糖、高脂、高热量的饮食，及过多的精制加工食品。所以想要预防代谢综合征，最根本的方法就是从调整饮食和生活做起，预防肥胖（特别是腹部脂肪）的发生。此外，由于这五个指标彼此间的关系相当密切，故若其中一个指数异常时，就要留意其他四个代谢综合征相关指数，以求能充分掌握自己心血管健康状况，预防疾病的发生。

从生活根本开始预防代谢综合征

（1）**维持理想体重**。肥胖（特别是腹部肥胖）影响很大，故体重过重者宜进行减肥。减肥可减轻心脏的负担、使血压降低，还能降低胰岛素阻抗，改善高血糖，降低罹患糖尿病的风险。

（2）**维持规律运动的习惯**。运动能增加好胆固醇、改善血压、心肺功能及胰岛素作用，增加胰岛素敏感性。建议每天 30 分钟的中强度运动，一周五天，或一周运动 150 分钟。

（3）**控制热量的均衡健康饮食**。肥胖者宜采减重饮食，体重标准者则继续维持理想体重。主食方面可多吃全谷类等高纤食物及低 GI 食物，避免血糖过高；肉类可多选择植物性蛋白质，以减少饱和脂肪的摄取。另外宜少吃饱和脂肪与反式脂肪，并避免精制糖的摄取。

（4）**戒烟、饮酒适度**。抽烟者较容易有胰岛素阻抗与血脂异常，且会损伤血管。少量酒精可改善胰岛素敏感性，但摄取大量酒精则会增加代谢综合征的风险。

（5）**监控三高指数**。代谢综合征的五个指标符合的越多，未来罹患疾病的风险就越大，故宜定期监控血脂、血糖和血压指数，预防糖尿病与心血管疾病的发生。

代谢综合征的成因与对健康的威胁

不健康的饮食与生活习惯
饮食不当、吃过多；少动多坐、烟酒过量

↓

内脏脂肪堆积
游离脂肪酸增加、胰岛素阻抗、慢性发炎

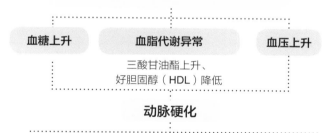

| 血糖上升 | 血脂代谢异常 | 血压上升 |

三酸甘油酯上升、
好胆固醇（HDL）降低

动脉硬化

| **糖尿病并发症** | **心脏** | **脑部** | **其他** |
| 大小血管并发症 | 心肌梗死、狭心症 | 脑出血、脑梗死 | 血管性失智、肾功能损伤、影响性功能、下肢阻塞造成行动不便等 |

什么叫做胰岛素阻抗？

胰岛素好比血糖的搬运车，负责将葡萄糖送至细胞，提供细胞所需能量，或储存在肝脏、肌肉及脂肪细胞中作为备用能量。正常的情况下，血糖浓度高时会刺激胰岛素的分泌，让糖进入细胞，因此血糖会降低。胰岛素阻抗指的是血中有很多胰岛素，但却无法将血糖送入细胞，因而让血糖居高不下。造成胰岛素阻抗的确切原因至今尚未十分明了，可能原因包括先天性基因缺陷、饮食、运动和肥胖等。

B18 血压多少才标准?

我们身体依赖心血管系统将氧气、养分送给全身40兆细胞,如果血管网络出了问题,就会对健康造成难以挽回的影响,而血压就是一个评估此网络系统运作是否顺畅的工具。到底什么是血压,血压多少才标准?

说明

血压计就是用来测量血压的仪器,使用血压计测量时会测得两组数值,高的数值称为收缩压,是心脏收缩时对血管造成的压力;低的为舒张压,是心脏舒张时血管壁回弹产生的压力。健康人的血压标准为120 / 80毫米汞柱,若达到140 / 90毫米汞柱则称为高血压。

收缩压 =
心脏收缩时的压力
舒张压 =
心脏舒张时的压力

图解血压与高血压

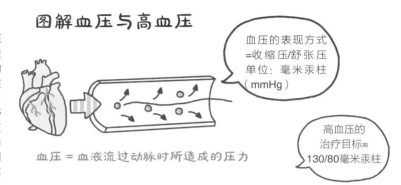

血压的表现方式
=收缩压/舒张压
单位:毫米汞柱
(mmHg)

高血压的
治疗目标=
130/80毫米汞柱

血压 = 血液流过动脉时所造成的压力

定义	收缩压 / 舒张压
正常血压	120 / 80 毫米汞柱
高血压前期	120～139 / 80～89 毫米汞柱
第一期高血压	140～159 / 90～99 毫米汞柱
第二期高血压	160～179 / 100～109 毫米汞柱
第三期高血压	≥180 / ≥110 毫米汞柱

血压与健康的关联

心脏收缩时会把富含氧气和养分的血液打入动脉,循环至全身,所谓的血压就是血液流过动脉时所造成的压力。血压对血液循环非常重要,因为血液在动脉中的运送,除心脏拍打的压力外,还需要靠动脉管壁回弹的力量。适当的血压对健康维持非常重要:血压若太低会影响循环,造成细胞缺血、缺氧;太高则会损伤血管壁、促使血管硬化,增加脑心血管疾病的风险。

血压高低会受到心脏拍出量、动脉管壁弹性的影响,此外,血管系统中循环的血量、血液黏稠度和血管管径大小也会影响血压。举例,脱水、大量失血会造成低血压;血脂过高、动脉硬化或血管阻塞则会让血压上升。长期血压过高会因压力过大而造成血管破裂,或因血管损伤、脂质沉积在血管壁,造成血管阻塞。但不管是血管破裂或阻塞,血管问题出在哪,就会造成那里的问题。例如,若出现在脑就是脑中风,心脏就是心脏病。

降血压完全指南

高血压属于生活习惯病,通过减重、饮食与生活形态的调整,就可以将血压控制下来;若调整后仍无法将血压控制在130/80毫米汞柱的目标,才需要服用药物。

1 维持理想体重

体重过重会增加心脏负荷、让血压上升，故过重者宜减肥。

2 DASH饮食 + 限盐

○ **限盐：** 减少钠的摄取可降低血压，建议将每日盐分摄取限制在5克以下（1克盐含400毫克钠）。

○ **DASH 饮食：** 是一种有助降低血压的饮食，由大量蔬果、谷类、家禽、鱼和坚果所构成。食用低脂乳品，限制总脂肪和饱和脂肪，并减少红肉、甜点、糖及含糖饮料的摄取。此饮食具有高钾、高镁、高钙、高纤、高抗氧化营养素的特色，且草酸盐含量也较低。根据美国心脏学会研究显示，八周 DASH 饮食可降低 11 毫米汞柱的收缩压、5 毫米汞柱的舒张压，效果媲美一颗降血压药。

3 戒烟、限酒

抽烟会损伤血管，进而造成动脉硬化，故最好能戒烟；适量饮酒可降低血压，但过度饮酒则会让血压上升，故酒宜小酌即可。

4 适当运动

有氧运动有助改善心肺耐力，帮助血压降低。

高血压对健康的危害

血压过高会造成的问题：
1. 血管破裂（溢血）；2. 血管阻塞（栓塞）。

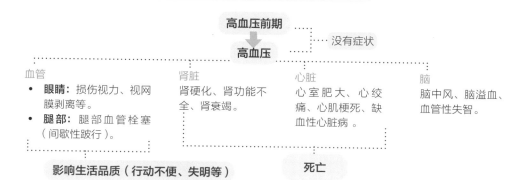

影响生活品质（行动不便、失明等）　　　死亡

● ● ● ● ● ● ● ● ● ● **老年人的血压多少才标准？** ● ● ● ● ● ● ● ● ● ●

很多长辈误以为老年人血压的标准为140/90毫米汞柱，因为当他们去医院量血压，量出这样的数字时，医生会告诉他们正常。但不管几岁，血压的标准都是120/80毫米汞柱，血压达到140/90毫米汞柱就算是高血压，并没有年纪大标准就比较高的说法。其实，医生这么说只是在讲述一件事实，随着年龄增长，血管弹性会变差，且因血管壁变厚，让心脏需要更用力，所以血压上升，并非指这样是健康、标准的。

B19 没有三多症状，为什么会得糖尿病？

很多人以为罹患糖尿病一定会有所谓的三多（吃多、喝多、尿多）症状，或小便有泡沫，故当自己体检时验出血糖超标或有糖尿病时，常会大呼怎么会这样！糖尿病到底会有什么症状？对身体又有什么影响？

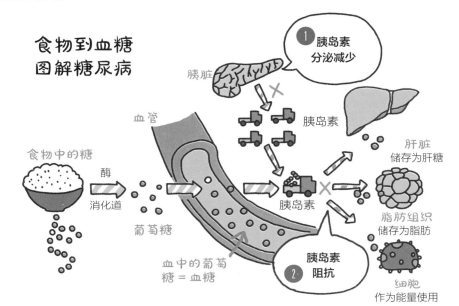

食物到血糖
图解糖尿病

说明

当胰岛素分泌出问题造成供应不足❶，或因胰岛素阻抗造成细胞对胰岛素的利用能力降低❷时就会造成血糖过高。

不可不知的糖尿病基本知识

糖是身体细胞主要的能量来源，特别是大脑、神经系统和红细胞更是以它作为主要能量，上图解释了糖如何从食物进入人体，提供细胞使用。胰岛素就是血糖的搬运车，负责将血糖送入细胞，当此过程出问题时，就会让血糖居高不下，而当空腹血糖超过126毫克／分升时即可称为糖尿病。

此时，因为血糖无法进入细胞，所以会让我们因缺乏能量，而出现饥饿、疲劳，甚至体重减轻的状况，并因糖分过高而使伤口不容易愈合。若血糖高到超过肾脏所能回收的范围（即血糖超过10毫摩尔／升）时，过多的糖将会从尿中排走，并伴随着大量水分一起排出体外，所以会出现频尿、口渴的症状。简单地说，虽然吃多、喝多、尿多是糖尿病的症状，但因并非所有糖尿病患者的血糖都超过10毫摩尔／升，所以大多数的人在确诊糖尿病前并没有三多症状。

小心糖尿病！认识糖尿病的并发症

超过九成以上的糖尿病患者都属于症状较缓和的第Ⅱ型糖尿病。对于这些人来说，糖尿病本身并不可怕，比较可怕的反而是因高血糖所引起的并发症，例如糖尿病视网膜病变、肾病变、神经障碍及脑中风、心脏病等，这些并发症不仅影响生活品质，心血管疾病更是造成糖尿病死亡的主因。故糖尿病最重要的就是预防并发症的发作。

据统计罹患糖尿病10年，约有30%~40%患者会出现至少一种并发症，患病时间越久，并发症就越多。但只要血糖指数控制好就可预防大部分并发症的发生。研究发现，若能将糖化血色素控制在6.5%左右或更低，就能减少20%肾脏并发症、13%眼睛并发症的风险。不过因为没有显著症状，大部分人发现糖尿病时多半已维持高血糖许多年，故当确诊糖尿病后宜立即积极治疗，尽快把血糖控制下来。

健康不慌糖，糖尿病饮食指南

（1）**维持理想体重。**体重过重者宜减肥（可参考第三章图解减重营养学）。

（2）**有助稳定血糖的饮食。**宜熟悉食物分类和份量（特别是含糖类食物），做好食物总糖量控管，并善用技巧，稳定血糖。例如避免食用精制淀粉类食物或单吃淀粉，养成主食、肉类、蔬菜一起食用的习惯。尽量挑选低 GI 食物，或用搭配技巧来降低食物升糖指数；避免饮用果汁、汽水等含糖饮料或酒精，若有需要可用代糖来取代一般砂糖。

（3）**预防并发症的发生。**若有高血压、心脏病等心血管疾病，或尿酸过高、痛风等疾病，宜配合该疾病所需的饮食调整。

（4）**药物的配合。**注射胰岛素或口服降血糖药者，宜特别留意进食时间与食物含糖量，以避免因延误用餐而造成低血糖。

糖尿病的诊断标准

项目	血糖标准	说明
空腹血糖	≥7毫摩尔／升	指空腹8小时后检测
饭后2小时血糖	≥11.1毫摩尔／升	以葡萄糖耐性试验（喝75克糖水，2小时后抽血检查）检测
糖化血色素（HbA1c）	≥6.5%	不需空腹检测；糖化血色素指的是血糖和红细胞中的血色素结合在一起，因红细胞寿命约120天，故此指数可反映身体近2~3个月的血糖状况
三多症状＋随机血糖超标	≥11.1毫摩尔／升	指有多喝、多尿、多吃和体重减轻等糖尿病症状，且任意时间测量血糖值超过11.1毫摩尔／升

为什么一餐只吃半碗饭，但血糖还是控制不好？

很多人因担心淀粉会让血糖升高，因而正餐只敢吃半碗饭，但却忽略除了饭外，很多食物都有糖的存在。例如番薯、芋头、莲藕等地下根茎类，水果、牛奶（含乳糖），以及豆科蔬菜；此外大部分加工食品也添加有糖或淀粉。很多时候，就是因为这些正餐以外的糖吃太多，导致血糖控制不好。

B20 癌症是如何发生的？防癌指南

癌症是十大死因榜首，谈癌色变是大部分人对它的反应。癌症不仅严重影响生活品质，且会让生命打折。对于这个目前尚无药可医的疾病，到底该如何做才能远离它的威胁？

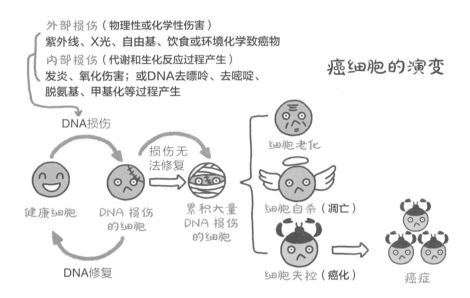

外部损伤（物理性或化学性伤害）
紫外线、X光、自由基、饮食或环境化学致癌物
内部损伤（代谢和生化反应过程产生）
发炎、氧化伤害；或DNA去嘌呤、去嘧啶、脱氨基、甲基化等过程产生

癌细胞的演变

DNA损伤

损伤无法修复

细胞老化

健康细胞　　DNA损伤的细胞　　累积大量DNA损伤的细胞

细胞自杀（凋亡）

DNA修复

细胞失控（**癌化**）　　癌症

说明 癌症来自正常细胞DNA损伤所致，故想要预防癌症，就要避免会造成DNA损伤的因素，例如避免紫外线、X光、自由基的伤害，远离饮食或环境中的致癌物等。

癌症是来自体内细胞的叛变

癌症的特色就是细胞不正常增生。人体由约40兆细胞所组成，正常来说，每个细胞都有一定寿命，寿命到了就会启动自杀程序而死亡，并由新的细胞来取代，此即细胞的新陈代谢。当细胞寿命到了，却没有死掉，反而不受控制地增生，良性称为瘤（良性肿瘤），恶性则称为癌（恶性肿瘤）。简单地说，癌症是来自身体正常细胞的叛变。

正常细胞之所以会癌变主要是因为细胞DNA损伤，而造成细胞不受控制地恶性增殖。一般的代谢活动（例如代谢过程所产生的自由基）和外在环境（例如紫外线、X光、自由基、致癌物）等都能造成DNA损伤，而增加罹患癌症的风险。另外拥有健全的免疫系统在防癌上也非常重要，因为免疫系统除了能防止细菌病毒等致病微生物入侵外，也负责监视身体内部，协助身体清除被感染或癌化的细胞。简单地说，防癌的基本原则就是减少接触致癌物，打造健全的免疫系统。

减少接触致癌物，远离癌症威胁！

根据美国癌症研究协会的资料显示，只要健康饮食、适当运动、维持理想体重，再加上戒烟、避免阳光中紫外线的伤害，就可预防半数以上的癌症。而对于大肠癌、胃癌来说，饮食的关联更高达75%，乳腺癌也有50%。这意味着通过饮食与生活习惯的调整，可以帮助我们预防七成以上的癌症！

（1）**戒烟及拒绝二手烟**。在所有致癌物中，香烟是威胁最大的，香烟燃烧后的产物中，已知会致癌的就有70种，研究也发现男性抽烟者罹患肺癌的机会是非吸烟者的22倍，口腔癌为27倍。烟的危害除抽烟本人外，也包括二手烟。

（2）**少喝酒**。酒精兼具致癌物与促癌物的特性，除容易增加肝癌的罹患率外，也会增加多种癌症，特别是消化道癌症的风险。据统计约3.5%的癌症是由酒精造成的。故饮酒一天不宜超过两单位（一单位＝10克酒精，约350毫升的啤酒或30毫升的威士忌和白兰地）。

（3）**远离饮食和环境中的致癌物**。包括烟熏、烧烤、腌渍处理的加工肉类（例如热狗、香肠、火腿、腊肉、培根等添加亚硝酸盐的肉品）；烟、酒、槟榔和黄曲霉毒素（来自发霉花生或谷物）。另外宜留意肝炎病毒、人类乳突病毒HIV等可能致癌的病毒，以及环境致癌物，例如X光、紫外线、环境激素、石棉、多氯联苯等工业毒素，及有机物燃烧不完全所产生的多环芳香烃化合物。

（4）**健康饮食**。在所有饮食构成要素中，脂肪和癌症的关系最强，故宜少吃动物脂肪、避免油炸、油煎等高脂烹调方式。红肉摄取过多时会增加大肠癌的风险，故每周红肉摄取量最好不要超过500克，并宜避免摄取烟熏、烧烤、腌渍处理的加工肉类。蔬果因富含纤维、抗氧化及抗发炎营养素和植化素，具有多重抗癌功效，故宜多摄取。此外要避免食用温度超过65℃的食物、汤或饮料（会增加食道癌风险），以及少喝含糖饮料。

（5）**维持理想体重**。肥胖与乳腺癌、子宫内膜癌、大肠直肠癌和前列腺癌等癌症有密切关联，故宜维持理想体重，并避免成年后发福。

（6）**养成运动好习惯**。运动可降低包括肝癌、肺癌、乳腺癌等13种癌症的风险，且只要每周150分钟的运动就可达到抗癌效果。

（7）**定期检查**。定期检查有助早期发现癌症，尽早治疗，并降低死亡风险。例如30岁以上女性定期做子宫颈涂片检查，可降低60%～90%子宫颈癌发生率与死亡率。

为什么开刀切除、放疗和化疗都配合，仍无法保证癌症的治愈？

基本上，癌症在1厘米时就被诊断出来便算早，但癌细胞在分裂到22代（约0.2厘米）时就有诱导血管新生的能力。因此，很可能在癌症被发现前，就有癌细胞已转移到别的地方自立门户了，所以即使手术、化疗和放疗等所有方法都做了，医生也无法保证一定能治愈。故预防才是对待癌症最好的方法。

图 解

减重
营养学

Q 体重多少才叫标准？体重标准但身材不标准？

Q 体脂仪真的可以测量脂肪吗？

C1 体重多少才叫标准？
体重标准但身材不标准？

体重过高不仅造成关节负担，增加糖尿病、高血压、心脏病等慢性病，及某些癌症的罹患风险，还会影响我们穿衣服的尺码、社交与生活。但到底什么样的体重才叫标准？为什么体重标准，但是身材还是不标准？

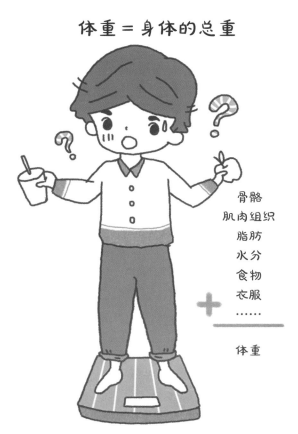

体重 = 身体的总重

骨骼
肌肉组织
脂肪
水分
食物
衣服
……

+
___
体重

体重计到底在称什么？怎么称才会精准？

在一般人的认知里，称出来的体重数若高就代表胖，低就代表瘦。事实上，体重计所测得的并非脂肪，而是身体的总重，包括肌肉、内脏器官、骨骼、体水、体脂肪，以及我们吃入体内、尚未排出体外的食物等，还有称体重时所穿衣服的重量。因此，同样是70千克，对于长得比较高、骨架较大、肌肉量较多者可能是标准，但对个子较矮者可能是过重或肥胖。所以，光凭体重数并无法判断是否肥胖或需不需要减肥。

另外，由于体重会受到许多外来因素干扰，例如便秘、排尿不好、女性经前或生理期、运动后大量流汗、桑拿或身体脱水、用餐前后、测量时穿的衣服厚薄等，导致早晚测量时可能误差超过半千克，或几天内体重增减1~2千克的状况。因此每天量体重时，最好在同样条件下进行才有意义，建议在每天早上起床、空腹、上过厕所后，穿着同样衣服（或不穿）测量。

体重多少才标准？如何判断是胖还是瘦？

由于身高较高者，骨骼与肌肉的含量也会较多，因此要判断体重是否标准，除重量外还要参考身高。早期的标准体重公式是以（身高减100）×0.9，或男性用（身高减80）×0.7，女性以（身高减70）×0.6来计算。但由于内脏等器官的增加并非随身高等比例增加，故这类计算公式可能会将个子高的肥胖者判定为正常，个子较矮的正常者误判为肥胖，因此最后被淘汰掉，取而代之的就是现在常见的身体质量指数（简称BMI）。

将体重除以身高平方后，可得到一个数字，这就是你的身体质量指数，此数字若介于18.5～24间代表体重健康，低于18.5代表体重过轻，高于24则代表过重。所谓的标准体重，指的就是BMI指数为22时的重量，故若你想要知道自己的体重到底多少千克才标准，你可以将自己的身高（米）乘以身高（米），再乘以22就可获得答案。

公式

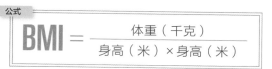

$$BMI = \frac{体重（千克）}{身高（米）\times 身高（米）}$$

身体质量指数（Body Mass Index，BMI）= **体重（千克）/ 身高^2（米）**

	BMI＜18.5	18.5≤BMI＜24	BMI≥24
体位判断	体重过轻	健康体重	体重过重（BMI≥27则为肥胖）
说明	体重过轻，容易有营养不良、骨质疏松等健康问题	一般会把BMI 22的重量视为标准体重	体重过重/胖，容易增加糖尿病、心血管疾病等慢性病的罹患风险

小明身高172厘米，体重75千克，小明的BMI＝75/（1.72×1.72）＝25.4，因此小明的体重属于体重超重范围。

为什么体重标准，但身材还是不标准？

标准体重公式制定的目的，是用来评估体重是否过重或过轻而危害健康，它代表的仅是健康的体重，而非身材好的体重。用BMI 22计算出来的标准体重是男女通用的，以身高160厘米为例，标准体重为56.3千克。但这个数字对男性或身材丰满的女性或许还好，但对身材较不丰满或骨架较小的东方女性来说可能就会觉得偏胖、不标准了。此外，未满18岁、运动员或做重量训练者、怀孕或哺乳妇女、身体虚弱或久坐不动的老人，可能因身体组成差异较大而导致判断不准，故不适合用BMI公式计算。

C2 体脂仪真的可以测量脂肪吗?

既然无法从体重高低来判断是胖还是瘦，那么就测体脂吧！但体脂仪真的可以测量体脂肪吗？为什么有时体脂降低，却感觉不出瘦了；或明明体重减轻了，体脂率却上升？到底问题出在哪里，体脂仪该怎么用才对？

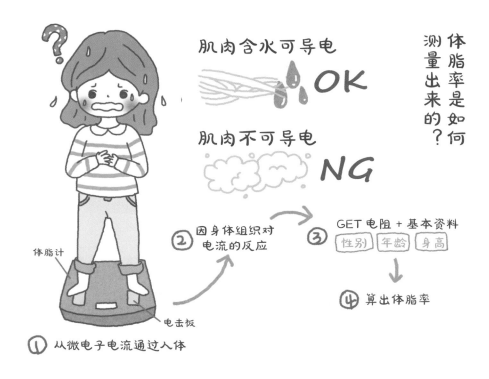

肌肉含水可导电 OK

肌肉不可导电 NG

体脂率是如何测量出来的？

① 从微电子电流通过人体

体脂计

电击板

② 因身体组织对电流的反应

③ GET 电阻 + 基本资料 [性别][年龄][身高]

④ 算出体脂率

体脂仪量的不是脂肪，而是电阻！

大部分人以为体脂仪是用来测量体脂肪，但事实上它所测量的是电阻，不是脂肪。体脂仪是利用脂肪和肌肉具有不同生化电阻的特性（脂肪几乎不导电，而肌肉等非脂肪组织，因含较多水分，所以容易导电）来进行测量。站在体脂仪的电击板，仪器会输入一股微弱电流进入身体测量电阻，之后再将获得的电阻数据，与你输入的性别、身高、年龄等资料，以预设公式计算出脂肪率、体水量、肌肉量、骨质量、基础代谢率等数值。所以体脂率实际上是通过公式间接计算出来的，而非实际测量。

由于体脂仪实际测的是电阻，所以测量结果会受体内水分变化影响，造成一下子增减百分之好几的现象。因此在吃喝东西、运动或大量流汗后、排尿前后、使用利尿剂，水肿或脱水等状况下测量体脂，可能会导致很大的误差。故测体脂时宜尽量排除上述变数，最好在每天起床、吃早餐前、上过厕所，并稍微进行一下日常生理活动后再来测量。另外因为很多因素都可能干扰测量结果，所以不必过度聚焦于几次的体脂测量结果，而是以长期体脂率变动趋势来判断胖瘦。

体脂多少才算标准？

虽说脂肪太高不好，但太低也会出问题。脂肪在体内除了作为能量仓库，提供或储存能量外，它亦存在重要器官外层，保护内脏免于损伤，且是构成细胞的重要成分，具有重要生理机能。身体需要适量脂肪的存在，才能维持正常生理与健康。举例来说，雌性激素的驱动与脂肪存量有关，脂肪过低时会抑制雌性激素的分泌，故青春发育期女孩若太瘦，可能导致初经较晚来；成年女性体脂率若太低，可能导致乱经或无月经。另外，除了必需脂肪外，女性还较男性多出5%~9%性别专有体脂肪，这些脂肪堆积在乳房、骨盆及大腿等处，让女性拥有前凸后翘的身材，所以太胖或太瘦也会影响身材与外观。

由于男女先天上脂肪比例就有差异，且随着年龄增长，体组成也会跟着改变，让肌肉变少、脂肪变多，故体脂的标准会因性别与年龄而不同（参考下表）。一般而言，30岁以下的成人，男性体脂肪率不宜超过20%，女性不宜超过24%；30岁以上男性不宜超过23%，女性不宜超过27%。

理想的体脂标准与肥胖判定

性别	理想体脂率范围	
	30岁以下	30岁以上
男性	14%~20%	17%~23%
女性	17%~24%	20%~27%
肥胖判断	男性 ≥ 20% 女性 ≥ 25%	男性 ≥ 25% 女性 ≥ 30%

有可能一天或短期内体脂就减少3%、5%或更多吗？

我们不可能在一天内减少3%、5%的脂肪，但用体脂仪测量时却可能早晚体脂就差百分之好几。这是因为体脂是间接测量，其数值会受到体内水分变动、人体生化电阻（睡眠或刚起床时电阻较高，晚上较低）和使用测量仪器的不同（不同仪器测量电阻部位不同）影响，造成一天或短期内降低或增加百分之好几的状况，故最好在固定时间、固定条件下使用同样的仪器测量，尽可能降低误差。

C3 体重过重要如何减才能瘦?

体重过重不仅影响我们的生活、社交与工作，还可能影响我们的健康。为了维持健康与良好的生活品质，而有必要进行减肥。但减肥方法那么多种，到底该如何减才对?

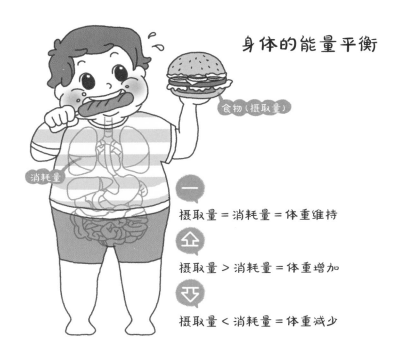

身体的能量平衡

食物（摄取量）

消耗量

摄取量 = 消耗量 = 体重维持

摄取量 > 消耗量 = 体重增加

摄取量 < 消耗量 = 体重减少

为什么会胖、要如何做才能瘦?

车子需要汽油才能动，人体也一样，我们需要能量来执行各种日常生理活动，包括呼吸、心跳、维持体温，走路、提放物品，或消化吸收食物等。身体所需能量来自食物，若摄取的热量超过身体所能消耗的量，多余的能量就会转变成脂肪储存，而让我们变胖；反之，若摄取的能量低于身体的消耗量，身体就会将存在脂肪的能量拿出来用，而让我们变瘦。所以想减肥就要让摄取量低于消耗量，也就是大家都知道的少吃、多运动。

减肥方法那么多种，到底哪种才是正确的?

任何方法只要能达到摄取量低于消耗量目的都可让你变瘦。故减重方法的作用机制不外乎减少摄取量或增加消耗量，有些还会借由脱水利尿或促进排便，造成体重快速减轻的假象。

其实只要有毅力，不论是断食、喝果汁、低卡食谱、吃肉减肥等都可以瘦。但若采取的方法不生活化，很容易在停止减重后，快速再复胖回去。故若你对成功减肥的定义是减轻体重且瘦下来不复胖，那么你就必须慎选减肥方法。所以在选择减肥方法、采取行动前，不妨先问自己以下问题：

（1）该方法是否适合自己的生活形态？ 例如对餐次或用餐时间有无特殊要求、对于饮食内容有无特殊规定等。

（2）对饮食的要求是否生活化？ 例如从你的生活环境来看，该减重方法是否容易做到，且能持久？

（3）心态和对食物的态度在减重过程中是否有改变？ 胖多半是吃出来的，可能是因多吃而胖或对食物认知不当所致，故若减肥过程并未针对问题进行学习、修正，瘦下来后若再遇到相同问题还是会胖回去。

常见减重方法

减重方法	原理	备注
吃肉减肥／不吃碳水化合物减肥／生酮饮食	减少摄取量（肉类富含蛋白质与脂肪，油腻易饱，故可减少总热量摄取）+脱水、利尿	此方法会让脂肪代谢异常而产生大量酮体。因为身体会用大量水将酮体排出体外，故会产生利尿现象。所以用此方法减下来的重量中有大部分是水
减肥食谱	减少摄取量（控制总热量的摄取）	不易持久，容易营养不均
吃代餐减肥	减少摄取量（用热量较低的代餐取代热量较高的正餐）	只取代一餐减肥速度慢，但若取代两餐则容易复胖，且可能影响基础代谢
果汁轻食减肥	减少摄取量（只食用水果或蔬菜等热量较低的食物）	不易持久、容易营养不均，且可能导致基础代谢的降低
吃番茄／苹果减肥	减少摄取量（水果或蔬菜体积大，热量低）	不易持久、容易营养不均，且可能导致基础代谢的降低
喝减肥茶减肥	通过具轻泻或利尿成分的食物来帮助排便和排尿	减轻的是重量（水分和食物的重量）而非脂肪
针灸减肥	减少摄取量（针灸穴道可抑制食欲，搭配饮食控制热量）	速度快慢视配套的饮食控制而定

为什么减肥会越减越难减？

当减肥时，所减轻的重量里除了脂肪外，还有部分瘦肉组织；但在复胖时，胖回来的全部都是脂肪。因此，减肥的次数越多，身体流失的瘦肉组织就越多，脂肪的比例就会越高。由于瘦肉组织是身体燃烧热量的主角，例如肌肉燃烧的热量是脂肪的3倍，所以瘦肉组织的减少意味着身体燃烧热量的能力降低，因而减重就会越来越难减。

新陈代谢是什么？
如何提高新陈代谢？

日常生活中，"新陈代谢"是相当常见的字眼，到底新陈代谢是什么，有什么方法可以提高新陈代谢吗？

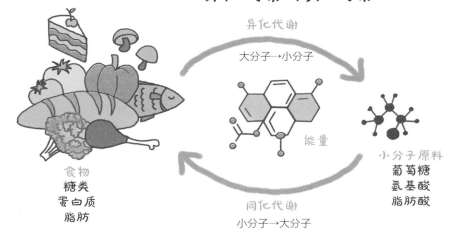

真正的新陈代谢（Metabolism）
=异化代谢+同化代谢

异化代谢

大分子→小分子

能量

同化代谢

小分子→大分子

食物
糖类
蛋白质
脂肪

小分子原料
葡萄糖
氨基酸
脂肪酸

说明

食物中的糖类、蛋白质和脂肪经消化后会转变成身体可吸收的小分子营养素（异化代谢），进入血液送给细胞使用。在细胞中，这些营养素会合成身体所需成分（同化代谢），或用来更新衰老组织。

新陈代谢是什么？

新陈代谢（Metabolism），指的是生物体为了维持生命所进行的一系列反应，包括生长、繁殖、维持身体结构和适应环境等，大致可分为两类。

异化代谢（Catabolism），将食物中的糖类、蛋白质和脂肪等大分子分解为小分子，供细胞使用。

同化代谢（Anabolism），将葡萄糖、氨基酸、脂肪酸等小分子，合成身体所需的物质。

和糖类、蛋白质、脂肪与能量代谢有关的疾病有很多，包括糖尿病、高脂血症、高尿酸、甲状腺疾病及肥胖症等。

而减肥所讲的新陈代谢或体脂仪测得的代谢数据，指的是身体的能量代谢，即消耗量。我们平日所摄取的热量，主要通过基础代谢、生理活动和摄食产热效应三个管道来消耗（参考下页图）。

减肥所指的新陈代谢（＝能量的代谢）

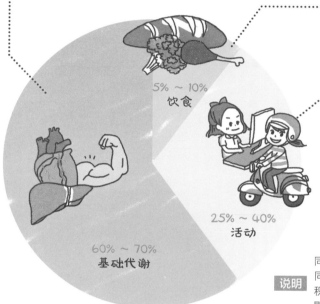

①基础代谢（占60％～70％）： 禁食、处于温暖安静环境、保持清醒状态下所耗费的能量，简单地说就是维持呼吸、心跳、血液循环、体温等基础生命现象所需热量。其消耗的主角为瘦肉组织，例如脑、心、肝、肾等器官及肌肉。

②摄食产热效应（占5％～10％）： 食物在消化、吸收及营养代谢过程所消耗的热量。在营养素中，蛋白质摄食产热效应最高、脂肪最低，糖类居中。

③生理活动（占25％～40％）： 包括一般活动（例如走路、爬楼梯、工作等日常活动）及运动（例如跑步、游泳等）。

5% ～ 10%
饮食

25% ～ 40%
活动

60% ～ 70%
基础代谢

说明 同一个人的基础代谢差异不大，但不同人间会因年龄、性别、身体表面积、体温、生理和营养状况等因素的影响而异，其差异最多可高达25％。

如何提高新陈代谢？

在了解身体如何消耗热量后，可通过下述方法来提高新陈代谢。

❶提供足够的营养及能量支援身体瘦肉组织的运作。简单地说就是尽量摄取全谷、较少加工的原型食物，饮食多变化、注重营养均衡；并留意食物的搭配，以维持血糖稳定，确保身体有稳定的能量可使用。

❷利用重量训练来锻炼肌力，提升基础代谢。

❸将咖啡、辣椒、黑胡椒等有助身体产热的食物加入日常饮食，帮助提升代谢。

❹将运动融入日常生活中，例如以骑自行车、走路取代骑电动车或开车。用爬楼梯取代坐电梯等来增加日常生理活动量。另外每周可安排三次以上的有氧运动，增加能量的消耗。

❺饮食以非精制食物为主，通过减少脂肪摄取、增加蛋白质摄取来提升食物摄食产热效应。

►►►►

饮食控制是减肥的根本，但饮食到底该怎么吃、该吃什么才对？

一天三餐和少量多餐的热量分配状况

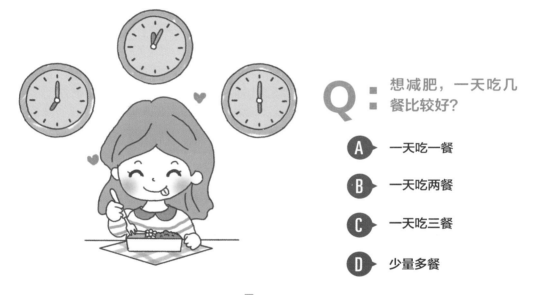

Q: 想减肥，一天吃几餐比较好？

A 一天吃一餐

B 一天吃两餐

C 一天吃三餐

D 少量多餐

A:

（C）一天吃三餐。虽然只要摄取量低于消耗量体重就可减轻，但若考量营养、饮食的生活化、方便性、减肥过程的压抑感及血糖的稳定等因素，减肥最好还是以三餐为主。少于三餐的饮食（A、B）不仅不生活化、不易执行，且易因两餐间隔过久，产生饿过头或想吃的欲望，造成下一餐乱吃。少量多餐（D）最大的问题在于总热量控制困难。因为餐次分得越多，每餐能吃的热量就越低，可摄取的食物就越少。例如左图，我们会发现若分为五餐，每餐仅能摄取200~300千卡，在这种状况下能选择的食物少，很难兼顾营养均衡与饱食感。

1200 千卡

分成三餐	分成五餐
300千卡 早餐	250千卡 早餐
	200千卡 早点
500千卡 午餐	200千卡 午餐
	250千卡 午点
400千卡 晚餐	300千卡 晚餐

Q: 想减肥，要吃什么才对？

A 只吃蔬菜水果

B 不吃淀粉（吃肉减肥）

C 吃特定食物减肥

D 饭肉菜都吃的均衡饮食

A:

（D）饭肉菜都吃的均衡饮食。由于不同类的食物所含主要营养素不同，所以只吃特定食物或排除某类食物的饮食（B、C），容易导致营养不均，并影响血糖的稳定。此外，异于平日习惯的减肥饮食，往往遵行不易、压抑感大，难以长期执行，且减下来后难以维持。

虽然蔬菜和水果本身热量较低（A），但蔬菜多半需用油烹调或沾酱食用，因此实际摄取的热量不见得低。只吃蔬菜和水果容易因缺乏蛋白质和营养素，导致掉发、贫血、免疫力下降等众多健康问题，或因满足感不佳、压抑感大，而导致减肥中断。

Q: 想减肥，每餐要吃多少才合适？

A 越少越好，不饿最好不要吃

B 吃得和平常一样多

C 吃半饱就好

D 吃七、八分饱

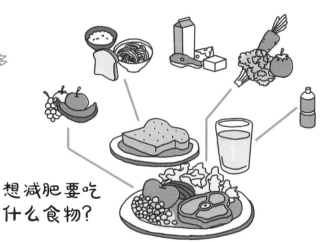

想减肥要吃什么食物？

A:

（D）吃七、八分饱。减肥就是要让摄取量低于消耗量，所以吃得和平常一样多（B）当然瘦不下来，因此宜吃得比平常少一点。虽然吃的越少（A、C），减肥速度越快，但压抑感同样也越大，容易在减肥中因过度压抑而引发暴食，或在减完后大吃而快速复胖。此外，热量摄取过低还可能使新陈代谢降低，无法满足身体所需的基本营养与热量需求而影响健康。故减肥最好每餐吃七至八分饱，如此一来不仅可减少热量摄取，还让胃有机会缩小，进而降低停止减肥后复胖的机会。

热量来自哪里？怎么吃才能让减肥
事半功倍？

想减肥就要让摄取量少于消耗量，但热量来自哪里？淀粉、肉类热量高最好少吃？蔬菜、水果热量低多吃无碍？到底食物该怎么挑、怎么吃才能让减肥事半功倍？

食物热量来自哪里？

在六大食物营养素中，仅糖类、蛋白质和脂肪三大营养素有热量。其中每克的糖类和蛋白质可提供4千卡热量、脂肪为9千卡，所以只要知道哪些食物含有这三大营养素及其含量多寡，就可知道哪类食物热量较高、哪些较低。从下表可发现全谷杂粮类的热量来自糖类及蛋白质，豆鱼蛋肉类则来自蛋白质和脂肪，所以后者热量会大于前者。

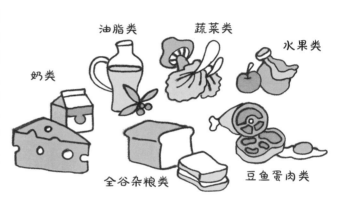

六大类食物中三大含热量营养素的分布及营养组成

食物分类名称	糖类	蛋白质	脂肪	每份的营养组成
全谷杂粮类	★★★	★		每份含15克糖类、2克蛋白质，热量70千卡
奶类	★★	★★★	◎～★★	每份含8克蛋白质、0～8克脂肪（脱脂奶／低脂奶／全脂奶）、12克糖，热量80～150千卡
豆鱼蛋肉类		★★★	★～★★★	每份肉类含7克蛋白质、3～10克脂肪（低／中／高脂），热量55～120千卡
蔬菜类	◎	◎		每份蔬菜含5克糖类、1克蛋白质，热量25千卡
水果类	★★★			每份水果含15克糖类，热量60千卡
油脂类			★★★	每份油脂含5克脂肪，热量45千卡

★越多代表含量越丰富；◎ 代表微量。

认识食物发胖度，善用技巧让减肥更有效率！

为了方便大家了解六大类食物对体重的影响，左图以一碗白饭的热量为基准，比较同样体积下，不同类食物的热量为白饭的几倍，作为各类食物的发胖度。从图中可发现在六大类食物中，油脂发胖度最高，为饭的6.7倍；其次为肉类1.8倍；蔬菜热量较低，只有饭的0.2倍。因此，想要让减肥事半功倍，就要从少油做起。一汤匙油约120千卡，只要这边减一点油、那边少一些油，一天三餐下来，很容易就可减少一、两百卡或更多的热量。

六大类食物的发胖度（相较于白饭）

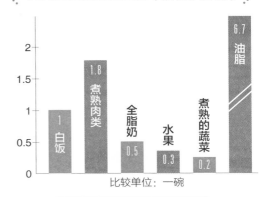

比较单位：一碗

碗为家用饭碗，容积为240毫升

减油技巧

① 主食和油分开
饭菜分开或饭酱／油分开：菜放在盘子上，饭另外用碗装。以汤面取代炒面、干面、麻酱面；以白饭取代炒饭、烩饭（或饭和烩料分开放）。

② 以少油的烹调法来选择蔬菜与肉类
同样是蛋，煎荷包蛋需要用较多的油，但卤蛋、茶叶蛋、蒸蛋、蛋花汤、皮蛋、咸蛋、白煮蛋等用油较少或不需要用油，通过正确选择就可轻松减少数十卡热量。

○ **少油烹调法：**蒸、烫、煮、汤、卤、炖、烤、熏、微波、凉拌等。

✗ **多油烹调法：**炸、煎、炒等。

③ 不得已面临用油菜肴时，善用技巧减油
过水烫油脂：将炒菜过热水或热汤，去掉油脂。

大块胜小块：表面积越大吸附的油越多，故同样料理下，大块食物吸油较少。

去皮去面衣：吃油炸食物时，去皮去面衣。

上层汁沥干：中式菜肴的酱汁和烩汁内含大量油，故吃时宜挑上层，并将汤汁滤干。

吃硬不吃软：软的食物较易吸油，故少挑绞肉类，或茄子等质地软的蔬菜吃。

● ● ● ● ● ● ● ● ● ● ● ● ● ● ● **为什么吃素还瘦不下来？** ● ● ● ● ● ● ● ● ● ● ● ● ● ●

素食和荤食主要差异在于蛋白质食物来源的不同，但食物发胖度最大的是油脂，而非肉类。所以吃素若吃的是炒菜，并含大量加工素肉，且菜肴口味偏重、酱料多，即使少吃肉类还是可能因油脂摄取过高，导致体重瘦不下来。所以，想减肥问题不在吃素与否，而在于少油是否做得彻底。

C7 我的减肥计划书(1)
如何规划你的专属减肥计划?

在认识食物发胖度后,接着要了解的是如何将食物安排到日常饮食中,懂得平日三餐作息与假日饮食作息该如何安排。

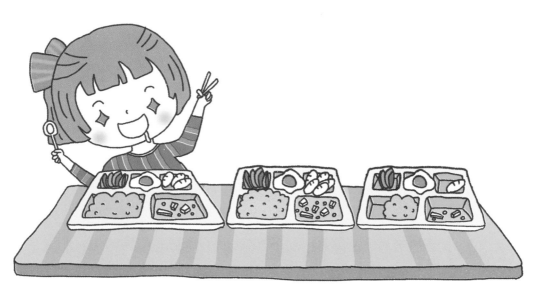

第一餐　吃得好　　　第二餐　吃得饱　　　第三餐　吃得少

正确规划三餐时间,打造易瘦体质

在前面单元我们已经了解到最适合的减肥饮食是以三餐为主,饭肉菜均衡饮食。但到底三餐该安排在什么时候吃呢?如果平日都晚起,早午餐一起吃,或习惯夜猫子作息,三餐又该如何安排呢?在探讨如何安排三餐的进食时间前,让我们先来了解一下三餐的定义。

起床后第一餐,为一天的开始,为了唤醒身体,提供整日活动所需精力、情绪和思绪,这一餐要吃得好(营养)。起床后第二餐,为一日活动的中间,为了接踵而来的长时间工作,所以要吃得饱。起床后第三餐为最接近睡前的一餐,因此时段活动量较少,故要吃得少一点。

请依照下页图的步骤,找出适合自己的三餐作息时间。

量身订做自己专属的三餐作息

我的减肥计划书（1）——三餐作息篇

💡 **步骤1** 于下图中填入自己平日的起床和睡觉时间

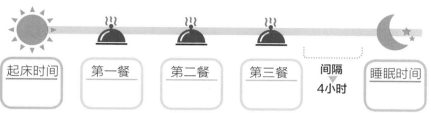

| 起床时间 | 第一餐 | 第二餐 | 第三餐 | 间隔 ▼ 4小时 | 睡眠时间 |

💡 **步骤2** 填入适合的三餐时间

基本原则：餐与餐之间的间隔约4～6小时。

第一餐建议安排在起床1～2小时间，第二餐安排在第一餐4～6小时后，第三餐与第二餐间隔4～6小时，但最晚于睡前4小时吃完。若不太知道该如何安排，可参考下面的小提醒，找出适合自己生活作息的安排。另外，若因工作而不得已让两餐间隔太久，为避免饿过头，可于中间安排水果做为点心。

💡 **步骤3** 于三餐用餐时，应用之前所学的减肥技巧

○ 饭、肉、菜都吃的均衡饮食。

○ 饭、菜分开，以少油烹调法来挑选菜肴（特别是肉类和蔬菜），并利用少油技巧来降低炒菜中的油脂。

○ 每餐吃七到八分饱就好，让胃有机会逐渐缩小，降低停止减肥后复胖的机会。

● ● ● ● ● ● ● ● ● ● **小提醒：三餐饮食作息安排，你可以这样做！** ● ● ● ● ● ● ● ● ● ●

A.朝九晚五型（早上6～8点起床，晚上11点左右睡觉）
建议作息：早餐可安排在7～9点，午餐在12～13点，晚餐则在6～7点吃。

B.早起型（早上3～5点起床，晚上9～10点左右睡觉）
建议作息：早餐可在4～6点左右吃，午餐可在10～13点吃，晚餐则宜在5～6点吃完。

C.晚起型（早上10～11点左右起床，晚上1～2点左右睡觉）
建议作息：起床后10点多先吃简单早餐，午餐可在12～14点吃，晚餐约在7～9点吃完。

D.夜猫族型（过午才起床，早上才睡觉）
建议作息：依照个人作息安排，举例若12～13点起床，第一餐约在下午1～3点（起床1～2小时内），第二餐和第一餐间隔约4～6小时（约晚上6～9点）；第三餐在睡前4小时吃完。

E.工作需轮班型（有时正常班、有时小夜班、有时大夜班）
建议作息：参照作息安排原则，或依照自己班型找出适合的饮食作息。例如上正常班可采A的饮食建议，小夜班可参考C或D，上大夜班则可将第一餐安排在晚上7～9点，第二餐安排在12～2点，最晚在睡前4小时吃完第三餐。

★**假日作息安排：**如果假日作息和平日不同，可视假日生活作息重新规则三餐时间，例如平日采（A）朝九晚五型，假日则采（C）晚起型的作息。

我的减肥计划书(2)
如何将运动加入你的减肥计划中？

▶▶▶▶

运动具有众多健康益处，对减肥来说最直接的好处就是，增加能量的消耗、使肌肉结实，修饰曲线外形，并提高新陈代谢。

想减肥要挑什么运动才对？

运动的种类很多，大致上可以分为日常生理活动、伸展运动、有氧运动和肌力训练四类，下表为各种运动的特色。而一般所讲的运动，主要指的就是有氧运动和肌力训练。

想减脂增肌，你可以这么做！

运动可增加热量的消耗、加快减重速度。例如通过运动让每天多消耗250千卡，那么一个月就可多减1千克体重。下表四大类常见的运动虽然都能消耗热量，但有氧运动因为是全身性运动，且可持续较长时间，故消耗的能量最多，是最适合减重者的运动。

另外因为减重过程会造成瘦肉组织的流失，由于肌肉燃烧的热量为脂肪的3倍，所以瘦

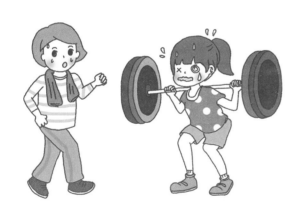

肉组织流失会导致基础代谢的降低。为了弥补这个问题，宜将肌力训练加入减肥计划中。尽管肌力训练消耗的热量不多，但却能增加肌肉量、提高新陈代谢，并修饰局部身材线条。

总结来说，有氧运动加肌力训练是最佳的减肥运动处方。你可从下页表的有氧运动和肌力训练项目中，挑出适合自己的项目，拟定一周的有氧运动处方及肌力锻炼计划。

:::: **常见运动类型** ::::

运动类型	日常生理活动	伸展运动	有氧运动	肌力训练
范例与说明	上下楼梯、走路、一般办公室或居家活动；单位时间消耗热量少，但从事时间长，可积少成多	瑜伽、太极、柔软操等；目的在伸展身体、使身体柔软，消耗热量并不多	游泳、慢跑、健走、有氧舞蹈或轮滑等；消耗热量多且可长时间执行，故为燃脂主力	仰卧起坐、俯卧撑或利用健身房机械、哑铃等做的运动；目的在锻炼肌肉，因无法长时间持续，故消耗能量有限

有氧运动＋肌力训练的减肥运动处方

项目	有氧运动	肌力训练
项目	健走、慢跑、骑自行车、游泳、轮滑、有氧舞蹈；部分健身房器械（例如跑步机、划船机、固定自行车等）	哑铃、杠杆、健身房机械训练、徒手训练（例如俯卧撑、仰卧起坐、单杠训练、徒手深蹲、拱桥等）
说明	每周3～5次；每次30～60分钟	每周3次，每次20～30分钟。两次锻炼间隔48小时以上
备注	运动前先做热身运动，运动后做缓和运动。维持低到中等强度的有氧运动，运动强度要达到最大心率（220－年龄）的60%～80%。※另外一个判断方法就是维持在可一边运动一边说话有点喘但不会太喘的程度	阻力与重量必须比原本肌肉所能承受的高（觉得难的程度）。从中低强度开始，采渐进式的方式来增加训练的重量与组数。当进行多组阻力训练时，宜先做大肌群的训练，再进行小肌群的训练，例如腿部和手部都要训练时，先做腿部，再做手部

不同体重者运动30分钟所消耗的热量

（单位：千卡）

运动项目	55千克	60千克	65千克	70千克	75千克
慢走（4千米／小时）	96	105	114	123	131
快走、健走（6千米／小时）	151	165	179	193	206
下楼梯	88	96	104	112	120
上楼梯	231	252	273	294	315
慢跑（8千米／小时）	226	246	267	287	308
快跑（12千米／小时）	349	381	413	445	476
骑自行车（一般速度，10千米／小时）	110	120	130	140	150
骑自行车（快，20千米／小时）	231	252	273	294	315
跳绳（慢）	231	252	273	294	315
跳绳（快）	347	378	410	441	473
健美操	110	120	130	140	150
瑜伽	83	90	98	105	113
跳舞（慢）、元极舞	85	93	101	109	116
跳舞（快）、国际标准舞	146	159	172	186	199
有氧舞蹈	187	204	221	238	255
轮滑	140	153	166	179	191
乒乓球	116	126	137	147	158
羽毛球	140	153	166	179	191
网球	182	198	215	231	248
游泳（慢）	173	189	205	221	236
游泳（较快）	275	300	325	350	375

C9 外食指南
早餐外食该怎么挑选？

▶▶▶▶

减肥的原理是控制总热量摄取，但对大部分的人来说，面对琳琅满目的外食，想要计算热量非容易的事。现在就让我们应用前几单元所学的技巧，学会如何选择快餐等常见轻食吧！

早餐外食的基本饮食原则

采取每餐饭肉菜都吃的均衡饮食，并维持每餐吃七、八分饱的习惯。以烹调方法和食物热量来选择食物，并利用少油技巧来减少食物中的油脂。每天喝2000～2500毫升的水，除了白开水外，还可选择无糖绿茶或红茶、低卡可乐、不加糖的手摇茶（自行加代糖）或黑咖啡等无糖或低卡饮料。

便利商店的食物选择指南

便利商店有很多可选的食物，从冷藏即食柜的三明治、饭团，到关东煮、蒸笼里的包子、馒头；从主食到肉类、水果、沙拉和饮料。且都有完整的营养成分表，所以挑选很容易。选购时除参考烹调方法外，还要看外包装上的热量标示。在热量安排上，可依照自己的减重规划，一般而言，早餐热量约落在250～400千卡间；午、晚餐则在400～550千卡间。

搭配建议

早餐：
主餐＋肉类＋蔬菜／水果
例如：三角饭团＋茶叶蛋＋水果

午餐／晚餐：

选项1	**主餐（热量较低者）＋肉类（100千卡左右）＋蔬菜／水果** 例如：日式凉面＋溏心蛋＋关东煮的蔬菜
选项2	**主餐（热量较高者）＋零卡饮料或蔬菜／水果** 例如：卤肉便当＋无糖的茶或健怡可乐

食物选择建议

肉类
- 低脂／脱脂牛奶
- 无糖豆浆
- 茶碗蒸、卤蛋白丁
- 茶叶蛋／温泉蛋／溏心蛋
- 关东煮中的鱼丸／海鲜丸／鱼豆腐／杂烩等

蔬菜或水果
- 水果切盘或新鲜水果
- 关东煮中的萝卜／茭白／杏鲍菇／香菇／海带等
- 生菜沙拉／无沙拉酱沙拉
- 即食沙拉笋

快餐店的食物选择指南

　　快餐店的套餐除主餐外，还会有炸物和饮料，因此整套下来热量非常高，故在吃快餐时最好单点。麦当劳食物的热量与基本营养资料可在餐垫纸背面看到，依照自己的减重规划来选择热量合适者。基本上在食用时以汉堡搭配零卡可乐，或热茶、黑咖啡等零卡饮料为原则，若觉得不饱可再加点沙拉（不要加沙拉酱），若热量许可的话，还可加点水果，或将黑咖啡改为拿铁咖啡。

搭配建议

早餐：
主餐＋零卡饮料或蔬菜
例如：麦满分＋黑咖啡

午餐／晚餐：
午餐／晚餐：主餐＋零卡饮料＋水果切片或四季沙拉
例如：麦香鱼＋健怡可乐＋水果切片或四季沙拉

食物选择建议

零卡或低卡饮料		蔬菜或水果
• 热红茶	• （冰／热）黑咖啡	• 切片苹果
• 无糖冰绿茶	• 低卡可乐	• 四季沙拉

早餐店的食物选择指南

　　一般永和豆浆类的中式早餐，或一些西式早餐店，都没有食物的营养成分资料可供参考，所以主要是依照烹调方法来选择。例如蒸的包子、馒头优于煎的萝卜糕、蛋饼，再优于炸的油条、鸡块、薯条。要特别留意的是，中式早餐的烧饼或酥饼看起来似乎不油，但其层次与酥脆的口感是大量油脂所制造出来的，所以最好少吃。

　　由于多为现场制作的食物，所以若点三明治或萝卜糕时，可请服务员烹调时少放或不放沙拉酱或烹调用油。一汤匙油脂有近半碗饭的热量，所以即使只能减少一点点油，多道食物累积也会有不错的效果。

搭配建议

西式早餐：主餐＋无糖饮品
例如：金枪鱼三明治＋黑咖啡

中式早餐：主餐＋无糖饮品
例如：包子＋咸豆浆或无糖豆浆

食物选择建议

中式早餐		西式早餐	
○ 肉包／菜包		○ 三明治（金枪鱼蛋／肉松蛋／蔬菜／奶酪火腿）	芝士蛋
○ 米糕			○ 蛋堡／金枪鱼堡
○ 饭团			○ 贝果面包
△ 蛋饼		○ 烤吐司（金枪鱼蛋／肉松蛋／猪排蛋／	△ 蛋饼
△ 萝卜糕			

○较佳　△其次（因含额外烹调用油）

C10 外食指南
午／晚餐外食该怎么挑选？

◀◀◀◀

除了便利商店常见的轻食或快餐会有食物的热量标示外，更多的时候我们所面临的是没有营养成分表，由店家所制作的主食、肉类、蔬菜混合在一起的熟食，面对这类食物我们又该如何选才对？

午／晚餐外食的基本饮食原则

每餐都要有主食（饭、面），并搭配肉类和蔬菜或水果等富含纤维的食物，因为这样的搭配可增加饱食感、维持血糖的稳定，降低想吃的欲望。

每餐吃七、八分饱就停下来，想要减完不复胖就要让自己的胃跟着慢慢缩小。如果吃的是午餐，可吃得稍微饱一点，若是晚餐则宜吃少一点，且最晚在睡前四小时吃完。

自助餐／盒饭食物选择指南

自助餐可选择的菜色种类多，优点是容易均衡摄取主食、肉类和蔬菜，缺点则是用油多，且口味偏重。由于肉类多半以炸、炒居多，蔬菜也是，故宜善用之前所学技巧来减油。特别要提醒的是蔬菜会用油烹调，所以还是适量摄取，最多一餐不要超过1.5碗。建议正餐（饭肉菜）吃到七分饱的程度，然后搭配一小碗（较清淡的）免费附汤，或自己买的无糖饮料，以增加饱足或满足感。

搭配建议

饭＋肉类（1种）＋蔬菜（2~4种）。

例如：饭一碗＋牛肉＋炒卷心菜、菠菜、花椰菜。

食物选择建议

量该吃多少？

饭： 大碗约280千卡，小碗约210千卡，依可分配热量多寡决定选大碗或小碗。

肉类： 两指长宽、小指厚的肉类约一份75千卡，一般一餐可选择四指大小的肉类，可分配热量较多的话，可吃到六指或更多。

汤： 自助餐多半为清汤且料少，若饱足感不足可适量喝点汤。

少油技巧小提醒

- 饭、菜分开装（饭用碗装，菜用餐盒装，或用有分格的餐盒将饭菜分开放）且不要淋酱汁。
- 选择烤、卤、蒸、煮等少油的烹调方式，鸡、鸭、鱼等肉类去皮吃。
- 选择较不油的蔬菜，蔬菜挑上层沥干吃，或用热汤将菜的油略微烫掉。

面类小吃食物选择指南

在选择上，汤面优于干面，干面优于炒面；而同样是汤面，清汤的阳春面、馄饨面优于勾芡汤汁的酸辣汤面、肉羹面，再优于富含油脂的牛肉面。此外，因为面汤重汤头，故若汤头较油，最好不要喝或少喝，而改以无糖茶饮取代。特别要提醒的是，汤面、烫青菜和水饺等多半会再淋上香油或油葱肉燥，所以点菜时可跟服务员提醒，不要淋油葱肉燥或香油。另外，在吃水饺或小菜时，酱汁宜以蘸的为主，并少加香油、辣油等高热量酱料。

搭配建议

选项1 **主餐（没有肉类）+ 肉类 + 蔬菜。**
例如：阳春面 + 护心肉 + 烫青菜。

选项2 **主餐（有肉类）+ 蔬菜。**
例如：猪肝面 + 烫青菜／泡菜；或水饺8个 + 紫菜蛋花汤 + 烫青菜。

食物选择建议

肉类	蔬菜	较清淡的汤
黑白切：卤蛋、豆干、素鸡、猪护心肉。 **小菜类**：凉拌干丝、三色蛋、皮蛋豆腐。	**烫青菜**：番薯叶、生菜、空心菜等。 **卤菜**：海带、茭白、胡萝卜、杏鲍菇等。 **凉拌菜**：小黄瓜、泡菜、海带等。	青菜汤、紫菜蛋花汤、丸子汤、味噌汤、蛤仔汤。

日式料理食物选择指南

饭类以烤类定食为优，因营养均衡且热量较低，面类则凉面优于拉面（因汤头油腻），拉面优于炒面。寿司虽然清淡，但一个热量约60～80千卡，故食用时宜适量，可搭配蔬菜和汤一起食用，增加饱食感。特别要提醒的是，拉面和盖饭主食份量非常多，约有1.5碗饭或更多的热量，所以最好请服务员减少饭或面的量。另外因日式拉面习惯用大量骨头、肉类来炖熬高汤，所以汤的热量很高，最好少喝，以吃面捞料为主，或改点其他较清淡的汤来喝。

搭配建议

选项1 **面类 + 蔬菜。**
例如：荞麦凉面 + 烤香鱼 + 海带芽汤；或味噌拉面 + 凉拌小菜。

选项2 **寿司 + 汤 + 蔬菜。**
例如：海苔寿司 + 烤秋刀鱼 + 味噌汤；或鲑鱼／鲔鱼寿司 + 沙拉 + 海带芽汤。

食物选择建议

肉类	蔬菜	较清淡的汤
各种生鱼片、茶碗蒸、温泉蛋、烤香鱼、秋刀鱼、烤虾等烤物。	泡菜等凉拌小菜；和风沙拉、田园沙拉等生菜沙拉；烤杏鲍菇、茭白笋等蔬菜；炒季节蔬菜。	味噌汤、土瓶蒸、海带芽汤。

聚餐应酬该怎么吃？

对想减肥的人来说，最大的挑战莫过于在面对喜宴、同事／朋友聚餐等推不掉的聚餐应酬场合时，要如何守住之前的减肥成果。选择比努力重要，其实只要用对方法，维持体重不是梦！

聚餐时维持体重的小秘诀

（1）**约吃午餐而不要约晚餐**。早点吃完会有较多时间消耗热量。

（2）**参与聚餐地点的选择**。选对餐厅将让你事半功倍，例如选择料理较清淡的日式餐厅，会胜过在菜肴油腻的中餐厅苦苦过水。

（3）**参与菜色的选择**。以烹调方法作为选择菜色的依据，例如在意式餐厅与其选择炒的奶油培根意大利面，不如选择烤的罗勒鸡排。

（4）**单点餐厅优于自助餐厅**。单点餐厅食物份量有限，较不容易诱惑自己吃过量。

中餐或喜宴食物选择指南

中式餐厅的菜肴多半是大鱼大肉、口味重且油腻，故在入口时要尽量对每道菜做减油的动作，例如挑上层、挑大块、少沾酱；沥干酱汁、去皮去肥肉、油炸去裹粉、汤或甜品汤少喝捞料吃等，善用技巧来降低食物热量。可以的话，建议跟餐厅要碗饭来配菜吃，一来可让餐食更均衡，二来可增加饱足感，减少热量较高的菜肴摄取。简单地说就是吃饭配菜，每道菜肴以1～2匙为原则，较油者吃少一点，较不油者可吃多一点，并搭配清汤或热茶。要特别提醒的是，不要饿肚子去吃大餐，以免太饿而吃太多，例如可于聚餐前吃点水果、面线等轻食，或烫盘青菜。

食物选择建议

饮料	◯ 现冲的茶、白开水及无糖饮料。 ✕ 果汁、酒、含糖饮料。	主菜	◯ 炖、烤、蒸、卤、炖等菜色。 ◯ 盘饰的青菜、汤里的菜。 ✕ 油炸的菜色。
冷盘前菜与	◯ 冷盘的青菜、切肉。 ✕ 瓜子、花生、腰果。	点心	✕ 冰淇淋或糕点。

西餐或排餐食物选择指南

正式的西餐会有汤、沙拉等前菜，主餐及餐后的饮料或甜点，由于搭配的食物越多，热量就越高，所以尽量选择较小的套餐。在点主餐或附餐时，应以烹调方法为选择依据，原则上鱼肉和鸡肉类主餐优于猪肉和牛肉类，而同样为牛肉，菲力又较沙朗牛排热量低，主餐的肉宜选量较少者。在供餐方式上，餐盘类优于铁板类（因铁板会多涂一层油）。

在吃西餐时可先从热量较低的蔬菜、水果、清汤等先吃起，之后再吃热量较高的肉类等主菜，以尽量减少热量较高食物的摄取量。西餐的主餐或沙拉等前菜常伴有蘸酱的需求，由于酱料热量高，故尽量不要加酱，或以蘸的方式取代直接淋酱在食物上，或用水稀释酱汁，以减少热量的摄取。

食物选择建议

汤品	◯ 清汤类。 ✖ 浓汤类。	前菜及主餐	◯ 烤、冷盘、凉拌。 ✖ 煎、炸、焗烤。
沙拉	◯ 沙拉（✖ 酱）。	饮料	◯ 水、黑咖啡、热茶、现榨果汁。 ✖ 酒、汽水等含糖饮料。
		点心	✖ 冰淇淋、蛋糕、甜点。

避免吃入过多热量的实用聚餐技巧！

- **吃的技巧：** 从热量较低的食物先吃起，再吃热量较高的食物，以避免吃入太多高热量食物。另外，尽量对每道菜做减油的动作。
- **善用小技巧避免过食：** 例如可穿合身衣服或有腰带的裤子或裙子，这将有助于提醒自己避免过食；最好和聊得来的朋友坐一起或找事做（例如去看新娘、找久未见面的亲友聊天等），借由忙碌来减少因无聊而猛吃东西的机会。另外，和较瘦或食量较小的朋友坐在一起也会有助减少食量。
- **善用减重辅助品：** 可在大餐前吃些能抑制食欲或纤维类减重的辅助品，以免吃入太多食物；或是吃一些能吸油断糖的产品，减少热量的摄取。

我的减肥计划书(3) 营养辅助品篇

减肥产品怎么挑、买什么才对？

>>>>

从网络、药妆店、超市到电视购物，处处可见各式各样的减肥产品，这些东西到底有没有效？想用的话又该怎么买才对？

使用减肥产品必备知识！

减肥产品是加分武器，而非仙丹： 减肥产品只是用来降低减肥的难度，这好比考试给了加分，但如果你考很烂的话，即使加了三、四十分还是不及格。所以使用减肥产品想要有效果，还是要配合饮食与运动。

建立好习惯才能避免复胖： 肥胖是一种生活习惯病，若在减肥时没有学会饮食技巧、建立对食物的正确认知与良好的饮食生活习惯，停止减肥后当然会复胖。

常见减肥食品一览表

产品类型	范例
纤维类产品： 增加饱腹感，降低食量	例如难消化的糊精、瓜尔胶、魔芋、燕麦纤维、洋车前子等水溶性纤维
促进新陈代谢： 促进产热，增加能量消耗	例如苦橙萃取物、黑胡椒或辣椒萃取物等，有助促进产热成分，或绿茶、可可、瓜拉那萃取等含咖啡因产品
阻断油脂吸收： 与油脂结合，阻断其吸收	例如甲壳素、仙人掌萃取物等
降低糖类吸收： 抑制糖类分解或降低对甜食的欲望来减少摄取	白芸豆（抑制淀粉分解）、武靴叶（阻断味蕾对甜味的感受）等
帮助排便或排尿： 帮助废物排除，减轻重量	益生菌、果寡糖、番泻叶、大黄、决明子等有助排便的成分；或泽泻、麦芽、薏苡仁、荷叶等有助利尿、消水肿的成分
代餐类产品： 取代正餐减少热量摄取	含维生素、矿物质与纤维的高蛋白营养餐
调理生理机能： 补充营养，调整生理	例如调节发炎体质与脂肪代谢的鱼油和红花籽油萃取物（CLA）；能帮助能量代谢与利用的B族维生素、铬等营养素

找对适合自己的减肥辅助品！

步骤一 ▶ 找出适合自己的产品

不同减肥产品的作用机制不同，故宜先了解自己状况，再找到相对应的产品才会有效果。通过左表的自我检测，将有助你找到适合自己的减肥辅助品。

步骤二 ▶ 购买正确的辅助品

在确认适合自己的产品组合后，可参考下页图找出适合的产品。在购买时除检查是否含有效成分外，还需留意产品剂量，例如纤维类的需要量是以克计算，故含量较高的粉剂会优于锭片。另外，在使用产品前需先详阅使用说明，以免因用错方法让效果打折。

知己知彼，找到适合自己的减肥产品

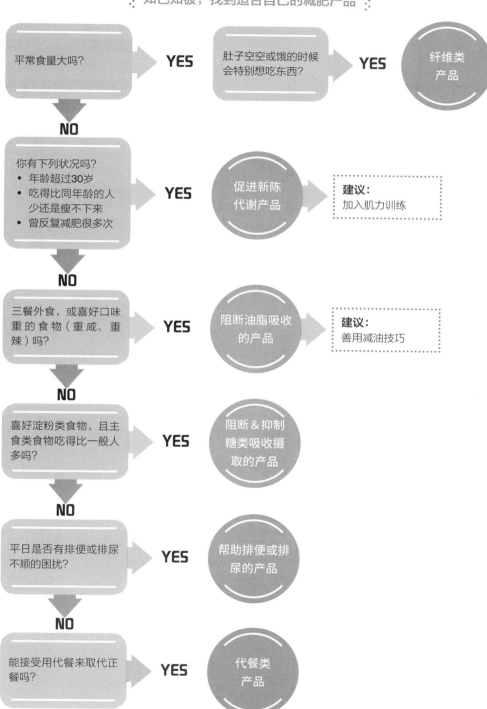

平常食量大吗？ **YES** 肚子空空或饿的时候会特别想吃东西？ **YES** 纤维类产品

NO

你有下列状况吗？
- 年龄超过30岁
- 吃得比同年龄的人少还是瘦不下来
- 曾反复减肥很多次

YES 促进新陈代谢产品 **建议：** 加入肌力训练

NO

三餐外食，或喜好口味重的食物（重咸、重辣）吗？ **YES** 阻断油脂吸收的产品 **建议：** 善用减油技巧

NO

喜好淀粉类食物，且主食类食物吃得比一般人多吗？ **YES** 阻断＆抑制糖类吸收摄取的产品

NO

平日是否有排便或排尿不顺的困扰？ **YES** 帮助排便或排尿的产品

NO

能接受用代餐来取代正餐吗？ **YES** 代餐类产品

C13 减肥代餐要如何选、如何吃？

代餐减肥不需计算热量或自己准备食物，而是直接用代餐取代正餐，通过减少该餐的热量摄取而达到减肥的目的。但代餐那么多，到底该如何选、如何吃才对？

代餐如何让你的体重瘦下来？

想减肥需要让摄取量低于消耗量，不管是少吃、多运动或使用减肥产品，目的都是要达到能量的负平衡，因为只要减少7700千卡的热量，就可减轻1千克脂肪。代餐，顾名思义就是用来取代正餐，通过用热量较低的代餐取代原本要吃的高热量正餐，达到轻松减卡的目的。对不懂计算份量或热量的人，或三餐外食、没空准备食物的人来说，代餐可说是简单方便的减肥方法。举例，如果用一个200千卡的代餐取代原本800千卡的正餐，一天就可减少600千卡的热量，持续一个月下来，将可让你的体重多减2千克多。

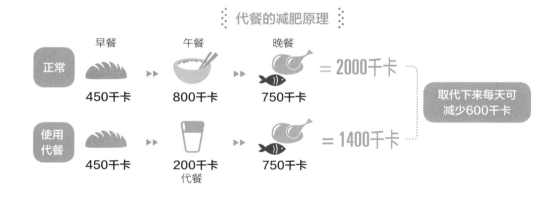

代餐的减肥原理

	早餐	午餐	晚餐	
正常	450千卡	800千卡	750千卡	= 2000千卡
使用代餐	450千卡	200千卡 代餐	750千卡	= 1400千卡

取代下来每天可减少600千卡

代餐减肥速度

每减少7700千卡，可减少1千克体重；一天若减少500千卡，一个月约可减轻2千克。

吃一个月代餐减肥速度 =（正常所吃热量 － 用代餐后热量）×30天／7700千卡

范例 （2000 － 1400）×30／7700＝2.3千克

代餐真的有那么神吗，想买的话该如何选？

市场上的代餐种类很多，常见的有奶昔类、汤类或像饼干条的代餐。由于代餐是用来取代正餐，因此选择时要考虑口味、饱足感及营养含量。在选购时有两大重点：

○ **是否会有饱足感：** 因为若吃不饱而一直想吃东西，或正餐照常吃则无法达到减热量的目的。

○ **是否富含营养：** 因为用来取代正餐，摄取的食物减少，相对也会让营养素摄取降低，所以代餐应含丰富营养，以弥补正餐没吃的营养素减少的问题。

看懂营养标签，正确选择代餐！

代餐吃了要能饱，配方中要含适量的蛋白质、脂肪，及丰富的水溶性纤维；另外因为用来取代正餐，所以最好要富含维生素和矿物质等营养素。通过产品外包装上的营养成分表中，各营养素剂量旁的DV%数值，你将可轻松判断量是否足够。

所谓的DV%是每日饮食建议摄取量之百分比，若某营养素的DV%为100%，表示其含量刚好是每天所需的建议摄取量；若DV%为20%，则代表该营养素含量可满足你每日需求的1/5。下表整理了如何检视代餐产品的营养成分表，协助你挑对适合的代餐。

检视营养标示，选对代餐

营养素	说明（指每份产品的营养成分标示）
热量	⊙ **最好不要超过180千卡** 热量越高，取代正餐时所减少的热量就越少，且因为很多人在使用代餐时会加入牛奶、豆浆或水果，而让热量变得更高，故代餐本身热量最好不要超过180千卡
蛋白质	⊙ **蛋白质至少要在12克以上** 可从配料栏了解该代餐的蛋白质来源：乳清蛋白因富含支链氨基酸而有助瘦肉组织的维持，大豆分离蛋白的蛋白质品质很好，而多种不同食物蛋白的混合配方则有助提升蛋白质品质
脂肪	⊙ **脂肪最好不要超过5克** 可从配料栏看脂肪来自哪里，红花籽油CLA、短链脂肪酸会是加分好选择，另外尽量选择不含反式脂肪酸的产品
碳水化合物	⊙ **总量最好不要超过20克（纤维最好超过6克）** 精制糖含量越少越好；纤维因可增加饱腹感，故越多越好
维生素、矿物质	⊙ **含量最好能满足每日饮食建议摄取量（DV）30%以上**

C14 低卡点心怎么选才不会误踩地雷？

▶▶▶▶

尽管知道饼干零食热量高，减肥最好不要吃，但很想吃的时候该怎么办？市场上标榜无糖、低脂肪的食物是否可以吃？低卡点心到底该怎么挑、怎么吃，才不会影响体重管理计划？

饼干零食里有什么东西？

柠檬
夹心酥

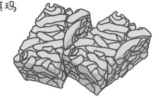

面粉、小麦淀粉、椰子油、
砂糖、柠檬果汁粉、黄豆粉

沙琪玛

小麦面粉、麦芽糖、棕榈油、
蛋、芝麻、葡萄干、奶粉

葡萄干
巧克力球

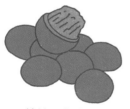

葡萄干、蔗糖、棕榈油、奶粉、
可可膏、可可粉、可可脂、香料等

凤梨酥

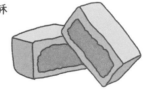

馅料（菠萝、糖、麦芽糖、奶油）、
小麦面粉、无水奶油、奶粉、糖

低卡点心迷思：无糖、低脂肪≠热量低！

常见的饼干零食是由淀粉类、蛋白质类、油脂、添加糖、香料及赋形物等多种食材所构成的复合食品，因为食材本体（面粉、奶粉、馅料等）热量就不低，再加上使用了大量添加糖和油脂，导致动辄就有半碗、一碗饭的热量。特别是当它吃起来越酥脆（可能含大量奶油或酥油）、甜美（例如含蜂蜜、巧克力或果酱等材料）、香醇（富含脂肪和蛋白质），或料多到爆浆（富含油脂和糖的甜馅和咸馅），或夹杂芝麻、杏仁片、腰果等食材点缀时，热量也就越高。

由于很多食材并无取代品，故要降低饼干零食热量只有两种方法：用低卡原料取代原本的高热量食材；或减少食材用量。正也因此，低卡食品多半是用代糖取代砂糖等添加糖，制成低糖或无糖食品，或是藉由减少油脂用量，制成"低脂"食品。另外，因为"无糖"且"低脂"的食品并不好吃，故低卡零食多半择一制作，例如无糖食品还是含脂肪，低脂食品则含糖，因而减少的热量相当有限。相较正常饼干零食，每份低卡食品大概只能减少20～50千卡的热量。因此，想选购低卡食品最重要的不是看产品外包装上的"低糖"、"无糖"或"低脂"等字眼，而是看"营养标示"的热量数值。

读懂"营养标示"，挑对合适的低卡点心！

步骤一 ▶ 看懂每份X克，本包装含Y份的意思

"营养标示"表中的卡路里与营养成分数据是以每份为单位，所以在解读前要先了解该产品一份的定义，以及这包饼干到底含几份，而用一份的热量乘以本包装所含份数，所算出来的就是这盒饼干的总热量。举例，某饼干一份的热量为96千卡，每盒有7份，则此盒饼干热量为672千卡（96×7）。

步骤二 ▶ 算出每包／每片饼干的热量

如果这盒饼干有7小包，那么每包刚好就是一份，所以每小包的热量就是96千卡；但如果只有5小包，则每小包饼干的热量就是总热量672千卡除以5，即134千卡。若该饼干非小包装，而是直接内含14片饼干，那么一片饼干的热量就是总热量672千卡除以14，也就是48千卡。

步骤三 ▶ 控制好低卡点心的热量

由于低卡点心是作为两餐间肚子饿或嘴馋时的备用零食，所以热量当然愈低愈好，最好每份小于100千卡，最多则不要超过两份主食的热量（140千卡），以免影响正餐热量的安排。

解码常见饼干零食的原料

分类	范例	如何降低热量
淀粉类食材	面粉、米粉、燕麦粉、薏仁粉等五谷杂粮粉；或番薯、芋头、红豆、绿豆等馅料材料	无低卡替代品，故仅能减少使用量
蛋白质类食材	蛋、奶粉、奶酪、黄豆粉等食材	
油脂	棕榈油、椰子油、奶油、植物油、氢化或半氢化植物油；或花生酱、巧克力酱、可可脂等	
加料	菠萝、葡萄干等果酱或果干；或花生、芝麻、腰果等坚果种子类	
添加糖	蔗糖（砂糖）、麦芽糖浆、黑糖、蜂蜜、葡萄糖等	每5克糖有20千卡热量，可用代糖取代部分或全部的糖，制成低糖或无糖产品

C15 一直想吃零食或甜食，是不是有甜食上瘾综合征？

在进行饮食控制时，常会出现刚吃完东西没多久就饿了，或在两餐间一直想吃点甜食的状况。遇到这种情形，多半只能为了减肥而忍耐，到底有没有什么方法可以避免想吃甜食的欲望呢？

食物中的糖与血糖的关联

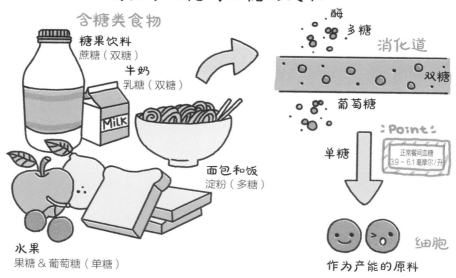

含糖类食物

糖果饮料
蔗糖（双糖）

牛奶
乳糖（双糖）

面包和饭
淀粉（多糖）

水果
果糖 & 葡萄糖（单糖）

酶
多糖

消化道

双糖

葡萄糖

单糖

Point
正常餐间血糖
3.9 ~ 6.1 毫摩尔 / 升

细胞

作为产能的原料

认识甜食上瘾综合征，打破对甜食的渴望

虽然糖类、蛋白质和脂肪都有热量，但糖类才是身体优先使用的能量。来自食物中的糖会在消化道，通过酶的协助分解为单糖，例如葡萄糖、果糖或半乳糖等，之后进入血液送至细胞做为细胞产能的原料。其中，最主要的细胞产能原料就是葡萄糖，而血中的葡萄糖则称为血糖。为了确保细胞随时都可获得能量，执行其生理机能，并进行汰旧换新，我们身体会通过多重机制，将血糖浓度维持在3.9～6.1毫摩尔／升间。

血糖并非固定不变，在用餐后因食物中大量的糖进入血液，血糖浓度会上升。血糖的上升会刺激胰脏制造胰岛素，将血糖运至细胞，因此用餐一段时间后，血糖会慢慢降至正常。血糖越高，胰岛素的分泌就越多，所以当摄取甜食等富含添加糖的食物时，很容易引起血糖的急速上升与急速下降，并因血糖降得过低而引发身体对糖的渴望，此即所谓的甜食上瘾综合征。所以，想降低减肥过程中对甜食的渴望，就要选对食物，稳定好血糖。

甜食上瘾综合征：食物的选择对血糖的影响

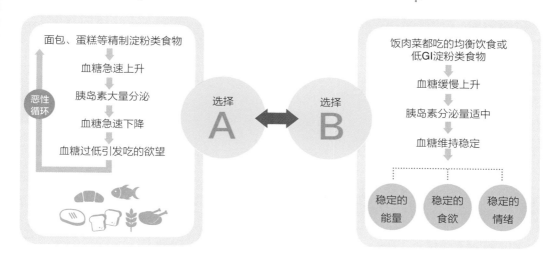

面包、蛋糕等精制淀粉类食物

血糖急速上升

胰岛素大量分泌

血糖急速下降

血糖过低引发吃的欲望

恶性循环

选择
A

选择
B

饭肉菜都吃的均衡饮食或
低GI淀粉类食物

血糖缓慢上升

胰岛素分泌量适中

血糖维持稳定

稳定的能量　　稳定的食欲　　稳定的情绪

1　减肥饮食以三餐为主，每餐饭、肉、菜均衡搭配

　　米饭和面食等主食若能搭配肉类和蔬菜一起食用，通过肉类中的蛋白质和脂肪，以及蔬菜中的纤维，有助延缓血糖的上升，帮助维持血糖的稳定。

2　选择低GI食物

　　升糖指数（简称GI值）是用来衡量某食物中的糖转变为葡萄糖的速度和能力的指标，GI值越高血糖波动就越大，胰岛素反应就愈强，故若想维持血糖的稳定，最好选择低GI值的食物，特别是在单吃淀粉类食物时。（更多有关升糖指数GI的介绍可参考单元A5及小手册。）

3　其他基本原则

- 番薯、芋头、莲子等富含纤维的淀粉类优于白面、白饭等精制淀粉类食物。
- 水果等完整食物优于水果泥、果汁。
- 同时含蛋白质或脂肪的复合性食物因消化较慢，所以GI值较低，故三明治优于白吐司或白馒头。若不得已要摄取GI值较高的白吐司时，可搭配肉类和蔬菜一起食用。

有备无患，事先做好准备，预防甜食上瘾！

　　现代人难免因工作与生活而导致饮食不规律，故若工作或生活较忙时，可准备一些营养较均衡的食物在手边，例如吐司夹片芝士或罐头鲔鱼肉，再搭配个水果，或直接买个三明治搭配一个茶叶蛋或水果、蔬菜沙拉，以降低肚子饿时手边只有简单的饼干零食可吃，才不会因选择不当，让自己陷入甜食上瘾的恶性循环。

C16 到底什么是代糖?

每克糖有4千卡热量,想减肥最好不要吃,但生活中总有需要加糖的时候,例如喝咖啡、煮甜汤或自制低卡点心,此时代糖就是一个很好的糖类替代品。

认识糖类替代品——代糖!

添加糖,例如砂糖(即蔗糖)、冰糖、果糖到蜂蜜等都有热量,它们常被加入饮料、饼干、零食和糕点等食物中,导致我们平日从糖中摄取了过多不必要的热量。举例,一包咖啡含砂糖约8克重,热量为32千卡;一杯500毫升的茶饮约含50克糖,热量就有200千卡,所以不管是为了减肥或健康,都有必要减少添加糖的摄取。

代糖,顾名思义就是可用来取代蔗糖的添加糖,它的特色是热量较低,甚至没有热量,且GI值低,所以非常适合想减肥或糖尿病患者使用。代糖可分为两大类,其中木糖醇等糖醇类为营养性甜味剂,热量较蔗糖低,常被用于健牙口香糖;阿斯巴甜、蔗糖素等属于非营养性甜味剂,因甜度为蔗糖的数百倍,用量极低所以几乎没有热量,常被用于制作饮料,或低卡、低糖零食。

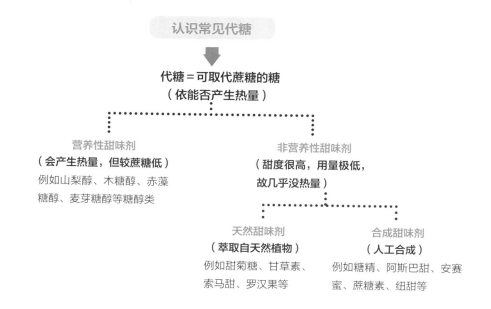

认识常见代糖

↓

代糖＝可取代蔗糖的糖
(依能否产生热量)

营养性甜味剂
(会产生热量,但较蔗糖低)
例如山梨醇、木糖醇、赤藻糖醇、麦芽糖醇等糖醇类

非营养性甜味剂
(甜度很高,用量极低,故几乎没热量)

天然甜味剂
(萃取自天然植物)
例如甜菊糖、甘草素、索马甜、罗汉果等

合成甜味剂
(人工合成)
例如糖精、阿斯巴甜、安赛蜜、蔗糖素、纽甜等

代糖该如何挑选才对？

在我国，所有经核准上市的甜味剂都经过严格监督，确认对大众的安全性，因此要购买哪种代糖，需视个人需求、喜好与预算而定。不同代糖由于来源及制作方式不同，导致其甜度、味道和热量也有所差异，有些代糖仅适合冷饮，有的可用于加热和烹调；有的味道较接近蔗糖，有的味道较差。另外，木糖醇等糖醇类因无法为口腔微生物所利用，故可防蛀牙，但吃多可能会导致腹泻。下表整理了常见代糖的基本资料，以供挑选的参考。

代糖哪里可以买得到？

代糖主要是提供给需要限制糖类摄取的糖尿病患者或想减肥者使用，因此大多在药房、大型连锁超市或者网上销售。此外，在很多高级饭店的自助式吃到饱餐厅或咖啡厅，也都会提供代糖，供需要者取拿。

常见代糖介绍

名称	特性	甜度与热量	备注
赤藻糖醇（Erythritol）	可烹调与烘焙	蔗糖的70% 每克0.2千卡	糖醇不易被细菌分解，可用来做健牙口香糖，防止蛀牙。有热量但较蔗糖低，吃太多时具有轻泻作用
木糖醇（Xylitol）	可烹调与烘焙	甜度为蔗糖的90% 每克2.6千卡	
麦芽糖醇（Maltitol）	可烹调与烘焙	甜度为蔗糖的90% 每克2.1千卡	
甜菊糖（Stevia）	可烹调与烘焙	甜度是蔗糖的200～300倍，几无热量	吃起来有点植物味，会影响口感
阿斯巴甜（Aspartame）	对热不稳定，通常只用在温、冷饮中	蔗糖的200倍，无热量	甜味类似砂糖。苯酮尿症（PKU）患者不宜食用
蔗糖素（Sucralose）	可烹调与烘焙	蔗糖的600倍，无热量	甜味和砂糖一样
安赛蜜（Acesulfame-K）	可烹调与烘焙	蔗糖的200倍，无热量	常和其他甜味剂一起使用（例如阿斯巴甜），有增强甜味效果
糖精（Saccharin）	可烹调与烘焙	蔗糖的300倍，无热量	价格较便宜，但本身具有苦涩味

善用代糖，享受甜蜜无负担

茶或咖啡篇： 在外面买泡沫红茶或绿茶，或在咖啡厅喝咖啡时，请服务员不加糖，自己再加代糖；在家泡茶或煮咖啡时，可直接用代糖取代砂糖或咖啡冰糖。

低卡甜点篇： 在超市或市场买无糖的仙草，回家自己切小块，加冰水和代糖即可制成低卡点心；或自己煮绿豆或红豆汤，直接用代糖取代砂糖；或以代糖取代砂糖来自制低卡果冻、茶冻或咖啡冻。

减肥要从饮食着手,让每日从食物中所摄取的热量小于生理活动的消耗量,但我们要如何知道自己的饮食做对了还是做错了?此外,又该如何调整饮食来加快减肥速度?此时就要靠饮食日记这个工具了!

新陈代谢的账本——饮食日记

若以记账来举例,我们所吃的食物好比收入,日常生理活动与运动等消耗的热量就是支出,减肥就是要让收入小于支出,以便有机会将之前库存在脂肪的热量拿出来使用。由于我们每日的生理活动较固定,故减肥主要在于控制收入,也就是减少饮食的摄取。

若没有记录饮食,很容易漏掉某些食物,导致找不出为什么体重降不下来,或速度不如预期的原因。饮食日记除了可帮助我们控制热量摄取外,还具有下列好处:

1 了解身体新陈代谢

饮食日记记录了我们每天所摄取的热量,故可通过它间接了解自己的新陈代谢大概在哪里。举例,如果每天摄取1500千卡,体重是维持,就代表你的新陈代谢就是1500千卡;若体重还会减轻,就代表你的新陈代谢大于1500千卡。

2 协助客观评估饮食

通过饮食日记,我们可以用第三者的角度,客观地评估自己的饮食是否有不妥或可以更好的地方,适当地进行调整与修正。

3 找出饮食盲点

同样的事做久了,难免因习惯而变松懈,减重也一样。临床上常见很多人在一开始减肥时会特别认真,故减肥速度很快;之后因逐渐松懈,而导致减肥速度大打折扣。故当你减重速度降低,而找不出原因时,不妨找出当初

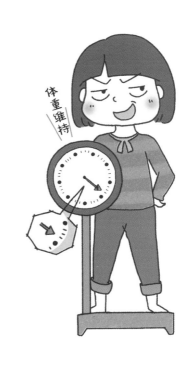

体重维持

"体重减得很好时"的饮食日记来比对，找找看是否也有螺丝松掉了的地方，知道该从何处着手调整。

饮食日记怎么写才对？

写饮食日记就好像记账一样，愈详细愈好，才能让我们在体重出现问题时，找出原因。饮食日记宜包含：

（1）时间。包括几点起床，几点睡觉，以及几点几分进食。

目的： 用以检测自己两餐的间隔是否适当，及最后一餐是否在睡前4小时吃完。

（2）用餐场合。包括在什么地方吃的东西，和谁一起吃的。

目的： 因为不同厨师烹调习惯的差异，会导致即使是相同的菜色，有的比较油、有的较清淡；而和不同的朋友一起用餐时，也会因其饮食习惯、态度等，影响我们的减重。故掌握这些纪录将有助我们找到可能影响减重的潜在因素。

（3）食物内容。包括该食物的煮法、由什么食材构成与用量等。

目的： 食物的烹调方法与食材用量决定了该食物的热量，通过详细饮食日记可了解哪家食物的热量比较高，及外食或聚餐应酬场合该怎么吃才不会影响减重。

⋮ 饮食日记范例 ⋮

日期：	**6/19**	起床：	**7：20**	睡觉：	**23：30**	心情：	☺
体重：	**63kg**	体脂肪率：	**30%**				

排便：☑有（①·2·3）□无　　排尿：☑好　□尚可　□差

早餐	**午餐**	**晚餐**
8：45 ‖ 美而美早餐店 ‖ 自己	12：15 ‖ 简餐店 ‖ 和小美	19：00 ‖ 三商巧福 ‖ 自己
• 金枪鱼蛋吐司1个（2片四方形吐司、金枪鱼约2汤匙、煎蛋1个、小黄瓜和番茄少许、沙拉酱少许）	• 烤鲭鱼简餐（饭1碗、炒卷心菜、青菜两种加起来约1/2碗、番茄炒蛋约2匙、卤小四方豆干1块、烤鲭鱼2/3个手掌大）	• 红烧牛肉面1碗（面约1.5碗、牛肉约6小块、汤喝5口）
• 低脂牛奶1小盒240毫升	• 无糖绿茶1杯	• 小菜凉拌牛蒡1碟(约1/3碗)

其他：下午在公司 肚子有点饿，吃了根香蕉。

运动：

小提醒：可用手指、手掌、汤匙或碗等来描述食材的用量。

在理想中，减重时体重应该是每天一点一点地往下掉，但实际在减肥过程，体重却是起起伏伏。到底这次体重的上升是真的胖了，还是受到生理或外物干扰，还是遇到体重停滞期，而只是个假象？ 通过体重日记，可让我们快速了解体重到底是胖还是瘦！

体重的监督者，四个为什么要做体重日记的原因！

如果说饮食日记是记账，体重日记则是你每天账目的结果。若想了解自己做得好不好，并找出减肥计划中潜在的敌人，每天称体重并画体重曲线，是非常重要的。因为通过体重曲线图你可以了解：

1 聚餐或大餐场合的饮食摄取做得好不好

如果大餐后体重维持，代表自己做得不错，如果胖了就表示下次要少吃一点。

2 自己身体对某些场合与食物的反应

可以看出吃了顿大餐或蛋糕后，体重会反弹几天，过个年要花几天才能平衡回来，让自己下次再遇到前能先做好准备。

3 知道在哪些状况下容易导致自己发胖，进而找出原因，予以预防

若每次体重在假日或大餐后就会胖起来，或在生理期时会起伏不定，就可以知道自己的

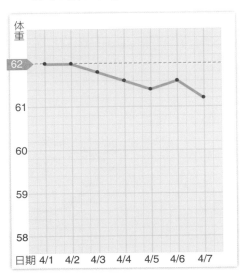

制作体重曲线图

💡 **步骤1** 准备体重曲线表

取方格纸，画出纵轴与横轴，纵轴标示体重，横轴写上日期。纵轴的体重以一个月预计可减几千克来标示，举例若目标为一个月减3千克，那么就将自己目前的体重放在纵轴3/4高处，往下画3千克的刻度，往上画1千克的刻度。

💡 **步骤2** 标记体重，画曲线图

在表中找出自己体重的位置（即日期和体重相交点）在上面圈点并注明体重，之后将数个体重点连成一条线，即为体重曲线图。

弱点在哪里，一旦解决了这些问题后，减重成功就指日可待了。

4 辨别自己是瘦还是胖

通过体重曲线可判断减重趋势、自己是胖还是瘦，以及是否遇到瓶颈等状况。

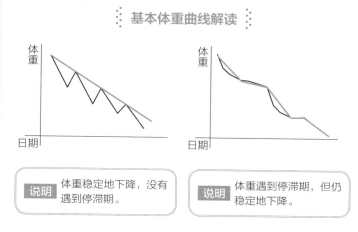

⋮ 基本体重曲线解读 ⋮

| 说明 | 体重稳定地下降，没有遇到停滞期。 |
| 说明 | 体重遇到停滞期，但仍稳定地下降。 |

用体重曲线图找出减重问题

正常的情况下，体重曲线会是左图的样子，可能呈锯齿状有起有伏，但体重是往下稳定下降的趋势（橘线）；或是减一段时间后遇到减重停滞期，但一阵子后又继续往下减，体重也是稳定地下降。

当然，大多数的时候，减重过程不会像上图那么完美，而会出现数次的起伏波折，此时可通过起伏的前后体重下降趋势，或是体重上升的时间点，来判断体重到底是胖还是瘦，并搭配饮食日记，从中找出阻碍自己减重的原因。请参考范例，了解不同的体重上升状况的解读方法。

范例一　　在减重过程出现体重突然增加（图中的A及B两点），请找到该点所代表的日期，观察前后几天的饮食，从中找寻可能影响体重的原因。点A虽然起伏大，但隔天下降到比原本还低，这种曲线代表体重其实有瘦，但遇到外物干扰而造成体重上升的假象。点B起伏大但下降缓慢，几乎是从高处慢慢又减下来，所以代表真的有胖，宜仔细找出可疑、可能导致肥胖的食物。

范例二　　体重在星期一到五下降，在假日则上升，且从曲线判断真的有发胖，表示有假日综合征。宜回头审视饮食日记，了解导致假日体重发胖原因，到底是因为人、用餐场合或是生活作息紊乱所致，找出原因后，重新调整饮食与生活作息，避免再次因同样状况而发胖。

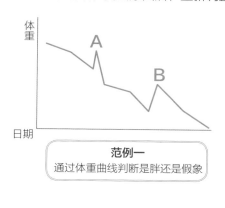

范例一
通过体重曲线判断是胖还是假象

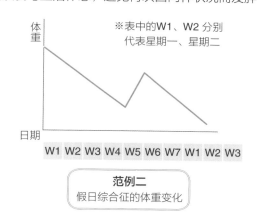

※表中的W1、W2分别代表星期一、星期二

W1 W2 W3 W4 W5 W6 W7 W1 W2 W3

范例二
假日综合征的体重变化

C19 如何管理年节体重?

▸▸▸▸

年节因应景食物热量高,再加上放假在家,作息容易失常而乱吃,导致很多人在几天连续假日后,体重胖个两三千克,让之前辛苦减肥成果付之一炬。因此年节体重管理就成了守住减肥成果最重要的关键时候。

过年饮食原则

过年最大的挑战就是大鱼大肉多,以及多样化的应景点心零食。过年饮食宜以三餐为主,正餐最好饭肉菜都要吃,而在吃肉类和蔬菜时,应用少油技巧来为食物进行减油;若想吃应景食物可安排在饭后,因为此时比较不会吃过量。如果因熬夜而作息紊乱,可参考单元C7来调整自己的三餐作息。另外,可准备水果或低卡点心,在错过正餐时间时先垫垫肚子,避免肚子太饿而乱吃。

┈ **过年饮食技巧** ┈

正餐为主
(饭肉菜都吃)

年节食物
(应景品尝即可)

过年食物挑选技巧

肉类	青菜	应景食物
○ 炖、烤、蒸、卤、冷盘、微波、汤等菜色。 ✕ 红烧狮子头、油炸的菜色。	○ 沙拉、凉拌青菜(少蘸酱);盘饰的青菜、汤里的菜。 △ 炒菜(挑上层沥干或过水。)	**年糕/萝卜糕:** 用烤或蒸,取代炸或煎,或用不粘锅以少油来煎。 **汤圆:** 用不包馅的小汤圆加入大量蔬菜或虾米煮咸的;煮甜汤可用代糖取代砂糖。 **元宝(水饺):** 煮的水饺优于煎饺。

○较佳 △其次(因含额外烹调用油)

实用的假日体重维持技巧

- 维持规律的饮食与生活作息,避免因作息紊乱而导致饮食乱吃而发胖。
- 年节应景食物是为了应景而吃,并非吃到饱,故应以正餐为主,应景食物则以品尝、适量摄取为原则。
- 善用小技巧协助体重管理。例如事先准备无糖饮料,或用代糖调制低卡饮品;穿合身衣服或系腰带来增加对体重的警觉性,避免吃太多;于饭后吃口香糖或刷牙来降低对食物的渴望等。

端午节饮食原则

　　端午节的主要应景食物是粽子。吃粽子不像吃饭，因为已经有包馅，所以通常不会再煮太多菜肴来搭配。由于一个粽子的热量约有一碗半饭之多，若没有搭配其他肉或菜食用的话，可能需要吃到两个或以上才会饱，因而一下子就会摄入好几千卡的热量。所以应景的粽子每次最好只吃一个就好，并搭配青菜或汤来增加饱腹感。若无法自己准备食物搭配粽子食用的话，也可改搭水果或低卡可乐、无糖茶等饮料。

端午节饮食技巧

粽子
（取代正餐主食）

＋

**肉类＋蔬菜＋
汤／无糖饮料**

粽子的选择及食用的技巧

大小	越大的粽子热量越高。	种类	热量由低到高依次为白粽、豆沙粽、肉粽。	应景食物	酱料少用，需要时以蘸的（放在碟子上）取代淋的（直接淋在粽子上）。另外，白粽因需要沾糖食用，建议可用热量较低的高纯度果寡糖，或甜度较高的果糖，少量沾取，以减少热量。
馅料	包蛋黄、肥肉等馅料的粽子会较包栗子、香菇和瘦肉的粽子热量高。				

中秋节饮食原则

　　月饼是中秋节的应景食物，具有体积小、热量高的特色，且为高脂、高糖食物，故宜以品尝为主。原则上正餐饭、肉、菜都吃，若要吃月饼的话，该餐或下一餐饭量酌量减少，肉类和菜的摄取则清淡一点，以平衡月饼所多摄取的热量；若是在烤肉时吃月饼，则可直接用月饼取代主食。

　　虽然烤肉用油较少，但因肉类热量不低，故可先从蔬菜等热量较低的食物吃起，或肉类搭配蔬菜、主食类一起食用，以降低肉类的摄取量。

中秋节饮食技巧

中秋烤肉

＋

主食＋肉类＋
蔬菜＋
无糖饮品

中秋节食物挑选技巧

主食	○ 玉米、马铃薯、番薯、吐司　　✗ 甜不辣、糯米肠	肉类	○ 新鲜牛／猪／羊瘦肉、鸡腿；或虾子、鱼、鱿鱼等海鲜　△ 肥肠、香肠、热狗、贡丸	应景食物	月饼的热量主要取决于大小与馅料多寡，不同做法间差异并不大，故挑选原则为愈小愈好（可参考包装上的热量）。原则上三指大小的小月饼＞蛋黄酥＞大小差不多的苏式月饼、广式月饼。
蔬菜	○ 茭白、玉米笋、香菇及其他蔬菜				

研究调查发现，减完肥后体重复胖（定义为停止减肥后2年内体重增加3千克以上）的概率高达95%，所以想要维持体重是需要用心经营的。

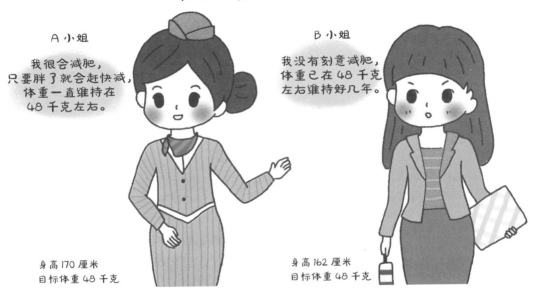

谁才是真正的维持？

A 小姐

我很会减肥，只要胖了就会赶快减，体重一直维持在48千克左右。

B 小姐

我没有刻意减肥，体重已在48千克左右维持好几年。

身高170厘米
目标体重48千克

身高162厘米
目标体重48千克

维持体重的真谛

所谓的维持体重，指的是瘦下来后体重没有再复胖回去，但同样是维持在48千克，可以是胖胖瘦瘦地维持在48千克，也可以是没有刻意、但体重就是维持在48千克。你认为真正的维持应该是上图的A小姐，还是B小姐？

答案是B小姐，A小姐是以减肥的方式来维持体重，B小姐是体重自然地维持。或许你会羡慕B小姐的状况，但你应该对她的体重维持状况不陌生。因为你一定也曾有这样的经验，从小到大，曾对某几个体重数印象特别深刻：没有刻意理它，但体重就自然维持在那附近，不会因为吃一次大餐就胖起来，也不会因为少吃一点就瘦下来。真正的维持应该是这样的，而不是用反复减肥的方式来控制体重，因为后者所做的是一辈子减肥，而不是维持。人是不可能一辈子减肥的，不仅因为随着减肥次数增加会让代谢降低，导致越来越难减，我们也不可能一辈子克制与压抑。如果想要减后不复胖，就要学会真正的维持。

维持体重实战指南

1 减后不复胖，从减肥开始

所谓的维持体重就是要让摄取量等于消耗量，故在减肥过程就要聚焦在这上面。摄取量方面，对食物有正确的认知，正确了解食物的发胖度，懂得如何挑选食物，建立对食物的正确态度，并养成良好的饮食习惯。消耗量方面，养成好动的生活作息，以及规律运动的习惯，以维持每日能消耗一定的热量。

2 建立体重生物钟

何谓生物钟？以起床为例：如果我们本来是九点才起床，现在要改成每天七点半起床，该如何做？相信大部分的人都有这样的经验，一开始或许需要靠每天设定的七点半闹钟才能准时起床，但随着时间一久，半年、一年下来，你会发现自己会在闹钟快响前自动醒来，这就是身体建立新的生物钟过程。所以若你希望体重的维持也能这样自然的话，就要花时间来帮体重设定新的生物钟。方法很简单，就是把闹钟换成体重秤，新的起床时间改成我们想维持的体重数值。

步骤一 ▶ **每天量体重，不要让体重超过目标范围±0.5千克。**举例若你想维持52千克，请勿让体重超出52千克±0.5千克范围内。故当体重有上升趋势，在超过0.5千克时就要积极调整饮食，让体重再回到52千克；若有往下减轻超过0.5千克的话，则要调整饮食多摄取一点，让它回到52千克，最差不能让体重超过目标±1千克。

步骤二 ▶ **维持步骤一的体重至少半年以上。**给身体时间适应新的体重，建立新的平衡。这段维持的时间愈久，体重就愈稳定，之后复胖的机会就愈低，建议至少要维持半年到一年。

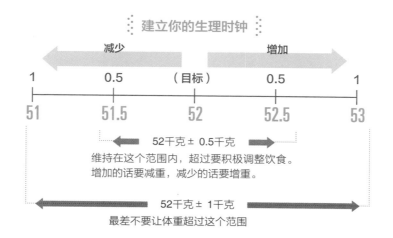

建立你的生理时钟

52千克 ± 0.5千克
维持在这个范围内，超过要积极调整饮食。
增加的话要减重，减少的话要增重。

52千克 ± 1千克
最差不要让体重超过这个范围

图 解

食材
营养学

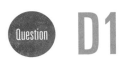
米食营养知多少？常见米食介绍

米是东方人的主食，因富含淀粉，故在食物分类上被归为全谷杂粮类，或称主食类。而米有白米、糯米、粳米、籼米之分，到底不同米之间有什么不同，彼此间的营养又有何差异？

粳米、籼米、糯米，煮饭、做糕点要用什么米？

大多数人都只知道米有白米和糯米两种，但若有在做米食点心的人，就会知道米可分为粳米、籼米、圆糯米、长糯米四种，其中有的适合煮成白饭，有的适合做甜点或咸点，而之所以会有这样的差异，主要是因为不同米之间的米质有所差异。

从米质特性来看，稻米可分为粳稻、籼稻和糯稻三种，不同米之间因为直链淀粉含量不同，而造成其口感的差异：糯米直链淀粉含量为三者中最低，故口感较软、黏性高，适合做甜点或咸点；籼米含量最高，故口感偏干、不黏且松散，适合做米浆类点心；粳米居中，故吃起来香弹、有黏性，适合煮成白饭或粥。

常见米食的特性与用途

	粳稻 （体型：圆、短）	籼稻 （体型：细、长）
白米 外观：半透明	粳米	籼米
	香弹、有黏性； 多半制成白饭、粥、寿司等饭食	偏干，不黏且松散； 多半制成米浆加工品，例如萝卜糕、发糕、米糕等点心
糯米 外观：白色不透明	粳糯米（圆糯米）	籼糯米（长糯米）
	黏性高、易煮糊； 多半制成汤圆、麻糬、年糕、白粽等	黏性高、易保持原形； 多半制成肉粽、油饭、饭团、珍珠丸子等咸点

虽然糙米和胚芽米比较营养，但三餐外食只能吃白米，该怎么办？

米食在营养学上属于主食类，其主要功能就是提供细胞能量，这一点不管哪种米都可以满足。当然不可否认吃糙米或胚芽米还能兼顾营养，会是更健康、营养的选择，但若受限于环境而执行不易，可通过白米搭配副食的方式，弥补白米营养较差的问题。例如，相较于白米，糙米含较多的维生素B_1、烟酸、维生素E、镁和纤维。故若吃白米饭同时搭配富含上述营养素的肉类或菜，便可弥补白米的不足（可参考附录了解哪些食物富含这些营养素）。

米的加工方式：认识糙米、胚芽米和白米

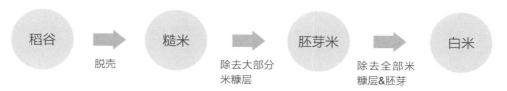

稻谷 → 脱壳 → 糙米 → 除去大部分米糠层 → 胚芽米 → 除去全部米糠层&胚芽 → 白米

米糠层：含纤维、油脂和矿物质

胚芽：含蛋白质和维生素

胚乳（糊粉层）：主要含淀粉

基本介绍

糙米	胚芽米	白米
保存皮层（米糠）、胚芽和糊粉层	含少量米糠、胚芽和糊粉层	已除去米糠、胚芽，并磨掉部分糊粉层

糙米、胚芽米、白米，哪种米营养比较好？

我们平日所吃的米饭、粥使用的是香弹的粳米，因此我们有必要深入了解不同粳米间营养的差异。常听到的糙米、胚芽米和白米是以米的加工方式来分：带壳的稻米为稻谷，脱去外壳后就是糙米；再碾去米糠层便成为胚芽米，进一步再碾除胚芽，并磨掉部分糊粉层，则为常吃的白米。

因此糙米是三种米中营养价值最高者，胚芽米次之，白米营养价值则最差。

○ **基本营养素：**除脂肪外，三种米营养差不多！

○ **纤维：**糙米大于胚芽米，胚芽米大于白米。白米的纤维很低，但胚芽米和糙米纤维差不多！

○ **维生素和矿物质：**糙米大于胚芽米，胚芽米大于白米。白米较低，胚芽米和糙米除少数几项外，其他差异不大！

总结来说，胚芽米和糙米营养差异并不大，无法接受糙米者可选胚芽米作为主食。

糙米、胚芽米和白米的营养分析表

（单位：100克）

名称	热量（千卡）	粗蛋白（克）	粗脂肪（克）	碳水化合物（克）	膳食纤维（克）	钾（毫克）	钙（毫克）	镁（毫克）	铁（毫克）	锌（毫克）
白米	354	7.0	0.7	78	0.7	79	5	20	0.4	1.5
胚芽米	362	8.2	1.6	77	1.5	128	8	53	0.6	1.6
糙米	362	8.2	2.5	75	4	222	11	107	1.3	2

名称	磷（毫克）	维生素A（国际单位）	维生素E（毫克）	维生素B$_1$（毫克）	维生素B$_2$（毫克）	烟酸（毫克）	维生素B$_6$（毫克）	叶酸（微克）	维生素C（毫克）
白米	81	4.3	0.4	0.08	0.02	1.1	0.1	16.5	0
胚芽米	164	1.3	2.2	0.28	0.04	2.5	0.1	21.9	0
糙米	261	0	2.5	0.35	0.06	5.9	0.1	21.8	0

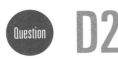 **Question D2** 燕麦、大麦、小麦，傻傻分不清楚？

讲到淀粉，除了米饭外，另一个人们最常食用的就是小麦（面粉）所做的面食、糕点，酿酒、常见的大麦，及近十几年来大热的燕麦。到底这些不同麦类间的营养有何不同？其营养价值如何？对身体有什么好处？

特性不同，小麦、大麦和燕麦用途大不同！

麦类因富含淀粉，故在食物分类上被归于全谷杂粮类，它们和米饭一样可作为人类果腹的主食，且因富含淀粉而可用来酿酒。尽管如此，不同麦类因特色不同导致用途也有所差异。例如小麦富含不溶于水的蛋白质——麸质（gluten，又称面筋），能形成具弹性的结构，赋予面团伸展性和弹性，故磨成粉后可用来制作面包，及烘焙各种中西式糕点。面粉也因为小麦蛋白质含量的高低，有高筋、中筋、低筋面粉的差别，可用于不同的用途。

不同于小麦只取胚乳制成面粉，我们所吃的大麦仁仅经去壳处理，虽然在去壳过程会损失部分麸皮组成，但因仍保有胚芽和部分麸皮，故保留的营养也较多。大麦可直接用来做汤或煮成甜品（俗称的洋薏仁、小薏米指的就是大麦仁），发芽的大麦还可用来酿造啤酒或白酒。此外，由于大麦蛋白质含量高于玉米，故也被用来作为谷物饲料，增加饲料中的蛋白质含量。

燕麦也是仅经脱壳处理，故同样保留营养较多。燕麦含有一种特别的水溶性纤维——β-聚葡萄糖，能和胆酸结合排出体外，而有助于降低胆固醇，故这几年我国很流行吃燕麦片。事实上，β-聚葡萄糖不仅存在于燕麦，也存在于大麦。煮熟后大麦的浓稠凝胶状汤汁便是缘自β-聚葡萄糖。不管是来自燕麦或大麦，β-聚葡萄糖的降胆固醇能力都是一样的，故若为了降低胆固醇而吃麦类的话，除了燕麦外，大麦也是一个不错的选择。

小麦、大麦和燕麦，选哪种比较好？

平常我们所接触的食物中，小麦主要用于制成各种面食与面粉加工品；大麦和燕麦则比

常见面粉种类与特色

名称	蛋白质含量（%）	特性
特高筋面粉	>13.5	筋度、黏度最高，富含嚼劲
高筋面粉	>11.5	弹性佳，咀嚼口感明显
中筋面粉	>8.5	黏度均衡、软中带劲
低筋面粉	<8.5	口感软、蓬松

较有机会单吃，以下是不同麦类营养的比较：

○ **基本营养素：** 燕麦脂肪较高，故热量也较高；蛋白质方面，小麦高于燕麦和大麦仁，但三者品质差异不大；糖类方面则大麦仁含量最高，其次是小麦和燕麦。

○ **纤维：** 大麦高于小麦，小麦高于燕麦，但若和面粉比较的话，就会变成大麦高于燕麦，燕麦高于面粉（小麦）。

○ **维生素和矿物质：** 从维生素来看，大麦高于小麦，小麦高于燕麦，燕麦高于面粉，但若和每日需要量相比，所有麦类的维生素含量都不突出；若从矿物质来看，钾、镁以大麦和小麦为优；铁、锌以燕麦和小麦较佳，其他矿物质含量则较一般。

大致上，麦类的蛋白质、纤维含量较米高，且矿物质钾、铁、锌、镁含量都不错，对于三餐多以精制白米、面粉制品为主的外食者，非常适合把它加入饮食中，改善饮食的营养价值。

小麦、大麦和燕麦的特色与用途

	小麦	大麦仁 （脱壳后的大麦）	燕麦
分类	禾本科小麦属	禾本科大麦属	禾本科燕麦属
特色	因富含不溶于水的蛋白质，能赋予面团伸展性和弹性，故可加工制成面食、糕点等多种食物	大麦因产量多、种植容易、好发芽，且很少作为食用主食，故常用作酿酒的原料	富含水溶性纤维素（β-聚葡萄糖），可降胆固醇，被视为健康食物
用途	**作为主食：** 磨成粉（面粉）可制成面条、馄饨／水饺皮、馒头、面包等主食；饼干及中西式糕点； **其他：** 小麦也可用来酿制小麦啤酒	**酿酒：** 发芽的大麦可用来酿制啤酒； **其他：** 直接煮食（汤或甜品），或作为饲料	**作为主食：** 煮成燕麦粥／饭，或加工成燕麦片、早餐谷物，或磨粉做面包； **其他：** 燕麦也可用来酿酒

● ● ● ● ● ● ● 素食常见蛋白质——面筋，也是来自于小麦蛋白质！● ● ● ● ● ● ●

　　小麦的蛋白质含量约为米的2倍，玉米的4倍，是素食重要蛋白质食物——面筋的原料。面筋是由小麦中的两种不溶于水的蛋白质——麦谷蛋白和醇溶蛋白所构成。其做法是将面粉揉成团后，再把面团放在水里冲洗，当所有可溶于水的物质被冲走后，剩下不溶于水的部分就是面筋。之后再把面筋切成小块油炸，就可获得素食料理或面筋罐头中常见的中空球状干面筋。

D3 | 马铃薯、番薯、芋头，哪个比较好？

虽然马铃薯有时会被误认为蔬菜，但它和吃起来粉粉的、会有饱腹感的芋头、番薯都属于淀粉类食物。到底这些地下根茎类食物营养如何？是否比吃米饭和面营养？

认识根茎类淀粉——马铃薯、番薯和芋头

马铃薯、番薯、芋头富含淀粉，可提供糖类作为身体能量，因具饱腹感，所以也可作为主食。这些根茎类淀粉因水分含量较高，故每百克热量只有米的1/5～1/3，且是主食中较能保留住维生素C者。此外，根茎类食物的淀粉因含较高比例的支链淀粉，加热后会糊化而具高黏稠性，故也常被制成淀粉，用来增稠，例如马铃薯粉（太白粉）或番薯粉常被用来勾芡菜肴。

在欧洲，马铃薯有大地的苹果别称，最主要的用途是直接食用，但也会加工为薯片、炸薯条，或制成马铃薯淀粉。马铃薯属于茄科植物，故含具有毒性的茄碱，所幸茄碱的含量会随植物的成熟而快速降低，且马铃薯块茎中的含量并不高，故正常食用马铃薯并不会有中毒的风险。尽管马铃薯的营养较精制白米、面粉好，且热量较低，但平日所吃的马铃薯多半已经过度加工或调味，仍需留意摄取量，以免吃过多而发胖。

番薯也是人们所熟悉的地下根茎类食物。番薯为旋花科植物，有很多品种，常见的黄心番薯含维生素A，口感绵密、松软；红心番薯口感细软、甜度较高，维生素含量较高，两者

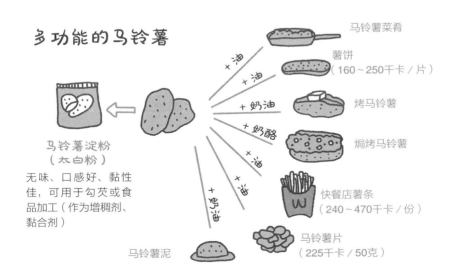

多功能的马铃薯

马铃薯淀粉
（太白粉）
无味、口感好、黏性佳，可用于勾芡或食品加工（作为增稠剂、黏合剂）

+油 → 马铃薯菜肴

+油 → 薯饼
（160～250千卡／片）

+奶油 → 烤马铃薯

+奶酪 → 焗烤马铃薯

+油 → 快餐店薯条
（240～470千卡／份）

+油 → 马铃薯片
（225千卡／50克）

+奶油 → 马铃薯泥

均适合蒸、烤，或煮粥、炸薯条，制作糕点；紫番薯因口感、风味较差，故常被磨成泥制成煎饼，或用来做加工原料。不同于茄科的马铃薯，番薯不含茄碱，故即使发芽还是可以吃。

芋头为天南星科植物的地下茎，因结球茎时雨水多寡会影响口感，故少雨的冬天芋头口感较绵密好吃，多雨的夏天口感则较差。芋头营养价值接近马铃薯，其质地松软、煮熟后口感绵密，味道香甜，可作为主食，亦可入菜搭配或做成甜品。芋头削皮时产生的白色渗出物会刺激皮肤，造成皮肤瘙痒，故削芋头皮时最好戴手套或将芋头煮熟后再去皮，预防黏液刺激引起的手痒。

番薯、芋头和马铃薯，挑哪种比较好？

○ **基本营养素**：三者差异不大，但因马铃薯水分含量超过八成，故相对热量就比较低；番薯因糖分含量较高，故吃起来是三者中最甜的。

○ **纤维**：番薯、芋头纤维量较高，为马铃薯的 2 倍。虽然番薯和芋头每百克纤维只有 2.5 克左右，但通常一个番薯就有两、三百克重，故根茎类淀粉也是补充纤维的好来源。

○ **维生素和矿物质**：矿物质方面以钾含量较丰富，其中芋头最高，其次是马铃薯，最后才是番薯；维生素方面最大的特色就是含维生素 C，其中以番薯含量较高。番薯也含维生素 A，红心番薯含量特别丰富，每百克所含的量达每日饮食需求的 5 倍，因此是补充维生素 A 的良好食物。

⋮ 马铃薯、番薯和芋头的特色与用途 ⋮

	马铃薯	番薯	芋头
特色	蜡质马铃薯质地扎实，口感较硬，甜度适中；粉质马铃薯质地松软、口感绵密，较不甜	口感松软，甜度高，烤过后会散发出焦糖香气	质地松软、煮熟后口感绵密，味道香甜
用途	可用来做菜、煮汤、做甜点或做成薯条、薯片，或作为饲料。马铃薯淀粉（太白粉）还可用来勾芡食物或做油炸粉	可直接蒸、煮、烤、炸食用，或用于煮粥、料理、煮汤或做甜点。此外，番薯粉也可用作油炸粉，或勾芡菜肴	可入菜、煮汤，或做糕点、甜汤及各种加工食品（例如芋头酥、芋头丸、芋粿巧、芋仔冰等）

● ● ● ● ● 发芽、绿色及未熟的马铃薯不要吃！ ● ● ● ● ●

茄科植物，包括马铃薯、番茄、茄子都含有一些有毒的生物碱（又称茄碱）。这些生物碱是茄科植物制造来保护自己、对抗环境的植化素，故未成熟、受伤的，或发芽的马铃薯中含量较高。由于茄碱不会因加热、烹调而分解，且食用过量茄碱可能造成急性中毒，出现头痛、恶心、腹痛等症状，故预防中毒最好的方法就是，避免食用未成熟的绿色马铃薯、发芽马铃薯，及大量摄取富含茄碱的马铃薯皮。

黄豆、黑豆，谁较有营养？

在众多豆科植物中，大豆因含优质蛋白质、脂肪及丰富营养而独树一帜，并衍生出众多相关食品，从早上喝的豆浆，平日吃的豆腐、豆干，烹调用的色拉油、酱油等都离不开大豆。到底黄豆和黑豆间有什么关系，营养又有何不同？

黄豆与黑豆，两大富含蛋白质的豆类代表！

黄豆、黑豆和毛豆指的都是大豆。因种皮颜色的不同，大豆可分为黄豆、黑豆、青豆和其他豆四种，由于我国最常见的大豆为黄豆，故讲到大豆时多半指的就是黄豆。毛豆是未成熟的大豆，是大豆在荚果内长到八分熟时所采收的新鲜豆荚。大豆因富含蛋白质，故在食物分类上被归为豆鱼蛋肉类。

不同于一般植物的低脂，每百克黄豆含16克左右的油脂，故在西方，黄豆主要用来榨油，剩下的豆粕则加入动物饲料提升其蛋白质。在东方，因为已有数千年黄豆食用历史，故除了提炼大豆油外，还衍生出五花八门、发酵或非发酵的黄豆制品（参考下图）。

黄豆含有35.6%的蛋白质，和一般肉类蛋白质最大的差异在于零胆固醇、富含纤维与糖类，且钾含量较高。事实上，黄豆的矿物质含量颇丰，钾、钙、铁、锌等含量都相当可观，且还有大豆异黄酮等有益健康的植化素。唯一的弱点是除了维生素B_6外，其他维生素含量都不高。从下页表可发现，和猪、牛的后腿肉相比，黄豆的蛋白质和脂肪都高于肉类，且矿物质和维生素的含量也不会差太多。不过这有大半原因是因黄豆为干豆，水含量仅有11%，和水含量超过70%的肉类相比，其营养相对会比较浓缩。尽管如此，大豆蛋白是植物性蛋白中氨基酸品质最佳者，故为素食者最好的蛋白质选择。

认识毛豆、黄豆和黑豆的亲密关系

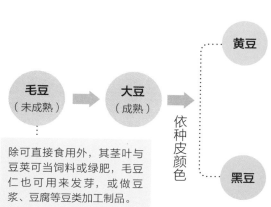

黄豆
鲜食：黄豆或黄豆芽直接入菜
提炼：大豆油
非发酵制品：豆浆、豆腐、豆干等豆制品
发酵制品：酱油、豆瓣酱、味噌、纳豆、丹贝
其他：将豆粕添加于动物饲料以增加蛋白质，或用在工业用途（制作肥皂、印刷油墨等）上

毛豆（未成熟） → **大豆**（成熟） → 依种皮颜色

除可直接食用外，其茎叶与豆荚可当饲料或绿肥，毛豆仁也可用来发芽，或做豆浆、豆腐等豆类加工制品。

黑豆
鲜食：黑豆直接入菜
非发酵制品：黑豆浆、黑豆豆腐
发酵制品：黑豆酱油、味噌
其他：浸酒入药、黑豆茶等

黄豆、黑豆，谁较有营养？

黑豆因子叶颜色分为青仁和黄仁。黄仁黑豆含水量为青仁黑豆的3倍，故除糖类、纤维、维生素B₂、烟酸和叶酸外，其他营养素相对都较低，且蛋白质仅有青仁黑豆的54%、脂肪仅有15%，故黄仁黑豆热量比青仁黑豆少了1/3。

青仁黑豆营养组成较接近黄豆，故在补充营养、养生保健上（例如黑豆浆、黑豆茶、黑豆粉、碳烧黑豆等）多半使用青仁黑豆，黄仁黑豆则较常用于制作酱油、蜜黑豆、味噌、豆豉等用途上。

○ **基本营养素：** 黄豆和青仁黑豆相近，黄仁黑豆除糖类外，热量、蛋白质、脂肪均低于其他两者。

○ **纤维：** 黑豆较黄豆高三成或以上，黄仁黑豆高于青仁黑豆，黄豆最低。

○ **维生素和矿物质：** 大豆是钾、镁、铁、锌的良好来源。维生素方面，黄豆维生素 B₁、维生素 B₆ 含量颇丰；黑豆维生素 B₁、叶酸含量较黄豆高，青仁黑豆还富含维生素 A。

营养大比拼！黄豆VS肉类

（单位：100克）

名称	热量（千卡）	水分（克）	粗蛋白（克）	粗脂肪（克）	饱和脂肪（克）	碳水化合物（克）	膳食纤维（克）	钠（毫克）
黄豆	389.0	11.3	35.6	15.7	2.4	32.9	14.5	12
牛后腿肉	121.9	71.5	19.4	4.3	2.2	3.7	–	58
猪后腿肉	122.8	74.2	20.4	4.0	1.5	0.4	–	49

名称	钾（毫克）	钙（毫克）	镁（毫克）	铁（毫克）	锌（毫克）	磷（毫克）	维生素A（国际单位）	维生素E（毫克）
黄豆	1667	194	215	6.5	2.7	445	18.7	2.7
牛后腿肉	357	7	24	2.8	6.0	203	18.0	0.4
猪后腿肉	367	4	24	1.0	2.6	190	9.4	0.2

名称	维生素B₁（毫克）	维生素B₂（毫克）	烟酸（毫克）	维生素B₆（毫克）	维生素B₁₂（微克）	叶酸（微克）	维生素C（毫克）	胆固醇（毫克）
黄豆	0.39	0.21	1.11	0.72	–	–	0	–
牛后腿肉	0.06	0.19	3.80	0.46	2.68	7.17	1.84	59
猪后腿肉	0.71	0.16	3.26	0.42	0.39	5.17	0.91	58

为什么吃大豆容易胀气？

豆科植物（包括大豆）虽然营养丰富，但因富含棉籽糖和水苏糖等寡糖，这些寡糖会被大肠中的细菌发酵，产生二氧化碳、甲烷等气体，导致豆子吃多了容易腹胀、肠鸣或放屁。不过，浸泡、蒸煮、发芽等过程会大幅减少水苏糖和棉籽糖含量，故若非直接吃大豆，而是以豆浆、豆腐等加工豆制品来摄取的话，比较不会有这个问题。

D5 | 黄豆加工制品，你认识多少？

黄豆含优质蛋白质，是素食者重要的蛋白质来源，其家族成员繁多，包括豆腐、豆浆，以及卤味常见的豆干、火锅常吃的豆皮、甜点豆花等。这些豆类加工品的热量和营养到底有何不同？

认识常见黄豆加工制品！

尽管黄豆营养价值高，但因不适合生吃，且很少直接烹调食用，故我们平日所接触的多半是黄豆加工制品，例如早餐的豆浆、面摊小吃的卤豆干、皮蛋豆腐等。想要了解这些豆制品的营养，首先要知道它们是如何制成的。

黄豆可加工制成很多食物：直接榨汁后煮沸可得豆浆；将豆浆加热后可取得豆皮，豆浆若加凝固剂可制成豆花，豆花加压、脱水后可获得豆腐，豆腐加压后烘干可制成豆干。此外，因加工方法的细微差异，还可衍生出不同的附属成员，例如豆腐因使用的凝固剂不同而有韧豆腐、嫩豆腐的差别，且可再加工制成冻豆腐；豆干则可分为黄豆干、五香豆干、黑豆干等。

营养解析，哪些豆制品比较健康、营养？

无糖豆浆、韧豆腐、嫩豆腐：低热量的植物性蛋白食物！

在很多人的观念里，喝豆浆可以补钙，但豆浆是黄豆加大量水制成，所以实际黄豆用量不多，因此每百克豆浆仅有14.2毫克的钙，想要补钙者与其喝豆浆还不如直接吃豆干。

豆腐因含大量水，故热量较其他豆制品低。传统豆腐是以石膏（硫酸钙）或盐卤（海盐，即氯化钠）让蛋白质凝固而形成，嫩豆腐则以葡萄糖酸内酯作为凝固剂。因为石膏含钙，故由石膏点成的传统豆腐（或称板豆腐）钙含量会高于嫩豆腐。冻豆腐是将传统豆腐冷冻，让蛋白质凝结形成空穴，并因解冻后内部液体流出，而造成冻豆腐充满孔洞的特殊质

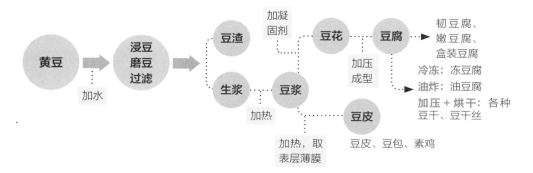

从黄豆开始，认识常见黄豆加工制品

感。冻豆腐因水分含量较豆腐低，故等重下，其热量和许多营养素的含量会较传统豆腐高。

营养密度最好的大豆制品——豆干

豆干是豆腐经加压、烘干和上色而制成，因水分含量低，故营养密度相对比较高。豆干的营养仅次于黄豆，高于豆腐和豆浆。当然也因此豆干热量也比较高，每百克约200千卡，为传统豆腐的2倍多、嫩豆腐的4倍。

蛋白质含量最高的大豆制品——豆皮

豆浆开盖加热时，表面会凝结一层凝固的蛋白质，此层蛋白质薄膜干燥后水分会流失，变成细薄软韧的薄片，此即豆皮。豆皮的水含量是大豆加工制品中最低的，故营养密度、蛋白质和热量相对会比较高，每百克蛋白质含量高达25.3克，且维生素B_6及其他矿物质含量也颇丰富。不过要留意的是，市面上很多豆皮都经过油炸再处理，故热量会非常高，食用时最好还是选择未经油炸的豆皮。

常见大豆制品的营养成分资料

（单位：100克）

名称	热量（千卡）	水分（克）	粗蛋白（克）	粗脂肪（克）	碳水化合物（克）	膳食纤维（克）	钙（毫克）
黄豆	389	11.3	35.6	15.7	32.9	14.5	194
传统豆腐	88	81.2	8.5	3.4	6.0	0.6	140
嫩豆腐	51	89.9	4.9	2.7	2.0	0.8	13
鸡蛋豆腐	79	84.6	6.9	4.5	2.7	0.4	9
冻豆腐	128	75.0	12.9	6.5	4.5	2.2	240
百页豆腐	216	66.0	13.4	17.0	2.4	0.5	33
黑豆干	197	64.7	19.0	12.5	2.1	7.8	335
五香豆干	192	61.3	19.3	9.7	7.0	2.2	273
小方豆干	161	67.3	17.4	8.6	3.5	3.3	685
豆干丝	170	65.8	18.3	8.6	4.8	2.6	287
豆腐皮	199	59.6	25.3	8.8	4.5	0.6	62
小三角油豆腐	138	75.6	12.7	9.1	1.5	0.7	216

百页豆腐营养吗？

传统百页豆腐的做法是豆皮一层层压制而制成（故又称干张豆腐），但现今商业大量生产的百页豆腐多半是以大豆分离蛋白为原料、淀粉为黏稠剂，并添加大豆油及其他食品添加剂而制得。因此百页豆腐矿物质含量很低（包括钙），热量、脂肪则偏高。每百克百页豆腐有216千卡热量，并含17克脂肪，故百页豆腐的营养亮点只有提供优质蛋白质。

市场上蛋制品那么多，到底营养有什么差别？

鸡蛋自古以来就被认为是营养丰富的食物，是孕妇、幼儿补充营养与蛋白质的重要来源。到底蛋有什么营养？蛋类加工品那么多，如何挑、如何吃才好？

对于最常吃的鸡蛋，你是否了解？

鸡蛋拥有小鸡孵化所需营养，包括蛋白质、脂肪、维生素、矿物质等，故营养相当丰富。蛋可分为蛋白和蛋黄两部分，不管是蛋黄或蛋白都含优质蛋白质，但其他营养组成则大不相同。

蛋黄约占鸡蛋重量的1/3，除蛋白质外还含糖类和脂肪，所以热量较高，每百克有330千卡，且因发育自母鸡的卵细胞，故胆固醇也比较高。蛋黄营养非常丰富，几乎鸡蛋的营养都来自蛋黄。它不仅是脂溶性维生素A、维生素D、维生素E的良好来源，也富含维生素B₂、维生素B₆、维生素B₁₂、叶酸、泛酸和胆碱等，且硒、锌、铁、磷等矿物质含量也很高，另外还含β-胡萝卜素、叶黄素、玉米黄质等植化素。

蛋白约占鸡蛋重量的2/3，近九成都是水分，主要营养为蛋白质，几乎不含糖类与脂肪，故热量很低，每百克仅48千卡。蛋白维生素含量极微，仅维生素B₂、烟酸含量较高（此

蛋黄、蛋白的营养分析

（单位：100克）

名称	热量（千卡）	水分（克）	粗蛋白（克）	粗脂肪（克）	饱和脂肪（克）	碳水化合物（克）	胆固醇（毫克）	
鸡蛋（白壳）	137	76	12.6	9.1	3.1	1.6	396	
鸡蛋白（白壳）	48	89	10.7	0.1	0.1	0.0	0	
鸡蛋黄（白壳）	330	52	16.0	28.9	9.9	1.6	1140	
名称	钠（毫克）	钾（毫克）	钙（毫克）	镁（毫克）	铁（毫克）	锌（毫克）	磷（毫克）	铜（微克）
鸡蛋（白壳）	133	132	48	11	2.1	1.5	181	77.8
鸡蛋白（白壳）	154	128	5	10	0.3	0.2	10	151.7
鸡蛋黄（白壳）	52	114	128	11	5.7	4.2	511	133.9
名称	维生素A总量（国际单位）	维生素E（毫克）	维生素B₁（毫克）	维生素B₂（毫克）	烟酸（毫克）	维生素B₆（毫克）	维生素B₁₂（微克）	叶酸（微克）
鸡蛋（白壳）	541	1.7	0.08	0.54	0.10	0.12	0.80	67
鸡蛋白（白壳）	1	0.0	0.01	0.46	0.33	0.00	0.17	2
鸡蛋黄（白壳）	1862	4.9	0.22	0.58	0.21	0.36	3.83	160

认识常见蛋类加工品

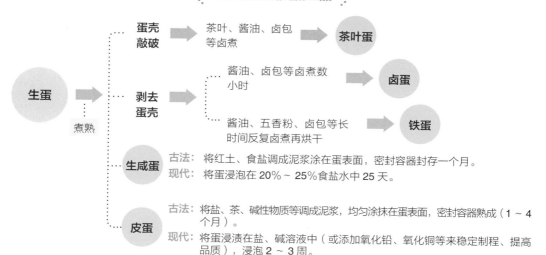

为生蛋白之所以会呈微黄绿色的原因）；矿物质则只有硒稍微值得一提，故蛋白的营养特色为富含蛋白质及热量较低。所以，若想获得蛋的营养，最好整个蛋一起吃。

茶叶蛋、皮蛋、咸蛋等常见加工蛋品介绍

蛋除了可直接用于烹调外，还可煮熟后再卤煮，做成卤蛋、茶叶蛋和铁蛋；或加碱，或浸泡食盐水，制成咸蛋和皮蛋。咸蛋是通过盐的渗入让蛋黄盐析而固化，故生咸蛋的蛋黄是固体的，但蛋白却是液状，需加热才会成为我们平日所吃的蛋黄和蛋白都呈固体的咸蛋。

皮蛋的加工较复杂，是以盐、茶、碱性物质等来腌渍，使蛋凝固变性而形成有弹性的胶状物质。其独特的风味是强碱作用于蛋中的含硫氨基酸，分解所产生的硫化氢和氨，及浸渍液其他配料的气味。由于皮蛋的制备较难，故有时会添加氧化铅来使制程稳定，并提高品质，故有所谓的含铅皮蛋。因为对铅的顾虑，有些会用氧化铜或氧化锌来取代氧化铅，制成无铅皮蛋。

咸蛋、卤蛋、铁蛋因加工时间较久而脱水，且制作过程有使用酱油和盐，故不管是热量、蛋白质、脂肪、胆固醇和钠都比新鲜鸡蛋高。在维生素方面，由于B族维生素会流失在汤汁中，且在碱中容易被破坏，部分对高温不稳定，故除烟酸和维生素B_{12}外，几乎所有的维生素含量都比新鲜鸡蛋低。矿物质含量则差异不大，但因铁蛋较为浓缩，所以大部分矿物质都比新鲜鸡蛋高1.5~2倍，其中铁更高达3倍。

● ● ● ● ● ● ● ● **蛋壳颜色和蛋的营养无关，蛋黄颜色受饲料影响！** ● ● ● ● ● ● ● ●

蛋壳是母鸡在产蛋最后步骤时，由子宫分泌的二氧化钙和蛋白质所形成，故颜色是由母鸡基因（鸡的品种）所决定，和鸡蛋的营养无关。蛋黄颜色则受母鸡所吃饲料影响，因为鸡饲料含叶黄素，所以蛋黄一般会呈黄色，若在饲料中添加富含β-胡萝卜素的食物，蛋黄则会偏橘红色。

D7 | 鲜奶、奶粉和常温奶，营养是一样的吗？

在大部分人的观念里，牛奶是营养、补钙的好食物，因此衍生了一大堆奶类相关产品，从鲜奶、调味奶、奶粉、常温奶，到针对中老年人或特殊族群所设计的奶粉类产品等，这些奶制品营养都是一样的吗？机能奶、高钙奶真的有比较好吗？

牛奶营养知多少？

相较于肉类与鱼贝海鲜，牛奶在营养上具有三大特色：优质蛋白质，丰富且好吸收的钙，含乳糖。牛奶的蛋白质品质非常好，其氨基酸评分为1，和蛋及大豆分离蛋白并列，为优质蛋白质食物。牛奶也富含易被人体吸收的钙，每1毫升牛奶约含1毫克钙，一小瓶240毫升的牛奶就有240毫克的钙、8克左右的蛋白质，不管是为了补充优质蛋白质或钙，牛奶都是一个好选择。另外，牛奶还含有一种相当特别的营养素——乳糖。乳糖仅存在哺乳动物的乳汁中，是乳品甜味的来源，在人体内可分解为半乳糖和葡萄糖，提供大脑能量，帮助大脑发育；另外还可代谢为乳酸，帮助钙等矿物质的吸收，及肠道有益菌的繁殖。

虽然牛奶营养非常丰富，但却缺乏铁和维生素C，此外因为牛等反刍动物瘤胃中的细菌，会把青草和谷类里的不饱和脂肪酸转化为饱和脂肪，故牛奶含有高比例的饱和脂肪。牛奶的热量中约半数是来自乳脂肪，很多人为了减肥或降低牛奶的热量会选择饮用脱脂牛奶，但其实低脂就已除掉大部分脂肪（乳脂肪0.5%~1%），和脱脂奶（乳脂肪小于0.5%）很接近，且保留的维生素会比较多，口感也较好，若担心全脂奶热量太高的话，低脂奶不失为一个好选择。

市售奶制品解码！

鲜奶、奶粉和常温奶的原料都是100%的生乳，同样经过均质和杀菌处理，其差异主要在于杀菌温度，及后续加工程序的不同。常温奶杀菌温度最高，且因以无菌包装，故能在室温下保存数个月之久；奶粉制作时，生乳会先浓缩再均质，且在灭菌后还经预热、蒸发等程序来浓缩、提高固形物的比例，并以喷雾干燥法来造粒。

加热灭菌方式对鲜奶主要的营养素如蛋白质、钙、乳糖等影响并不大，但乳清蛋白、维

全脂、中脂、低脂奶的基本营养比较

（单位：100克）

名称	热量（千卡）	水分（克）	粗蛋白（克）	粗脂肪（克）	饱和脂肪（克）	碳水化合物（克）	钠（毫克）	胆固醇（毫克）
全脂奶	63	88	3	4	2.5	4.6	36	13
中脂奶	48	89	3	2	1.3	4.8	46	10
低脂奶	43	90	3	1	0.9	5.0	36	7

生素C，及部分较不耐热的B族维生素，则会因高温破坏造成部分流失，故常温奶和奶粉这些营养素的含量会低于鲜奶，且口感会较鲜奶差，但胜在价格较便宜，且能保存较久时间。

调味奶、机能奶的营养和牛奶有什么不同？

调味奶只含50%左右的牛奶，故蛋白质、钙等牛奶主要营养素约只有牛奶的1/2，取而代之的是一些额外的食品添加剂，例如让口感好的乳化剂、增稠剂，让颜色漂亮的色素，让味道够味的香料、水果浓缩汁或香料等，故在调味奶的原料标示上会看到很多额外的添加剂。若为了优质蛋白质和钙而喝牛奶者，最好还是喝鲜奶，若不喜欢牛奶味道，可加入新鲜水果打成果汁牛奶，尽量不要喝现成的果味调味奶。

大部分的营养强化奶也和调味奶一样，仅含一半左右的牛奶，但和调味奶不同之处在于机能奶会强化某些营养素，例如钙、铁或B族维生素等。不过也因为减少了牛奶含量，为了维持牛奶的香浓甜等味道，机能奶大多也会添加增稠剂、香料等人工添加剂。建议购买时要先阅读营养成分表，以了解其强化的营养素含量。

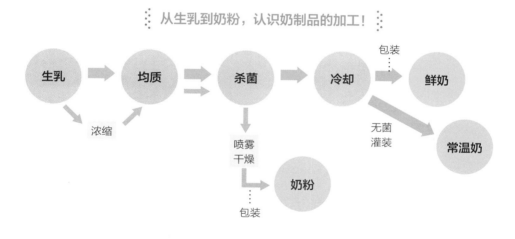

从生乳到奶粉，认识奶制品的加工！

牛奶、常温奶、奶粉比一比

鲜奶	以低温的巴氏灭菌（70~90℃），杀灭生乳中的致病菌，对乳清蛋白、维生素等营养成分破坏较少。
常温奶	超高温瞬时杀菌法（135~140℃，杀菌数秒），将生乳中所有细菌都灭掉，生乳中的乳清蛋白和部分较不耐热的维生素会因高温而有所流失。
奶粉	制造过程中会加热到75~120℃来杀菌，因加工过程较繁复故维生素较容易受到破坏，但因为多半会额外添加强化营养素，所以营养成分不一定会比较低，购买时宜参考营养标示。

D8 | 奶类加工品——酸奶和奶酪的营养有何差异？

营养丰富的牛奶除了可直接饮用外，也常被加工制成酸奶、奶酪等奶类加工品，到底这些奶制品是如何制成的？它们和牛奶又有什么差别？

从牛奶到酸奶及奶酪，市售奶类加工品解码！

奶酪和酸奶都属于细菌发酵食物。酸奶是以生乳、鲜奶或加水的奶粉为原料，先加热牛奶灭菌，等降温后再加入乳酸菌发酵而成。因为乳酸菌能使用牛奶中的乳糖，发酵产生乳酸，且因乳酸的产生降低其酸碱值，让牛奶的蛋白质开始凝聚，最后形成如凝态豆花般的酸奶。原味酸奶口味偏酸，故市售酸奶多半还会加入糖或其他添加剂调味，若不想摄入额外的热量与添加剂的话，最好选购原味酸奶。最近很流行的希腊酸奶则只是多一道过滤步骤，除去了酸奶里面的水分、乳清，获得较浓稠、固态的酸奶（也称为酸奶奶酪）。正也因此，希腊酸奶的蛋白质和乳脂肪含量会比较高，且奶味和口感较浓厚，相对营养密度也比较高。

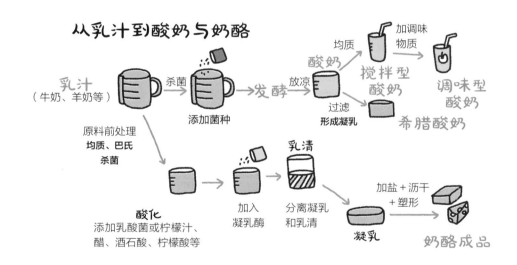

从乳汁到酸奶与奶酪

乳汁（牛奶、羊奶等）→ 杀菌 → 添加菌种 → 发酵 → 放凉 / 过滤 → 酸奶 → 形成凝乳 → 搅拌型酸奶 → 加调味物质 → 调味型酸奶 / 希腊酸奶

原料前处理 均质、巴氏 杀菌

酸化 添加乳酸菌或柠檬汁、醋、酒石酸、柠檬酸等 → 加入凝乳酶 → 分离凝乳和乳清 → 乳清 / 凝乳 → 加盐＋沥干＋塑形 → 奶酪成品

乳糖不耐者也可安心食用的奶制品：奶酪、酸奶

正常的情况下人体可自行制造乳糖酶，将乳糖分解为葡萄糖和半乳糖，但平日若没有喝牛奶习惯的人，会因为身体已习惯性不主动制造乳糖酶，故在喝入牛奶后，可能会因乳糖无法被分解，而导致所谓的乳糖不耐症。奶酪、酸奶因为制造过程中有乳酸菌的参与，能将乳糖分解转化为乳酸，因此这类产品中的乳糖含量很低，有乳糖不耐症的人正常食用并不会出现乳糖不耐的问题。

搅拌型酸奶是将凝固型酸奶均质，打破其凝乳状，让它呈现糊状所获得的液态酸奶。一般市售搅拌型酸奶为了让成品喝起来更顺口、好喝，多半会加入水果、果汁或香料、色素，及糖来调味，另外也会加入果胶来稳定品质，并让酸奶看起来比较浓稠，所以除非是原味无糖酸奶，否则市售酸奶的热量和含糖量都颇高。

奶酪（乳酪）也是以奶类为原料，将原料酸化后，加入凝乳酶让牛奶中的酪蛋白凝结。之后再将固体的凝乳和液体的乳清分开，加盐、塑形后再经60天到数年的时间进行熟成，最后产生乳白色到金黄色的奶酪。天然奶酪里含有许多细菌，这些细菌来自牛奶本身以及奶酪熟化过程，所以奶酪也属于发酵产品，也是因为这些细菌赋予奶酪在发酵熟成后的多重风味变化。在西方，奶酪和葡萄酒一样，都被认为是有生命的食物。

酸奶、奶酪的营养解码！

奶酪相当于浓缩的牛奶，其蛋白质、钙和锌含量为牛奶的8倍多，热量和脂肪为牛奶的5倍多，并富含维生素A、维生素E、维生素B$_2$和维生素B$_{12}$。但因加工过程添加了盐，所以奶酪的钠含量也远高于牛奶，一般奶酪每百克约含550毫克的钠，夹面包的切片奶酪钠含量更接近1600毫克。此外磷含量也比较高，故需要限钠、磷者最好避免食用。

搅拌型酸奶营养则和牛奶差不多，不过因为市售酸奶多半有添加糖及其他添加剂，故糖含量及热量都比较高。相较于喝牛奶，酸奶最大的益处在于可补充乳酸菌等有益菌，获得肠道有益菌的保健功能，例如维持肠道菌群、帮助排便、维持肠道健康，以及降低阴道念珠菌感染等。

○ **基本营养素：**糖类方面，搅拌型酸奶高于奶酪；但其他营养素则是奶酪含量最高。
○ **矿物质：**除钾以外，钙、锌、磷等其他矿物质都是奶酪高于搅拌型酸奶。
○ **维生素：**在维生素A、维生素E、维生素B$_2$和维生素B$_{12}$含量上，奶酪明显含量较为丰富。

奶酪、搅拌型酸奶的营养成分

（单位：100克）

名称	热量（千卡）	粗蛋白（克）	粗脂肪（克）	饱和脂肪（克）	碳水化合物（克）	钠（毫克）	钙（毫克）	锌（毫克）
切片奶酪	309	18.3	23.7	17.5	5.9	1594	606	2.8
切片奶酪（低脂）	241	21.7	13.0	9.4	8.8	1598	598	2.5
刨丝奶酪	323	25.1	22.6	15.8	4.4	548	940	3.9
全脂搅拌型酸奶	90	4.1	3.2	2.1	11.3	52	90	0.5
低脂搅拌型酸奶	73	2.3	1.1	0.7	13.6	30	59	0.4
全脂凝固型酸奶	97	3.1	3.3	2.3	13.6	69	103	0.6

猪、牛、羊，家畜肉类营养如何？

在动物性肉类中，我们接触到猪、牛、羊等家畜肉类的机会远大于鸡、鸭、鹅等家禽，尽管它们都属于富含蛋白质的肉类，但因物种及食用食物不同，造成其营养和脂肪酸组成的差异。到底猪、牛、羊的肉具有什么营养特色？

认识家畜肉类的特色！

相较于主食类、水果类及蔬菜类食物，家畜、家禽和鱼贝海鲜等肉类最大的特色就是富含蛋白质、脂肪，并可补充B族维生素、铁、锌、钾等矿物质。

相较于家禽，猪、牛、羊等家畜肉类因结缔组织较多、饱和脂肪含量较高，故肉质较粗，且较不容易消化。家畜肉类的蛋白质多数介于15%～26.5%，其瘦肉部位所含的蛋白质为完全蛋白，是想补充优质蛋白质食物者的良好选择。脂肪含量则因畜肉部位的不同而有非常大的差异，含量最低的猪后腿瘦肉只有2.3的脂肪，而最高的猪皮则有44%的脂肪，但除少数特例，大部分家畜肉类的脂肪都介于5%～25%，并因脂肪高低而有高脂、中脂、低脂肉类之分。

畜肉脂肪含量多寡会影响肉的风味与口感，脂肪少的肉类质地较硬、风味较差；反之，脂肪含量高的肉类肉质则软而鲜嫩、风味较佳。知名的霜降牛肉就是因富含肌间脂肪，而形成像大理石般的花纹，且由于水分含量低、结缔组织少，所以美味多汁。另外和家禽不同，家畜肉类所含的脂肪主要为饱和脂肪（大部分肉类的饱和脂肪含量介于40%～63%）；至于胆固醇方面，虽然动物性食物均含胆固醇，但家畜肉类除了内脏外，其他部位的胆固醇含量多半低于120毫克/100克，故适量摄取并不需要过于担心胆固醇问题。

猪、牛、羊肉的营养分析！

整体来说，家畜肉类虽然维生素C、叶酸、钙、镁和纤维的含量较低，但却是钾、铁、

家畜VS家禽肉类的差异

（单位：100克）

类别	家畜	家禽
肉质	肉质较粗、不易消化	肉质细嫩、容易消化
脂肪	2.3～34克 多数为饱和脂肪	0.6～28克 多数为不饱和脂肪
蛋白质	蛋白质15%～26.5%	蛋白质16%～23.5%
营养特色	牛、羊肉铁、锌、维生素B_{12}含量较高；猪肉则富含维生素B_1	相较于鹅、鸭、鸡的维生素A、维生素E和烟酸含量较高，铁、维生素B_1、维生素B_2和维生素B_{12}则较低

锌等矿物质及烟酸、维生素B_6等营养素的良好来源。瘦肉是含B族维生素较多的部位，而内脏不仅含B族维生素，且维生素B_{12}、铁的含量非常丰富，另外也含肉类一般较少的营养素——维生素A和叶酸。

整体来说，牛、羊肉的铁、锌、维生素B_{12}含量会较猪肉高，猪肉则富含维生素B_1。每百克猪小里脊维生素B_1含量高达1.2毫克，可完全满足每日的维生素B_1需求，下肩胛肉、大里脊含0.9～1毫克的维生素B_1，其他部位的含量多半也超过0.5毫克，故猪肉可说是我们饮食中维生素B_1的主要贡献者。素食者容易缺乏的维生素B_{12}，则以内脏含量最为丰富，家畜中以猪肝、猪肾、猪心含量最高，其次为牛、羊的里脊肉等瘦肉部位（因为维生素B_{12}是由细菌所合成，牛、羊等瘤胃里的细菌可将草料发酵产生维生素B_{12}，故草食的牛、羊瘦肉所含的维生素B_{12}会比猪肉高）。

动物性食物的铁VS植物性食物的铁

食物中的铁可分为血基质铁（二价铁）和非血基质铁（三价铁）两种，二价铁可在肠道直接吸收，三价铁则需先转化为二价铁才能被肠道吸收。谷类、蔬菜等植物性食物中所含的是三价的非血基质铁，故需要在胃中先被胃酸还原为二价的亚铁离子后才能被身体所吸收，且此过程容易受到其他食物因子，例如草酸、磷酸、植酸、单宁及纤维等的干扰，故非血基质铁的吸收利用率较低。

动物性食物中约四成的铁为血基质铁，其余则是非血基质铁，故动物性食物的铁吸收效率会比植物性食物高。大致上，红肉的颜色越红，所含血基质铁就越多。由于血基质铁人体的吸收利用率较高，故若因缺铁性贫血而需要补铁，以动物性食物补铁会比植物性食物更有效率。

常见家畜肉类的营养成分

（单位：100克）

名称	热量（千卡）	粗蛋白（克）	粗脂肪（克）	饱和脂肪（克）	碳水化合物（克）	胆固醇（毫克）	铁（毫克）	锌（毫克）
猪后腿肉	123	20.4	4.0	1.5	0.4	58	1.0	2.6
猪肩胛肉	295	16.5	24.8	9.8	0.0	71	0.9	2.4
猪小排	287	18.0	23.3	9.6	0.0	78	1.0	2.4
牛后腿肉	122	19.4	4.3	2.2	3.7	59	2.8	6.0
牛去骨肩胛小排	233	16.9	17.9	7.6	1.2	74	2.6	6.4
牛带骨小排	360	13.1	33.7	15.4	0.4	67	1.7	4.7
山羊带皮肉块	164	20.3	8.6	4.3	3.4	83	1.5	4.0
山羊后腿肉火锅片	170	18.9	9.9	5.2	0.1	79	3.0	3.8

Question D10 | 鸡、鸭、鹅，家禽肉类营养特色？

不同于猪、牛、羊肉的肌肉颜色偏红，家禽肉类因肌红蛋白含量较少而被归为白肉。到底鸡、鸭、鹅等家禽肉类和猪、牛、羊等家畜肉类营养上有何不同？而同样是家禽，鸡肉和鸭肉、鹅肉间的营养又有什么差异呢？

认识家禽肉类的特色！

家禽和家畜一样都是我们饮食中主要的蛋白质来源，蛋白质含量约介于16%～23.5%，脂肪则以不饱和脂肪酸为主，热量略低于家畜，且和家畜一样也是铁、锌、钾等矿物质与B族维生素的来源食物。

禽肉胆固醇介于每百克71～96毫克之间，比家畜肉低。脂肪含量则因部位而有极大的差异，以鸡为例，除去脂肪含量最高的鸡尾椎（52.4%）和最低的鸡里脊肉（0.6%）外，大部分的脂肪含量介于2%～30%间。家禽因为结缔组织较少、肌肉纤维较细，并含较多的不饱和脂肪，且脂肪均匀分布全身，故肉质较猪牛羊等细嫩、容易消化。

在心、肝、胗这三个内脏中，肝脏营养最丰富，心脏次之但脂肪含量最高（约为肝脏的4～5倍），胗因为是家禽的消化器官（砂囊），故营养逊于心和肝。家禽肝脏均含有丰富的维生素A、叶酸、维生素B₂等营养素；鹅肝营养最为丰富，除这些营养外还富含钾、铁及维生素B₆。胗的脂肪低于心、肝，但蛋白质只略低于肝，故具有高蛋白、低热量（每百克仅有90～95千卡，只有肉的五到六成）的特点，另外铁、锌含量也略高于肉类。大致上家禽内脏的胆固醇会高于肉类，其中以肝脏胆固醇最高，介于343～382毫克，心和胗次之，介于150～200毫克，所以需限制胆固醇摄取者最好少吃家禽肝脏。

鸡肝、鹅肝营养大PK

鹅肝

每百克热量123千卡 / 胆固醇383毫克
- 含量超过每日需要量的营养素：钾（1237毫克）、铁（44.6毫克）、维生素A（46004国际单位）、维生素B₂（2.24毫克）、维生素B₆（1.5毫克）、维生素B₁₂（64.1微克）、叶酸（989微克）
- 其他含量较高的营养素：锌（5.4毫克）

鸡肝

每百克热量111千卡 / 胆固醇343毫克
- 含量超过每日需要量的营养素：维生素A（133814国际单位）、维生素B₂（2.37毫克）、维生素B₁₂（29.8微克）、叶酸（708微克）
- 其他含量较高的营养素：铁（3毫克）和锌（3.7毫克）

鸡、鸭、鹅肉的营养分析！

鸡是我们平日最常接触到的家禽肉，每百克鸡肉的热量介于104～230千卡，含15～24克蛋白质，54～115毫克胆固醇。不同于猪、牛等家畜肉里含大量脂肪（肌间脂肪），家禽肉类的脂肪主要存在于皮及皮下组织，脂肪含量介于0.6～16.8克间，依部位不同而有很大差异，例如里脊肉和去皮鸡胸肉脂肪低于1克，鸡翅则介于15～17克。

鸡内脏（心、肝、胗）中以鸡肝营养价值最高，每百克维生素A含量为每日需要量的67倍，维生素B_{12}为12.4倍、叶酸为1.8倍。另外，鸡肝和鸡心都是维生素B_2的良好来源，可满足每日营养需求。在三种家禽肉中，鸡肉的铁、维生素B_1、维生素B_2和维生素B_{12}较低；但维生素A、维生素E和烟酸较其他两者高。

同样为家禽，鸭肉和鹅肉脂肪与热量分布大致相同，翅大于腿，腿大于胸肉。鹅肉（含胸肉、腿肉）每百克热量介于120～187千卡，蛋白质含量和鸡肉差异不大，是钾、铁、锌、B族维生素良好来源，但钙、镁等其他营养素含量较低。鹅的内脏中同样以肝、心的营养较佳，所含的维生素B_{12}、铁均比鸡肝还高，且鹅肝除了铁和维生素B_{12}外，也富含维生素A、维生素B_2、维生素B_6、叶酸、钾和锌等营养素。鸭肉的脂肪、饱和脂肪均高于鹅，热量是三者中最高者，在营养素方面，铁、锌及维生素A、维生素B_1含量较好。

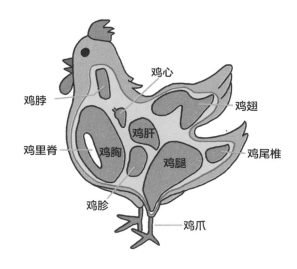

鸡脖　鸡心　鸡翅　鸡里脊　鸡肝　鸡胸　鸡腿　鸡尾椎　鸡胗　鸡爪

常见鸡肉不同部位的营养成分

（单位：100克）

名称	热量（千卡）	粗蛋白（克）	粗脂肪（克）	胆固醇（毫克）
鸡翅平均值	229	18.1	16.8	115
鸡排平均值	183	17.1	12.2	66
鸡腿平均值	157	18.5	8.7	97
去皮鸡肉平均值	119	23.3	2.1	62
去皮鸡胸肉（肉鸡）	104	22.4	0.9	57
里脊肉平均值	109	24.2	0.6	54
鸡心（肉鸡）	190	13.3	14.8	150
鸡肝（肉鸡）	111	18.8	3.5	343
鸡胗（肉鸡）	89	16.6	2.0	204

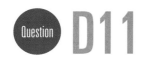

海鲜肉类大比拼！鱼贝海鲜营养又有何特别？

海鲜种类繁多，包括深海鱼、浅水鱼，贝、螺、乌贼等软体动物，以及虾、蟹等甲壳类，因为生长于海里，所以肉质与营养和陆地动物差异极大；而即使同样为海洋生物，但因种类不同，营养也有所差异。

海洋生物与陆地生物的差异

鱼贝海鲜和家禽、家畜同样都是蛋白质含量丰富的食物，且含多种维生素与矿物质。海产类食物最大的营养特色就是富含碘、ω-3脂肪酸，且脂肪以不饱和脂肪酸为主，故海鲜极容易氧化腐败、产生怪味而不宜久置。除少数例外，大部分海产食物的维生素和矿物质含量均略逊于陆地生物。

鱼类大多数是间歇性游泳，因此富含白肌而让肌肉呈现白色；金枪鱼游泳时间较持久，故有较多红肌。不同于陆地动物，鱼类的肌肉为层状结构，且结缔组织稀疏脆弱，所以鱼肉的肉质非常软嫩、容易分解，煮熟后只要用筷子即可轻易拨开。另外，除部分高脂鱼类、鱼卵、腹肉或加工制品例外，包括虾、蟹、螺、贝等大部分的海洋生物，脂肪和热量都低于家禽、家畜等陆地动物。

鱼贝海鲜营养解码

鱼类种类繁多，且因深海、浅水、洄游类型及品种等不同，造成其肌肉和脂肪含量差异极大，例如鲭鱼含39.4克的脂肪、14.4克蛋白质，而大目鲔仅含0.1克脂肪，却有24克蛋白质。鱼的脂肪主要分布于皮下及分隔肌节的结缔组织中，鱼肚通常是最肥的部位，脂肪丰厚、肉质肥嫩；鱼的背脊部位则肌肉层丰厚、肉质软嫩，鱼头骨多肉少；鱼皮富含胶原蛋白与脂肪。整体来说，鱼类的矿物质表现较维生素好，在维生素中，仅维生素B_{12}含量较高。鱼卵、鱼肝营养很丰富，但胆固醇相对也较高，深海鱼的鱼肝因富含维生素A和维生素D，而被用来制作鱼肝油补充品。鱼干等加工鱼类制品因水分少、营养较浓缩，故部分营养素含量非常高，例如小鱼干、丁香鱼脯含丰富的铁、钙、钾、锌、维生素B_{12}等营养素，但钠、

健康吃海鲜，饮食要注意！

尽管鱼贝海鲜营养丰富，但容易被寄生虫或细菌、病毒和环境毒素等有害物质所污染，而危害身体健康，故摄取时要特别小心。

✓ **有毒重金属、二噁英与多氯联苯等化学污染物**，会在进入海洋后累积在海洋生物体内，故最好选择小型鱼等食物链底端的海洋生物，并尽量避免摄取脂肪部位来降低风险。

✓ **致病的微生物与寄生虫**可能会寄生在海洋生物上，幸运的是一般只要100℃即可杀死大部分的细菌、寄生虫与病毒，故最好避免生食或吃没有完全煮熟的鱼、贝、虾、蟹，以降低感染的风险。

鱼贝海鲜类的营养特色

（单位：100克）

	鱼类 （深海鱼及浅水鱼）	甲壳类 （虾、蟹等）	软体动物类	
			蛤、螺等螺贝类	章鱼、乌贼等
热量	56～417千卡	40～122千卡	21～96千卡	57～100千卡
蛋白质	大多18～32克	8.8～22.3克	4.4～21.5克	12～20克
脂肪	0.1～39.4克 （大部分10～20克）	0.1～6.1克	0.1～1.6克	0.6～1.5克
饱和脂肪酸 单不饱和脂肪酸 多不饱和脂肪酸	11%～54% 12%～73% 6.1%～77%	大部分17.5%～49% 19%～60% 大部分27%～51%	21%～47% 14%～35% 24%～56%	36%～43% 10%～21% 43%～52%
胆固醇	除鱼卵（>600毫克）、小鱼干、鲔仔鱼等少数鱼外，大部分鱼类的胆固醇低于100毫克	大部分胆固醇高于150毫克，其中最高的是虾米、虾干（>600毫克）及虾皮（426毫克）	介于16～124毫克，其中螺最高（>100毫克），牡蛎次之（55～63毫克），蛤最低（16～70毫克不等）	介于183～337毫克，锁管含量最高（>316毫克）

说明 鱼类种类繁多，且因深海、浅水，及类型、品种等不同，而造成彼此间差异非常大，所以上述数值的范围非常广（上述为新鲜鱼贝海鲜的营养特色，不含内脏与加工制品）。

磷同样也很高。

虾、蟹的外骨骼内是柔软的肌肉与内脏，虾内脏少肌肉多，蟹则刚好相反，其瘦肉组织和鱼一样为白肌，但结缔组织较鱼类多，故肉质扎实有弹性。虾、蟹热量和脂肪较鱼类低，富含维生素B_{12}，但其他维生素表现则不突出，大部分虾、蟹每百克的维生素B_{12}含量足以满足身体的每日需求。矿物质方面，红鲟含锌最高（10.3毫克），虾皮、虾米、虾干则富含钙、钾、铁等营养素。

螺、蛤等螺贝类及头足纲的章鱼、乌贼等软体动物的特色是没有骨骼，它们的脂肪和热量是海鲜中最低的，且富含不饱和脂肪酸。贝类营养丰富，肉质鲜美可口，维生素B_{12}含量非常高，台湾蚬每百克含84.2微克，为每日需要量的35倍，文蛤含50.5微克，牡蛎含量也超过25微克。此外也富含铁、锌，其中沙蛤铁含量最高，每百克有25.7毫克，而九孔、黑齿牡蛎和文蛤等也是富含铁的好食物；锌则以生蚝含量最高（15.5毫克），其次为牡蛎（10.6～12.8毫克）。头足纲的章鱼和乌贼营养素逊于贝类，矿物质方面仅章鱼铁含量稍高一点（6.1毫克），维生素方面也仅有维生素B_{12}含量好一点，多数每百克含量在1.1～6.7微克。

干豆、豆荚、豆仁，所有的豆类都很有营养吗？

豆类因富含营养，常被归类为营养健康的好食物。其家族成员繁多，从黄豆、黑豆，到红豆、绿豆、四季豆、豌豆等都是。但并非所有豆类营养都一样，有些豆类属于淀粉类，有的属于肉类或蔬菜类，到底豆类该怎么吃、怎么挑才对？

认识豆科食物

豆科植物和一般植物最大不同的地方在于富含蛋白质。之所以如此是因为豆科植物和特定土壤的细菌（根瘤菌）有共生的关系，这些细菌会侵入豆科植物的荚果根部，把空气中的氮转化为植物能直接使用的物质，用来制造氨基酸，再合成蛋白质。这也是为什么红豆、绿豆等干豆类的蛋白质含量会比小麦和稻米等主食类高出2～3倍的原因。因此豆类可作为替代品来取代动物性肉类，并成为主要的植物性蛋白质来源食物。除此之外，因豆科植物有着储存豆子发育所需的营养仓库（称为子叶，相当于谷类的胚乳），故大部分豆类的糖含量也不低，即使属于肉类的黄豆和黑豆，也有近三成是糖类。

豆类依水分含量高低，可分为干豆类和新鲜豆类两大类，干豆类因水分含量低，故相对热量较高，每百克有330～390千卡，但营养密度同样也高，富含蛋白质、糖类、纤维，以及钾、镁、铁、锌等矿物质。其中属于肉类的干豆（例如黄豆、黑豆）脂肪含量较高，属于主食类的干豆（例如红豆、绿豆等）则淀粉含量较高。新鲜豆类因水分高所以相对热量也较低，带荚的豆类（例如四季豆、豌豆荚等）营养组成和一般蔬菜差不多，故属于蔬菜类；豆仁（豌豆仁、毛豆仁等）营养密度高于豆荚类，也富含蛋白质、糖类、纤维，虽然矿物质含

热量大不同！认识常见豆类的食物分类

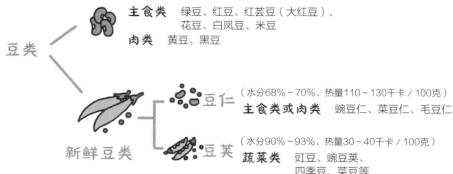

干豆类（水分10%～15%、热量330～390千卡/100克）

主食类 绿豆、红豆、红芸豆（大红豆）、花豆、白凤豆、米豆
肉类 黄豆、黑豆

豆类

新鲜豆类

豆仁（水分68%～70%、热量110～130千卡/100克）
主食类或肉类 豌豆仁、菜豆仁、毛豆仁

豆荚（水分90%～93%、热量30～40千卡/100克）
蔬菜类 豇豆、豌豆荚、四季豆、菜豆等

说明 肉类豆是指这类豆子中的蛋白质含量可以和肉类比较作为替代品，但其他营养素和肉类还是有很大区别的。而主食类豆是指淀粉含量较高的豆类，可以替换粮食。

量逊于干豆类，但也属于营养价值高的食物。总结来说，豆类食物营养好，故非常值得把它纳入每日饮食中，来提升纤维、矿物质的摄取。

常见豆类的营养分析！

- **基本营养素：**①干豆类②豆仁③带荚豆类。蛋白质和脂肪方面，黄豆、黑豆等肉类干豆类含量较高；糖类方面则是红豆、绿豆等淀粉类干豆类含量较高。

- **纤维：**①干豆类②豆仁③带荚豆类。每百克干豆类约有 15 ～ 23 克的纤维，其中白凤豆、青仁黑豆和大红豆的纤维含量都超过 20 克。

- **矿物质：**①干豆类②豆仁③带荚豆类。干豆类是非常好的钾、铁、镁、锌等矿物质的来源，非常适合高钾饮食、贫血者食用。

- **维生素：**相较于矿物质，大部分豆科植物的维生素含量都不凸显，仅少数例外，例如绿豆叶酸含量很高，可满足每日的需求，红豆和大红豆较低，但也可满足每日饮食 25% ～ 40% 的需求；黄豆整体的维生素含量都不错，为豆类中表现最好者。

常见豆类的营养成分

（单位：100克）

名称	热量（千卡）	粗蛋白（克）	粗脂肪（克）	碳水化合物（克）	膳食纤维（克）	钾（毫克）	钙（毫克）	铁（毫克）
黄豆	389	35.6	15.7	32.9	14.5	1667	194	6.5
绿豆	344	22.8	1.1	63.0	15.8	948	108	5.1
红豆	328	20.9	0.6	61.5	18.5	1203	87	7.1
白凤豆	348	27.4	2.8	56.4	22.7	1044	137	4.0
豌豆仁	123	9.2	0.4	21.7	7.5	372	39	2.1
豇豆（荚）	35	2.4	0.1	6.2	2.3	171	35	0.7
四季豆	30	1.7	0.2	5.3	2.0	193	40	0.6
豌豆荚	41	2.9	0.2	7.1	3.2	118	49	1.0

● ● ● ● ● ● ● ● ● 豆类食用指南，部分慢性病患者吃豆类时要小心！● ● ● ● ● ● ● ● ●

对一般人来说，豆类是营养丰富的好食物，但再怎么好的食物，吃的时候也有要留意的地方。虽然豆类富含蛋白质，但并非所有蛋白质都等价，豆类中只有黄豆蛋白质品质比较好（氨基酸评分指数PDCAAS为0.91），其他豆类因必需氨基酸甲硫氨酸、色氨酸含量较低，故氨基酸评分指数只有0.6左右。因此，以植物性蛋白为主的素食者或需要限蛋白的肾病患者，若要吃豆类最好还是以黄豆为主。

此外，豆类磷、钾含量很高，故需限磷、钾的肾衰竭病患不宜吃干豆类，不过带荚的豆科（属于蔬菜类）磷、钾、蛋白质含量均不高，还是可以适量摄取。最后，豆类一般嘌呤含量比较高，其中黄豆属于高嘌呤食物，一般豆荚和干豆则属于第二组的中嘌呤食物，故若有尿酸过高而需控制嘌呤者，也要留意豆类食物的摄取（可参考附赠小册子）。

多吃蔬果多健康，水果到底有什么营养？

在大部分人的观念里，水果是健康的好食物，只要看到水果就觉得比较营养、健康，市场上常看到水果加工品，例如蔓越莓干、蔬果脆片、手工果酱、水果酸奶等，真的有那么营养、健康吗？

解析水果的营养特色！

水果一般是由花朵的子房部位发育而来，内含植物的种子，为了吸引动物食用，帮忙将果实中的种子带往其他地方，水果一般具有亮丽色彩、会散发独特芳香、具有高糖分，并在成熟时果实会变软且变得美味香甜。所以水果的果皮多半富含抗氧化植化素，例如红色的番茄红素，黄橙色的叶黄素、胡萝卜素，紫色的花青素等，果肉则富含糖。

水果（及蔬菜）是身体抗氧化营养素重要的来源食物，其抗氧化能力来自蔬果所含的植化素，及维生素C等抗氧化维生素。基本上，颜色越深，抗氧化的能力就越高，例如紫色高于橙色、橙色高于黄色；而同样是绿色，深绿色高于浅绿色。除提供抗氧化保护外，蔬果还含有两大肉类罕见的营养素——维生素C和纤维，当然，它们也含矿物质、维生素等营养素。相较于蔬菜，不需要烹调就可食用的水果，可以保留更多的食物营养，特别是怕热、怕光的维生素C，所以新鲜水果的确是营养健康的食物。

水果该如何挑选比较好？

在三大营养素中，水果主要提供的营养素为糖类，因此有血糖问题、糖尿病患者或需要限制糖类摄取者，须留意水果的摄取量。除榴莲、百香果和释迦外，大部分水果蛋白质和脂肪的含量都很低，八成的水果蛋白质低于1克；而除牛油果、榴莲、百香果和柠檬外，大部分水果的脂肪都低于0.3克。

水果可提供维生素C、纤维、植化素及维生素、矿物质等营养素，虽然它们大部分含量并没有特别高，但因水果一般一个就有一两百克重，以一天2～4份水果的摄取量来看，水果不失为一个良好的营养素补充来源。

选购水果时要特别小心热量与加工水果的问题。有些水果热量很高，若没留意份量，可能

大部分水果加工品一定看得到的添加物——糖！

糖几乎可见于所有水果加工品中。这是因为水果富含水分，大部分水果含八到九成的水，番茄更是其中之最，我们常见的红色大番茄水分含量高达94.5%。由于水是相当好的溶剂，可以溶解各种有机或无机的营养成分，故水分含量高的食物，在温度适当的情况下（例如室温），很容易造成微生物快速大量繁殖，而让食物腐败。所以高水分含量的水果，可以冷冻、冷藏等低温方式来保存，或靠干燥、盐渍或糖渍等方法来降低水分活度，避免细菌繁殖。这也是为什么那些存放于常温下的果干、水果脆片、蜜饯、水果果酱等水果加工制品会添加大量糖的原因。

会摄取过多的热量而发胖。市场上的水果加工制品多半额外添加了糖、油、盐等来调味，所以热量会增加，但营养含量却降低。举例，许多水果加工品会经脱水处理，这意味着水溶性B族维生素、维生素C会有部分流失；去皮处理会减少矿物质含量；让原料暴露在空气与阳光下，则会造成部分营养素被氧化及紫外线破坏。故想获得水果的健康益处，最好吃新鲜、原型的水果。

水果热量速览表

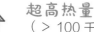

超高热量
（＞100千卡／100克）
带壳龙眼干（279千卡）、黑枣、红枣（227～230千卡）、
柿饼（196千卡）、榴莲（136千卡）
南华蕉（124千卡）、小芭蕉、牛角蕉（102～111千卡）
蛋黄果（106千卡）、释迦（102～104千卡）

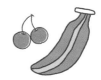

高热量
（60～100千卡／100克）
红／黑／紫色葡萄、
荔枝、龙眼、樱桃、牛心柿、梨（青皮）、加州蜜李、百香果、石
榴、北蕉、苹果蕉、牛油果

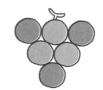

中热量
（41～60千卡／100克）
芒果、菠萝、苹果、雪梨、梨山蜜梨、西洋梨（黄皮＆红皮）、脆桃、
玫瑰桃、加州、红李／青李、李子（青皮＆红皮）、蜜李、橙子、
桶柑、沃柑、印度枣、蜜枣、甜柿、猕猴桃、火龙果、绿葡萄

低热量
（＜40千卡／100克）
瓜类（西瓜、哈密瓜、香瓜、木瓜等）、芭乐（泰国芭乐、土芭乐、
牛奶芭乐、无子芭乐）、杨桃、莲雾、枇杷、草莓、番茄、葡萄柚、
文旦、柚子、椪柑、柠檬、白油桃、水蜜桃；黄肉李、红肉李、香
水李；幸水梨、丰水梨

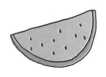

常见水果维生素C含量

1	枣（鲜）	243毫克	6	木瓜	43毫克
2	猕猴桃	62毫克	7	荔枝	41毫克
3	山楂	53毫克	8	金橘	35毫克
4	草莓	47毫克	9	橙	33毫克
5	香蕉	43毫克	10	柿	30毫克

蔬菜具有高纤维、低热量的特点，并含维生素、矿物质及多种有益健康的植化素，但到底哪种蔬菜比较营养、健康？市场上那么多的蔬菜，又该怎么挑、怎么买才好？

蔬果健康原则：蔬果579、彩虹原则

蔬菜和水果同样是饮食中主要的纤维、维生素C、维生素A和植化素来源，相较于水果，蔬菜含更多的蛋白质、铁、钾、钙等矿物质，并富含叶酸、维生素C等营养素。只是蔬菜需经烹调处理，所以实际摄取时营养可能会有部分流失。目前对蔬果的建议摄取原则：蔬果579及彩虹原则。简单地说，就是每天摄取5~9份蔬果，并尽量像彩虹般摄取不同颜色的蔬果，以获得广泛且足量来自不同蔬果的植化素，促进身体健康。

七类不宜错过的健康蔬菜！

1 **十字花科蔬菜：例如花椰菜、卷心菜、白菜、小白菜、各种甘蓝菜等**

富含甲硫氰酸盐、吲哚、萝卜硫素等含硫营养素，能帮助肝脏解毒，具有抗癌作用。部分深绿色蔬菜例如花椰菜、甘蓝菜还含叶黄素、玉米黄质和叶绿素等具抗氧化作用，及有助眼睛健康的营养素。大部分十字花科蔬菜热量都很低，介于15~25千卡/100克，且富含钾、维生素C等营养素。

2 **深绿色叶菜：例如菠菜、番薯叶、芥蓝菜、苋菜、空心菜等**

深绿色蔬菜一般除叶绿素外，也富含类胡萝卜素，例如β-胡萝卜素、叶黄素等，故具有抗氧化作用，对眼睛很好。另外，此类蔬菜也是蛋白质、纤维、钾、钙、铁和维生素A的良好来源。

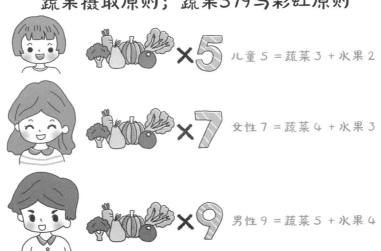

蔬果摄取原则：蔬果579与彩虹原则

儿童 5 = 蔬菜 3 + 水果 2

女性 7 = 蔬菜 4 + 水果 3

男性 9 = 蔬菜 5 + 水果 4

③ 胡萝卜

最大的特点就是富含胡萝卜素。其中β-胡萝卜素在体内可转化成维生素A，能促进眼睛、皮肤、黏膜等组织的健康，并具有抗氧化作用；而α-胡萝卜素除抗氧化外，还具有抗癌特性。只要100克胡萝卜就可满足每天维生素A需求的4.5～7倍，故相当值得把它列入每日饮食中。

④ 番茄

大番茄热量很低，每百克只有20～25千卡。小番茄因蛋白质和糖类含量较高，热量略高于大番茄，且纤维、钾、钙、镁、维生素A、维生素B_6、维生素C及番茄红素等营养也都比大番茄高。番茄是饮食中主要的番茄红素来源，不仅新鲜番茄有，番茄制品也富含抗氧化、抗癌的番茄红素。

⑤ 葱蒜属蔬菜：例如大蒜、葱、洋葱等

其特殊气味来自丙烯硫化物、蒜素等有机硫化物，具抗菌、抗氧化、抗癌等功能，其中大蒜因含硫比例高，故也常被视为健康食物或作为营养保健品食用。葱蒜属中，大蒜富含蛋白质和糖，故热量较高；洋葱富含有助于菌繁殖的果寡糖，所以吃起来较甜；葱热量最低，是钾及β-胡萝卜素的良好来源。

⑥ 菇类：例如香菇、金针菇、杏鲍菇、草菇等，及木耳、银耳等

菇类富含免疫多糖体，能刺激免疫系统，并具有抗癌作用。新鲜菇类热量很低，蛋白质（除木耳和银耳比较低外）、纤维、钾、番茄红素等营养素含量颇丰，可说是营养又健康的好食物。

⑦ 藻类：例如海带、裙带菜、紫菜（海苔）、发菜及洋菜等

富含多糖，裙带菜、海带等褐藻类更含有具抗癌功能的褐藻糖胶而闻名。新鲜海藻的热量、脂肪都很低，富含纤维。干燥海藻因脱水浓缩，故热量与营养密度相对较高，其中蛋白质、纤维、钾、钙、铁、锌等营养素含量特别丰富；寿司海苔片和干海带更富含维生素A。藻类也富含碘，故需限碘者不宜食用。虽然部分藻类也富含维生素B_{12}，但所含的是维生素B_{12}类似物，无法直接在体内发挥真正维生素B_{12}的功能。

常见蔬菜所含的植化素

名称	营养特色
十字花科蔬菜	富含异硫氰酸盐、吲哚、萝卜硫素等含硫营养素；部分深绿色蔬菜还含叶黄素、玉米黄质和叶绿素
葱蒜属蔬菜	含丙烯硫化物、蒜素等有机硫化物及类黄酮类、酚类植化素；大蒜、洋葱还含皂素
胡萝卜	含α-胡萝卜素、β-胡萝卜素、β-隐黄质等类胡萝卜素及芹菜素等
番茄	含番茄红素、叶黄素、β-胡萝卜素、酚酸等
深绿色蔬菜	含叶绿素、叶黄素、玉米黄质等类胡萝卜素
菇类	富含β-葡聚糖、甘露聚糖和几丁质等多糖及三萜类
藻类	富含藻类多糖、叶绿素、胡萝卜素、叶黄素等

除了可生食的水果及少数可不用油烹调的菜肴外，几乎我们所吃的食物都需要用油来烹饪。但那么多油品，从便宜的大豆油，到昂贵的橄榄油，甚至还有添加ω-3脂肪酸或具有保健功能油品。这么多种油到底该怎么挑、怎么买才对?

动物油、植物油，哪个比较好?

油脂是由甘油和长链脂肪酸所构成的，当进入体内后会被分解为甘油和脂肪酸，脂肪酸会被身体用来作为细胞膜等身体组织的建材，或作为能量，供身体细胞使用。因此一个油脂的好坏主要是由其脂肪酸组成决定，例如鱼油之所以好，是因为富含ω-3脂肪酸，橄榄油之所以适合用于烹饪，是因为富含单不饱和脂肪酸。

饱和脂肪酸因分子间结构较紧密而会使外观呈固态，故富含饱和脂肪酸的油品，例如猪油、牛油等大部分动物油（鱼油例外）在室温下会呈固态；不饱和脂肪酸因分子间距较大，外观会呈液态，所以富含不饱和脂肪酸的植物油（椰子油例外）在室温下会呈液态。因此，一般提到动物油和植物油哪个好，其实讲的是饱和脂肪酸与不饱和脂肪酸哪个好。事实上哪个比较好并没有定论，因为每种脂肪酸都有其重要的生理功能，没有绝对的好坏，例如饱和脂肪酸虽然会造成胆固醇上升，但耐高温而不易产生自由基，而有助于防癌、降低自由基造成的损伤。故油品的好坏不在于是动物油还是植物油，而是用对油还是用错油。

做菜要用什么油?

买什么油比较好要视其用途来决定，如果你是直接吃，或凉拌沙拉及蔬菜，因不需加

常见油品的营养分析

（单位：100克）

名称	热量（千卡）	粗脂肪（克）	维生素A（国际单位）	维生素E（毫克）	亚油酸（ω-6脂肪酸）（%）	α-亚麻酸（ω-3脂肪酸）（%）	胆固醇（毫克）
猪油	890	99.7	344	0.95	14.5	0.8	111
大豆油	884	100.0	0	15.4	53.1	6.8	0
椰子油	883	99.9	0	0.46	1.7	0	—
橄榄油	884	100.0	249	17.1	8.7	0.7	0

说明 油脂在三大营养素中仅含脂肪，不含蛋白质和糖类。而常见油脂中，饱和脂肪酸含量最高的是椰子油（占90.2%），其次为猪油（约40%），大豆油和橄榄油等只有16%左右。单不饱和脂肪酸含量最多的是橄榄油（74.3%），其次为猪油（44.3%），而大豆油则含较多的多不饱和脂肪酸（60%）。

热，故使用添加具抗发炎功能的ω-3脂肪酸油品，或冷压初榨、保留较多营养的油品当然比较好。但如果油脂是用于煎煮炒炸等高温烹调，那么就要从发烟点来挑选较耐高温的油品，避免高温造成脂肪酸氧化，产生自由基及有害物质。

一般来说，含饱和脂肪酸较多的油品（例如动物油等）或富含单不饱和脂肪酸的油品（例如橄榄油、茶油等），其脂肪酸较不易被氧化，故较能耐高温；而富含多不饱和脂肪酸的植物油则不耐高温。不过植物油若通过精制过程可提高发烟点，让它可用于煎煮炒炸等高温烹调，所以市面上那些标示可煎煮炒炸的植物油，多半都是精制植物油。

总结来说，需不需要买标榜额外添加ω-3脂肪酸或诉求健康的烹调用油，取决于你的烹调习惯。若习惯以高温来烹调食物的话，这些油中珍贵营养素会在高温烹调时被破坏掉，还不如购买一般的精制植物油或耐高温的饱和油脂；反之，若是用在凉拌沙拉、水煮等低温烹调上，那么买这些附带有额外营养素的油脂才会有价值。

不同烹调方法适用的油品一览表

大豆油	椰子油	猪油	橄榄油
发烟点	发烟点	发烟点	发烟点
160～232℃	177～232℃	188℃	191～230℃
（未精炼）（精炼）	（冷压初榨）（精炼）		（冷压初榨）（精炼）

100℃　　　　　　　　　　200℃

烹调温度	凉拌 （＜49℃）	水焯 （约100℃）	中火炒 （约163℃）	大火炒、煎、炸 （约190℃）
适合油脂	所有植物油	所有未精炼植物油，如亚麻籽油等	冷压初榨椰子油、猪油、芝麻油、大豆油、玉米油等	橄榄油、茶油、澳洲坚果油、葡萄子油（精制）或其他精炼植物油

说明

1. 当油脂加热到特定温度时，油脂会被分解为甘油和脂肪酸，此时油脂会开始冒烟、变质、裂解成刺激性的小分子化学物质，产生自由基危害身体健康，这个让油脂开始冒烟的温度，就称为该油脂的发烟点。简单地说，超过发烟点会让油品产生有害物质，所以购买烹调用油时要参考油品的发烟点。
2. 油脂的发烟点会受到原料、榨油方式、等级、制程等而异，由于同种油品可能有不同制程与等级，故发烟点也会有所不同（上表仅供参考，真正发烟点请询问所购买的品牌）。

每天一把坚果真的是好主意吗?

坚果在大部分人的印象中属于营养健康的好食物,坚果包括开心果、腰果、核桃、花生、瓜子等。到底吃坚果有何好处,每天吃一把真的好吗? 坚果又该怎么选、怎么吃才对?

坚果营养知多少?

坚果种子类食物富含有助维持健康血胆固醇的不饱和脂肪酸,及镁、钾、铜、硒等与心血管健康相关矿物质;且部分坚果也是维生素E及ω-3脂肪酸的良好来源,让坚果素以有益心血管健康而著称。坚果不仅是蛋白质、膳食纤维的良好来源,且矿物质含量相当丰富,特别是锰、铜、锌、铁、镁、钾、磷等矿物质的量,可满足大半身体每日的营养需求,但在维生素方面,除少数坚果外,大部分坚果的含量都不高。

基本上,在适量摄取下,可以从坚果中获得很多营养素,帮助维持身体健康。会特别强调适量,是因为坚果脂及热量非常高,除花生、瓜子和腰果的脂肪含量低于五成外,大部分坚果脂肪都在五到七成间,故每百克坚果就有500～600千卡,而夏威夷果热量更高达720千卡。因此只要吃20克坚果(约10颗腰果或14颗杏仁果)就有100～150千卡热量,虽然坚果营养价值很好,但还是要适量摄取。

坚果营养解码,教你正确挑选坚果!

坚果富含植物性蛋白质,除夏威夷果蛋白质含量较低外,大部分坚果的蛋白质都超过15%,西瓜子更高达30%左右,其含量并不比家禽、家畜低。从蛋白质品质来看,坚果中蛋白质品质最好的是南瓜子,其次是开心果和腰果;花生和葵花子蛋白质品质略差,再来则是核桃、榛果和胡桃;最差的则是夏威夷果和杏仁果。

坚果也含不少的糖,其中腰果含量最高,每百克约含35克的糖,核桃和松子仁比较低。除了此两者外,大部分的坚果糖类都在15～20克。因为坚果同时富含蛋白质、脂肪及纤维,故除腰果升糖指数GL(=15)较高,属于中GL食物外,大多数坚果均属于低GL食物,其GL值介于0～5,糖尿病或需要控制血糖者可安心食用。

● ● ● ● ● ● ● ● ● ● ● 坚果,每天吃多少才适当? ● ● ● ● ● ● ● ● ● ● ●

坚果对健康的益处,特别是在心血管健康方面,已获得多项研究证明。这些有关坚果健康的研究多半以每日30或40克摄取量来做实验的,但坚果热量不低,30克坚果就有155～210千卡热量,故除非是想要增胖或需要大量热量摄取的人,否则每天都吃一把坚果的话,可能会造成体重的增加。因此,建议用取代方法来吃坚果(即吃坚果同时减少饮食中油脂的摄取),才适合每天吃30克,否则在未限制原本饮食脂肪摄取状态下,每日坚果摄取量最好不要超过10克。另外,需要限蛋白、限磷、限钾、限钠者,要避免选择这些营养素含量高的坚果。

常见坚果营养比一比

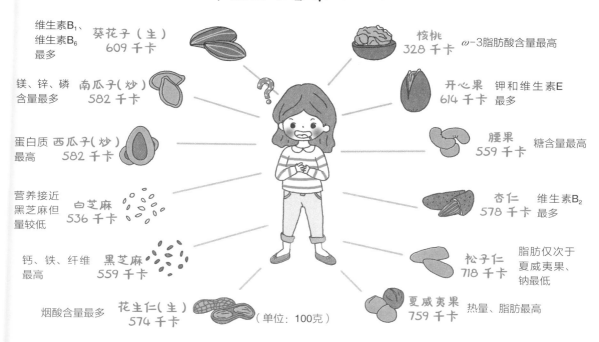

维生素B$_1$、维生素B$_6$最多　葵花子（生）609 千卡

镁、锌、磷含量最多　南瓜子（炒）582 千卡

蛋白质最高　西瓜子（炒）582 千卡

营养接近黑芝麻但量较低　白芝麻 536 千卡

钙、铁、纤维最高　黑芝麻 559 千卡

烟酸含量最多　花生仁（生）574 千卡

核桃 328 千卡　ω-3脂肪酸含量最高

开心果 614 千卡　钾和维生素E最多

腰果 559 千卡　糖含量最高

杏仁 578 千卡　维生素B$_2$最多

松子仁 718 千卡　脂肪仅次于夏威夷果、钠最低

夏威夷果 759 千卡　热量、脂肪最高

（单位：100克）

特别要提醒的是坚果不仅富含蛋白质，许多坚果（例如瓜子）还含大量的钾、磷等矿物质，所以肾功能衰竭者吃坚果时要特别留意，勿大量食用。特别是市面上所销售的坚果为求好吃，有时会额外添加蜂蜜与糖等来调味，故若选购的并非原味坚果时，宜阅读营养标示，以了解该食物的实际糖类、脂肪等的含量，作为食用的参考。

常见坚果锌、铁含量

锌 每日需要量 女性12毫克 男性15毫克		
1	南瓜子（炒）	7.12毫克
2	原味松子仁	4.61毫克
3	葵花子（生）	6.03毫克
4	西瓜子（炒）	6.76毫克
5	腰果	4.3毫克

铁 每日需要量 女性15毫克 男性10毫克		
1	黑芝麻	22.7毫克
2	南瓜子（炒）	6.5毫克
3	西瓜子（炒）	8.2毫克
4	白芝麻	14.1毫克
5	葵花子（生）	5.7毫克

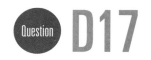

加料要小心！常用酱料有营养吗？热量高吗？

在烹调食物时，往往离不开用来调味的酱料，从简单的盐、味精、醋、酱油等基础酱料，到可增添食物风味的番茄酱、味噌、辣椒酱、沙茶酱、豆瓣酱等，轻松就可增添食物的美味。但这些常用酱料到底营养为何，热量高吗？

认识基础调味料——盐、味精、酱油、醋

基础调味料除钠以外，其他营养素含量大多不高，且因一份食物的用量较少，只有3、5克（盐和味精），或10、20克（酱油和醋），故热量基本上可以忽略不计。

酱油是由黄豆、小麦和酱油曲菌发酵所制成，并因制造过程加了盐，所以钠含量非常高，需要限制钠摄取者，酱油要酌量使用，或改用低钠的薄盐酱油来取代。由于原料的黄豆和小麦含有蛋白质和糖，所以一般酱油或酱油膏每百克含6.5～7.8克的蛋白质、15～20克的糖类，若由黑豆制得，糖类会再高一点，约在21～29克。

钠含量最高者为盐和味精。现代味精的制造是由细菌发酵而来，由于结构为谷氨酸钠，故富含蛋白质和钠，每百克味精含44.5克蛋白质，约11.7克的钠。为了降低钠的含量，市场上有出售低钠酱油和低钠盐，但要留意低钠盐是以钾来取代钠，有些薄盐酱油也是同样的做法，因此会让钾含量变得很高，所以需限钾的肾病患者在选购薄盐产品时，宜先阅读营养标示。

醋热量很低，除了乌醋外，一般醋的钠含量都不高，非常适合用于加在酱油里稀释酱油的咸味，降低钠含量。添加醋于食物中能降低食物的升糖指数，且醋还有其他保健功效，故为相当好用的调味料。

盐、味精、醋、酱油的热量与钠、钾含量

（单位：100克）

名称	热量（千卡）	钠（毫克）	钾（毫克）	名称	热量（千卡）	钠（毫克）	钾（毫克）
酱油	90	4997	390	乌醋	37	1571	57
黑豆酱油	113	4077	343	米醋	10	8	6
薄盐酱油（低钠）	77	3508	372	香醋	3	103	74
薄盐酱油（低钠高钾）	56	3260	2676	糯米醋	17	81	18
黑豆油膏	145	3010	336	味精	250	11656	1
酱油膏	103	4050	327	岩盐	2	34468	178
薄盐黑豆酱油膏	124	2964	366	低钠盐	11	18341	26007

让菜肴千变万化的常用调味料

　　大部分酱料的营养含量并不高，再加上每次食用量不多，故较需要留意的是糖类、蛋白质、脂肪、热量及钠的含量。在香油、蚝油、味噌、番茄酱、沙茶酱、豆瓣酱、辣椒酱等常用酱料中，香油、沙茶酱等因含大量油脂，故热量相当高，每百克热量介于665～883千卡，要限制油脂摄取者及想减肥的人最好少用。味噌和豆瓣酱因为使用大豆为原料而制得，所以蛋白质含量较高；由番茄制成的番茄酱则富含番茄红素。

　　辣椒酱、番茄酱、五味酱、甜辣酱、糖醋酱因水分较高且脂肪含量低，故每百克热量多半低于150千卡，但因钠和糖含量也不低，还是适量为宜。

香味的浓缩精华——粉状调味料

　　不同于一般的酱料，咖喱粉、辣椒粉、花椒粉、胡椒粉、五香粉等常用粉状调味料，因为是干燥植物加工制成，故除了易受加工破坏的维生素外，矿物质、纤维、糖类、植化素含量及热量都因浓缩而变高。以纤维为例，每百克含量介于22.5～47.5克间（其中胡椒粉较低，五香粉最高）；而铁除黑胡椒粉较低外，其他则介于22.7～65.9毫克间，其中最高的是咖喱粉，每百克含近66毫克的铁，即使每次只用10克，也有6.6毫克的铁。维生素大多含量不丰，只有辣椒粉因富含胡萝卜素，每百克含高达7791国际单位（IU）的维生素A。

常见酱料的营养分析

（单位：100克）

名称	热量（千卡）	钠（毫克）	钾（毫克）	粗蛋白（克）	粗脂肪（克）	碳水化合物（克）	水分（克）
味淋	218	108	6	0.5	0.0	54.5	45
香油	883	－	－	－	99.9	0	0
红辣椒油	883	0	0	0	99.8	0.1	0
蚝油	155	5847	174	6.5	0.1	32.2	46
味噌	214	4153	345	10.6	4.5	33.1	40
番茄酱	113	1116	392	1.6	0.1	26.7	68
糖醋酱	130	1858	193	1.9	2.6	25.1	65
素沙茶酱	665	1991	212	7.6	66.0	11.4	9
沙茶酱	723	421	355	10.2	71.8	10.4	5
香椿酱	528	962	305	8.1	56.7	0	35
豆瓣酱	177	5042	689	14.2	8.1	12.2	52
辣椒酱	82	4948	226	2.6	2.9	11.5	69
甜辣酱	115	1968	123	1.0	0.0	28.1	65

砂糖、冰糖、黑糖，平日常用的糖你认识多少？

糖是我们煮绿豆汤、红豆汤等甜汤，或做甜点时的必备食材，近年来受到健康饮食观念的影响，让黑糖成为饱受人们追捧的糖。到底黑糖、红糖和白糖有什么差别，黑糖真的比较营养吗？冰糖又和一般砂糖有什么不同？

对于平日常用的糖，你认识多少？

甘蔗和甜菜都可用来制糖。甘蔗制糖采用的是专门的制糖甘蔗，经切段、压榨取得甘蔗汁，然后再进行浓缩，即可获得糖浆；糖浆继续浓缩到高浓度时会产生结晶，此即所谓的黑糖或红糖（因含有糖蜜，故也称为含蜜糖）。黑糖及红糖因保留了甘蔗中的杂质、风味与营养，故营养价值较精制糖高。

一般民间制糖或手工制糖，因缺乏精炼的设备，所以只能制得红糖或黑糖。真正的制糖厂则可通过精密的机械设备，将糖浆的水分继续蒸发而取得糖膏，并进一步加工制得纯度超过99%的白糖，而冰糖就是白糖经反复溶解，及再结晶所制造出来的高纯度蔗糖。

简单来说，不管是白糖（精制砂糖）、黑糖、红糖或冰糖，其实都是蔗糖，只是纯度不同而已。其中冰糖纯度最高，其次为白糖，最后为黑糖或红糖。比较特别的地方在于糖的甜度和纯度成反比，故精制程度较低的黑糖和红糖反而吃起来会觉得比较甜，纯度高的白糖及冰糖尝起来甜度反而没那么高，但后两者因甜得很纯，故适合加在咖啡或红茶中，而不影响食物本身的味道。

黑糖、冰糖真的比较好吗？

在传统中医的概念里，糖是具有疗效的，例如冰糖被认为对肺部很好，常被用来炖煮补品，黑糖对脾胃好，且能补血，故在很多人的观念里会认为这两种糖是好糖。但近代因营养的食物取得容易，因此用糖来补充营养不仅没效率，还会因摄取过多的糖而让体重增加，并危害健康。

你买的是古法黑糖，还是还原黑糖？

理论上黑糖和精制砂糖生产方法不同，但因白砂糖是最大宗的商品，为了降低成本，很多现代化糖厂只有制造白砂糖的生产线，其生产的黑糖和红糖是用白砂糖加入一定比例的糖蜜制造出来的。其中，糖蜜加的较多、颜色较深的称为黑糖，糖蜜较少且颜色较浅的则为红糖，此种方法制成的黑糖称为还原黑糖或再制黑糖。

相较于古法制得的未精制黑糖，再制黑糖营养含量较低，且因为是白砂糖加糖蜜调味而来，故味道较甜、缺乏黑糖特有的香味。因再制黑糖使用浓缩的糖蜜来调制，故钙和铁含量会高于古法黑糖。

[判断方法] 古法黑糖颜色不一、结晶大小不一，再制黑糖结晶大小和颜色均一致。另外，可从外包装原料成分来判断，若标示的是砂糖＋糖蜜，则为再制黑糖，若标示的是甘蔗，则为古法黑糖。

认识制糖！从甘蔗到砂糖

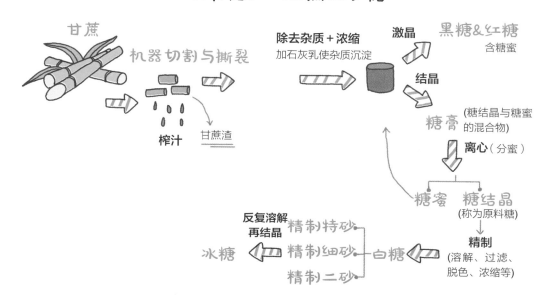

黑糖常被认为是富含营养、铁、钙的糖，但从营养成分表来看，也仅钙和钾含量较高，若和其他富含钙、钾的食物相比，其量并不占优势。例如10～20克（约一次摄取量）的黑糖含46～93毫克钙，240毫升的盒装牛奶含240毫克钙。再以铁为例，黑糖每千克含25毫克铁，即100克含2.5毫克铁，10～20克的黑糖则仅能提供0.25～0.5毫克铁，相较于每日10～15毫克铁的需求，这个量并无实质意义。而冰糖因为纯度超高，故除了糖以外，几乎没有什么营养。

总结来说，用黑糖等未精制糖来取代精制白糖是好的，但千万别把黑糖当成营养健康的食物而多吃。不管用什么糖，添加糖都不宜超过总热量的10%，最好能低于5%，亦即2000千卡饮食中，糖的摄取不宜超过50克，最好能低于25克。

白糖、黑糖和冰糖的差别与用途

（蔗糖为双糖分子，由葡萄糖和果糖所构成）

	冰糖（纯度最高）	白糖	黑糖或红糖（保留营养最多）
蔗糖占比	99.9%	99.6%	<80%
用途	传统常用于炖煮补品，例如冰糖燕窝、冰糖莲子、红烧猪脚等；因纯度高，亦适合用于咖啡或红茶	价格便宜，可用来制作甜汤、甜点，或用于烹调、烘焙等；亦可加在咖啡、红茶等饮料中	因具有黑糖的独特风味，故较适合用来煮红豆汤、做豆沙、羊羹、日式糕点或煮姜母茶等

茶是仅次于水，人类饮用量最大的饮料，从我国到印度、英国、日本等几乎各个国家都有喝茶的习惯，茶中含有多酚、儿茶素等有益健康的因子。红茶、绿茶、乌龙茶有何不同？喝茶到底对健康有什么好处？

茶类家族解码，认识红茶、乌龙茶和绿茶

茶来自特殊品种的茶树，因其茶叶富含多酚而具有保健功能。我们所熟知的绿茶、红茶或乌龙茶等其实指的是制茶方式，不过，不同的茶叶还是有其最适合做的茶种。

茶叶在采收后要经过萎凋、搅拌（发酵）、杀青、揉捻、烘焙、干燥等过程。乌龙茶为部分发酵，故会经历所有步骤；绿茶为不发酵茶，故会跳过发酵步骤，直接进入杀青、揉捻等制程；红茶为全发酵茶，故不需杀青来停止茶叶的发酵。茶的发酵是以儿茶素氧化程度来判断，以绿茶100%为基准，半发酵茶中的乌龙茶发酵程度约为30%，即制茶过程儿茶素氧化了30%，只剩下70%；红茶发酵程度为80%～90%，代表儿茶素只剩10%～20%。所以讲到儿茶素时，绿茶含量最高，乌龙茶次之，红茶最低。另外半发酵的乌龙茶因发酵程度较广，从8%～60%不等，故造就了变化多端的茶品，一般我们耳熟能详的茶，例如乌龙红茶、包种茶、铁观音、高山茶等均属于半发酵的乌龙茶。

喝茶好处知多少？

茶叶和所有植物一样，本身都含有维生素、矿物质、蛋白质等营养素，但因茶叶一次的使用量很少，且制茶过程中暴露于阳光、高温环境下，并经过脱水，故喝茶最主要的好处还是来自其植化素，例如多酚、叶绿素、没食子酸、咖啡因等带来的健康效益。茶叶最广为大家所知的植化素就是多酚大家庭中的儿茶素家族，而其中最有名的儿茶素就是表没食子儿茶素没食子酸酯（EGCG）。EGCG是茶多酚的主要成分，具有抗氧化、抗发炎、抗菌等多重功能，为茶叶独有的成分。另外，茶叶中较重要的保健成分还有氟、其他类型的儿茶素、γ-氨基丁酸等。

虽然红茶仅含少量的儿茶素，但这并不代表红茶就没有营养，因为儿茶素发酵后会转化为茶黄素和茶红素，它们同样也具有抗氧化能力，特别是茶黄素的抗氧化能力并不逊于绿茶，所以不管是绿茶，还是红茶都具有健康益处。红茶是全世界消费最广的茶种，因具有广

茶是冷泡好，还是热泡好？

传统泡茶是用高温的水冲泡，研究发现热泡（90℃浸泡20分钟）的方式，溶出来的营养素为冷泡（4℃浸泡24小时）的2倍，其中抗氧化营养素——儿茶素的量也比冷泡多了20%；而冷泡茶溶出的咖啡因则较热泡茶少。换句话说，想减少咖啡因的摄取可采冷泡茶，想获得最多茶中营养的摄取可采热泡茶，不过要留意常喝太热的饮料会增加食道癌的罹患风险，故喝热茶时还是尽量等茶汤稍凉时再饮用会比较健康。

从茶树到茶，认识茶的制程

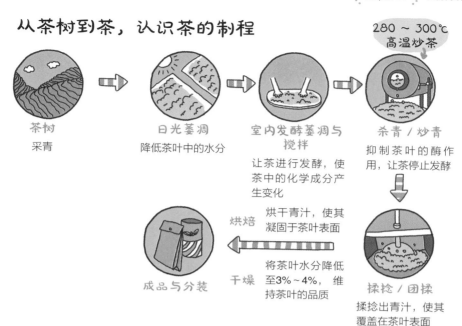

茶树
采青

日光萎凋
降低茶叶中的水分

室内发酵萎凋与搅拌
让茶进行发酵，使茶中的化学成分产生变化

280～300℃
高温炒茶

杀青／炒青
抑制茶叶的酶作用，让茶停止发酵

揉捻／团揉
揉捻出青汁，使其覆盖在茶叶表面

烘干青汁，使其凝固于茶叶表面

烘焙

将茶叶水分降低至3%～4%，维持茶叶的品质

干燥

成品与分装

泛包容性，让红茶不仅可冷饮、热饮，也可加柠檬、牛奶、咖啡等其他食材，并适合搭配果酱、面包等食物一起饮用。

最后要提醒，茶中的咖啡因及单宁酸等成分会影响铁、钙等矿物质的吸收，故若有食用高铁、高钙营养品或食物，最好错开食用。

绿茶、乌龙茶和红茶的差别

分类	特色	范例	备注
绿茶	**不发酵茶** 茶汤颜色：色泽较绿，从浅黄绿到碧绿	西湖龙井、碧螺春、信阳毛尖等；或日本的抹茶、煎茶、玉露茶等	因未发酵，故保留了茶叶的原始风味与天然成分。儿茶素含量最高，咖啡因含量最低
乌龙茶	**半发酵茶** 茶汤颜色：金黄色到琥珀色	乌龙红茶、包种茶、铁观音、高山茶、凤凰水仙、东方美人茶等	发酵程度8%～60%，因而酝酿出种类繁多，香气与风味各自不同的茶品。儿茶素含量介于绿茶和红茶间，视发酵程度而定
红茶	**全发酵茶** 茶汤颜色：色泽较红，从亮红色到深红色	正山小种、蜜香红茶、伯爵红茶、阿萨姆红茶、大吉岭红茶、锡兰红茶、祁门红茶等	经过完全发酵的全发酵茶类。儿茶素含量最少（但含茶黄素和茶红素等抗氧化物质），咖啡因含量最多

说明 茶的咖啡因含量随着发酵时间增加而增加，故一般来说，红茶＞乌龙茶＞绿茶＞普洱茶（为不发酵茶，以微生物进行生物发酵而制得）。但因茶叶的咖啡因含量会受到茶树品种、采摘部位、气候及烘焙等因素影响，所以实际茶叶的咖啡因请参考各家产品的标示。

| # 咖啡对健康是好还是坏？一天喝多少才合适？

　　吃早餐时搭配一杯咖啡，工作学习时从一杯咖啡开始，咖啡已俨然取代茶饮，成为一般人工作提神、社交的首选。到底咖啡厅里的美式咖啡、拿铁、卡布奇诺有何不同？

黑咖啡VS含奶咖啡！

　　咖啡厅最常用意式咖啡机来煮咖啡，通过高热、高压萃取出小小一杯的浓缩咖啡。一般来说，单份的意式浓缩咖啡使用7～10克的咖啡粉，可煮出约30毫升的咖啡。我们在点咖啡时，通常最小杯的咖啡约240毫升，大杯的约480毫升或更大的都有，那么，里面到底加了什么东西呢？答案是水或牛奶／奶泡。美式咖啡是浓缩咖啡加水稀释而成，而常听到的拿铁、卡布奇诺、摩卡及焦糖玛奇朵咖啡则是加了牛奶的咖啡，只是咖啡、牛奶和奶泡的比例不同：拿铁只加了牛奶，卡布奇诺加了牛奶和奶泡，摩卡则是加了牛奶和巧克力酱（参考下图）。

　　一杯咖啡到底有多少咖啡因则视咖啡豆的品种、产地、烘焙程度，以及煮咖啡的方法与时间而异。但一般来说，同样大小的咖啡，拿铁、卡布奇诺、摩卡的咖啡因含量是差不多的（摩卡会略高一点），约只有美式咖啡的一半。至于热量方面，因为咖啡粉本身几乎没有热量，所以咖啡热量的高低主要来自所添加的牛奶、巧克力、糖或榛果、香草等风味糖浆，这些东西添加的越多，热量也就越高。所以含奶咖啡热量一般都很高，其中以摩卡热量最高，其次为焦糖玛奇朵、拿铁，而美式咖啡若不额外加糖或奶精的话，热量几乎可以忽略。

咖啡的制作，认识咖啡家族

```
                              美式
                      加水 ─  咖啡
                                                    加糖浆
                                                           ┌ 香草拿铁
意式          浓缩            拿铁    Café Latté   ────→  ├ 榛果拿铁
咖啡机  ──→   咖啡                   （1/3咖啡＋2/3牛奶）      └ 焦糖拿铁

                             卡布    Cappuccino   加肉桂粉、可可粉、柠檬或柳橙果皮丝
                             奇诺    （1/3咖啡＋1/3牛奶＋1/3奶泡）
                      加牛奶
                             摩卡    Café mocha
                             咖啡    1/5咖啡＋2/5牛奶＋1/5巧克力酱＋1/5鲜奶油

                             玛奇朵  Macchiato    加香草糖浆
                                     浓缩咖啡＋奶泡  淋上焦糖   ────→  焦糖玛奇朵
```

说明

上述的咖啡比例仅供参考，因为每家的调配会有所不同，举例，有的拿铁只有咖啡加牛奶，有的还有加奶泡。

喝咖啡到底好、还是不好？咖啡的利与弊！

咖啡豆为植物，故具有植物的保健营养素——植化素。咖啡中常见的植化素包括能提振精神的咖啡因、具强抗氧化作用的绿原酸、咖啡酸（多酚类植化素），及具有抗癌、抗发炎、护肝作用的咖啡醇、咖啡豆醇（二萜类植化素）等。

尽管如此，但讲到咖啡到底是好是坏时，并无法有定论且常见互相冲突的答案。例如某研究可能会告诉你咖啡能降低坏胆固醇与好胆固醇的比值，并减少氧化胆固醇，故而有益心血管健康；但另一个研究可能告诉你咖啡会提高总胆固醇、坏胆固醇和甘油三酯，而有害心血管等，到底孰是孰非？事实上，任何事物均有好坏两面，上述这些冲突性答案的原因多半出在用量上。现今对咖啡的共识是适量饮用咖啡有益健康，过量饮用则可能会造成危害。目前美国的建议为健康成年人每天咖啡因不要超过400毫克。

常见咖啡的咖啡因与热量

咖啡		咖啡因	热量	糖	备注／说明
每日精选咖啡 （冲煮式）	热	240	4	0	若有额外加糖或奶精，需要再加入糖和奶精的热量
	冷	180	3	0	• 一包糖约8克，热量32千卡
美式咖啡 （意式咖啡机）	热	150	11	0	• 一颗奶精球约10毫升，热量26千卡
	冰	150	11	0	
卡布奇诺	热	75	108	8	
拿铁	热	75	176	13	牛奶本身即含乳糖。冰拿铁因加了冰块，牛奶使用量相对较少 • 若有额外加糖，则需再加入糖的热量
	冰	75	115	8	
摩卡咖啡	热	95	290	16	因有鲜奶油与巧克力酱，故糖和脂肪量较高
	冰	95	248	21	
焦糖玛奇朵	热	75	201	22	因添加香草糖浆与焦糖酱，故糖含量较高
	冰	75	191	22	

说明　意式浓缩咖啡的咖啡因含量视使用的份数而定，例如星巴克中杯的加奶咖啡使用一份浓缩咖啡，故咖啡因约为美式咖啡的一半，但若点大杯则因使用两份浓缩咖啡，那么咖啡因翻倍后就跟美式差不多了。另外，冲煮式咖啡会比意式浓缩咖啡咖啡因高。
上表是以星巴克中杯咖啡（约354毫升）为例，由于每家咖啡厅的咖啡配方与使用的咖啡豆产地、种类与咖啡粉量有所不同，实际咖啡因和热量还是要以各店家的为参考。

喝咖啡会骨质疏松吗？

由于咖啡具有（轻微）利尿作用，会增加尿中钙的排泄，故以往被认为会增加骨质疏松风险。但流行病学资料发现对20～50岁年龄的女性来说，咖啡因的摄取和骨质流失、骨折并无关联。但咖啡因的摄取和50岁以上女性的骨密度有关，其手臂骨头的骨密度，会因咖啡因的摄取而显著减少。另外，研究也发现若有充足的钙摄取，咖啡因不是造成骨质疏松的危险因子。总结来说，对于50岁以上、平日饮食钙质摄取不足者，咖啡因可能是造成骨质疏松的危险因子，但对于年轻女性或饮食钙摄取足够者，则不需担心喝咖啡会让骨质疏松。因此，如果你喜欢喝咖啡，不妨选择含奶咖啡以降低咖啡可能带来的骨质疏松风险。

图 解

营养学
的迷思

Q 吃樱桃、葡萄干、红枣可以补血，真的吗？

Q 吃黄色蔬果补充叶黄素，真的有用吗？

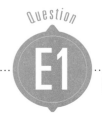
吃樱桃、葡萄干、红枣可以补血，真的吗？

你或许曾听过樱桃有补铁圣品之称，在贫血时，被推荐要多吃葡萄干、红枣等水果来补铁。吃这些食物真的可以补血吗？红色食物一定富含铁质吗？

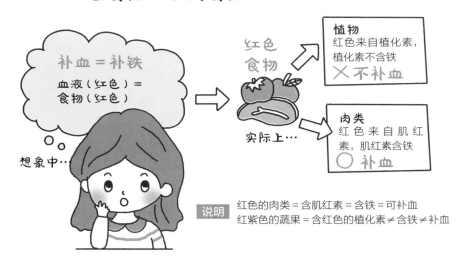

红色食物 ≠ 含铁食物

补血 = 补铁

血液（红色）=
食物（红色）

想象中…

红色
食物

实际上…

植物
红色来自植化素，
植化素不含铁
✗ 不补血

肉类
红色来自肌红素，肌红素含铁
○ 补血

说明　红色的肉类 = 含肌红素 = 含铁 = 可补血
红紫色的蔬果 = 含红色的植化素 ≠ 含铁 ≠ 补血

红色食物不一定富含铁！

说到贫血、补血，最常被提到的就是要多吃富含铁的食物来补血，这是因为缺铁性贫血是最常见的贫血类型。由于我们的血液是红色，故红色的食物很自然地就被认为是富含铁的补血好食物，但事实并非如此。

肉类的红色是来自肌红素（或称肌红蛋白），它和血红素一样负责运输氧气，并含有血基质的结构，故红肉富含铁质，因此吃红肉的确可以补血。但植物没有血液，红紫色蔬果外

吃素或只能吃植物性食物，该如何从植物性食物来补铁？

其实，除了水果类外，谷类、蔬菜类、菇类、藻类、豆类、坚果种子类中都有很多含铁量高（可参考附录）的食物可以选择，故并不需要过于为水果含铁量太低而烦恼。反倒要注意的是植物性的铁因为并非以血基质的形式存在，故很容易受到饮食中的因素，包括植物性食物的纤维、植酸、单宁等干扰其吸收，所以在摄取这类食物时可搭配维生素C，例如搭配水果食用；或于菜肴中加入醋、柠檬汁等富含柠檬酸、苹果酸的食物，以提升铁的吸收率。

观的红色是来自植化素，而非血红素或肌红素。常见的红紫色植化素包括番茄红素（例如番茄、西瓜）、花青素（例如蔓越莓、草莓）、甜菜红素（例如红火龙果、红甜菜根）和辣椒红素（例如辣椒）等。所以红色的肉类多半富含铁，但红紫色的蔬果则不一定富含铁。

哪些水果含铁量比较高、比较补血？

事实上，大部分的水果铁含量都不高。水果中铁含量最高的是无花果（干），每百克含4.5毫克铁，但相较于人体每日15毫克的铁需要量来看，也仅占30%，有很多植物性食物表现都比它好，例如红苋菜铁含量为11.8毫克、南瓜子10.5毫克、黑豆7.3毫克。而常听闻的补血水果中，樱桃铁含量只有0.25毫克、火龙果（红肉）为0.8毫克、美国红葡萄0.2毫克、巨峰葡萄0.1毫克、葡萄干也只有1.5毫克、红枣则为1.7毫克。所以严格来说，水果并非补铁的良好食物来源。

尽管水果含铁量不高，但水果具有容易取食（不用烹调），摄取量大（每次食用量多半会超过100克）的优点，此外还富含维生素C、纤维、植化素等有益健康的成分。若有补铁需求的话，每天可以挑选铁含量较高的水果来吃。下表提供含铁量较高的水果，给想从水果补铁者作为挑选的参考。

常见水果中铁的含量

（单位：100克）

名称	铁（毫克）	热量（千卡）	名称	铁（毫克）	热量（千卡）
无花果（干）	4.5	361	库尔勒香梨	1.2	42
黑枣（有核）	3.7	246	椰子	1.8	241
红枣（干）	2.3	276	芦橘	1.3	44
葡萄干	9.1	344	杏（罐头）	2.1	40
桂圆干	0.7	277	金丝小枣	1.5	308
芒果	0.2	35	密云小枣	2.7	229
葡萄（巨峰）	0.6	51	桑葚（干）	42.5	298
火龙果（红肉）	0.3	55	沙棘	8.8	120
柿饼	2.7	255	草莓	1.8	32
红提子葡萄	0.2	54	黑加仑	1.5	66
李子	0.6	38	杨梅	1.0	30
香瓜	0.7	26	白兰瓜	0.9	23
柿	0.2	74	红毛丹	0.3	82

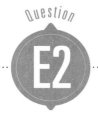

吃黄色蔬果补充叶黄素，真的有用吗？

由于电子产品的普及，频繁地用眼结果就是造成眼睛容易疲劳、酸涩，并因蓝光的伤害而导致视力减退。护眼叶黄素因而成了近年来的新兴保健营养素，但想补充叶黄素到底该怎么挑才对？

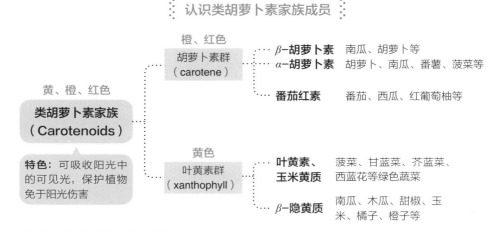

认识类胡萝卜素家族成员

黄、橙、红色
类胡萝卜素家族
（Carotenoids）

特色： 可吸收阳光中的可见光，保护植物免于阳光伤害

橙、红色
胡萝卜素群
（carotene）

- **β-胡萝卜素** 南瓜、胡萝卜等
- **α-胡萝卜素** 胡萝卜、南瓜、番薯、菠菜等
- **番茄红素** 番茄、西瓜、红葡萄柚等

黄色
叶黄素群
（xanthophyll）

- **叶黄素、玉米黄质** 菠菜、甘蓝菜、芥蓝菜、西蓝花等绿色蔬菜
- **β-隐黄质** 南瓜、木瓜、甜椒、玉米、橘子、橙子等

黄、橙色食物叶黄素含量不一定高！

叶黄素（lutein）是类胡萝卜素的家族成员之一，这个家族的成员具有特殊的化学结构（共轭体系），可以吸收阳光中的可见光，保护植物免于阳光的伤害。叶黄素之所以被称为护眼营养素，就是因为它和玉米黄质是仅有存在眼睛的类胡萝卜素，可以保护水晶体和视网膜黄斑免于紫外线伤害，所以肩负着护眼的重大使命。

由于叶黄素和玉米黄质都有个黄字，故很多人会以为玉米、南瓜、蛋黄或胡萝卜等黄、橙色食物应该富含叶黄素，事实并非如此。类胡萝卜素的家族成员超过600多个，其中胡萝卜素是橙色色素，所以胡萝卜主要含的是胡萝卜素，叶黄素含量很低；番茄红素是红色色素，而叶黄素、玉米黄质和β-隐黄质都是黄色色素，因此，黄色可能是叶黄素、玉米黄质或β-隐黄质的颜色。

护眼营养素要怎么吃，效果才会好？

由于类胡萝卜素家族属于脂溶性营养素，其吸收需要脂肪的帮忙，故最好和富含油脂的食物一起吃。基本上只要少量（约1茶匙的油）就足以帮助食物中类胡萝卜素的吸收，因此只要和三餐一起食用即可。而若在两餐间摄取，可加点油一起食用，例如做成沙拉，可拌入点沙拉酱，或搭配瘦肉、蛋等一起吃。另外，来自食物的类胡萝卜素会和食物基质结合在一起，所以不妨对食材进行切割、打碎、均质、加热等来增加身体的利用率。

想补充叶黄素，食物要怎么挑才对？

大部分常见的黄色蔬果，例如南瓜、木瓜、甜椒、玉米等叶黄素含量并不高，反倒是β-隐黄质含量较高。故若想通过食物来补充叶黄素，最好挑选绿色和深绿色蔬菜。

1 技巧：蔬菜优于水果

类胡萝卜素是由植物所制造的色素，所以主要来源为蔬果等外表鲜艳的食物。在蔬果中，水果的叶黄素并不高，以水果中含量较高的柿子为例，每100克也只有0.8毫克叶黄素和玉米黄质，远逊于菠菜、芥蓝菜等绿色蔬菜。

2 绿色、深绿色蔬菜含量较丰富

由于绿色色素（叶绿素）会盖过黄色色素，故绿油油的蔬菜，例如芥蓝菜、菠菜其实是叶黄素和玉米黄质的良好来源。大致上，深色蔬菜的护眼营养素含量会较浅色蔬菜多，例如西蓝花的叶黄素和玉米黄质每100克为1.4毫克，白花椰菜则仅有0.03毫克，下表为常见食物护眼营养素含量表。

常见富含叶黄素&玉米黄质的食物

（单位：100克）

名称	叶黄素和玉米黄质含量
羽衣甘蓝	生：39.6毫克；水煮、沥干后：18.2～19.7毫克
菠菜	生：12.2毫克；水煮、沥干后：11.32～15.7毫克
香菜（叶）	生：12.8毫克；水煮、沥干后：8.4～12毫克
芥蓝叶	生：8.9毫克；水煮、沥干后：7.7～10.9毫克
芥菜	生：9.9毫克；水煮、沥干后：6～6.7毫克
茼蒿	生：3.8毫克；水煮、沥干后：3.5毫克
番薯叶	烹调（蒸熟）后：2.6毫克
荷兰豆	生：2.5毫克；水煮、沥干后：2.4～2.6毫克
罗马生菜	生：2.36毫克
结球莴苣（生菜）	生：1.7毫克
抱子甘蓝	生：1.6毫克；水煮、沥干后：1.3～1.5毫克
南瓜	生：1.5毫克；水煮、沥干后：1毫克
西蓝花	生：1.4毫克；水煮、沥干后：1.1毫克
蛋黄	生：1.1毫克
黄玉米	水煮、沥干后：1毫克；罐头：1毫克
蛋	生：0.3毫克；炒／煮：0.35毫克
鸭蛋（生）	0.46毫克
鹅蛋（生）	0.44毫克

Question E3 不熟的水果热量真的比较低吗？

一般人总是认为甜的水果热量比较高，不甜的水果热量比较低，因而刻意挑选不熟的来吃，以减少热量。但真的是这样吗？青木瓜的热量和糖分真的比熟木瓜低吗？

青木瓜VS熟木瓜

热量与糖含量大比拼！

植物的营养组成与热量高低会因土壤、气候等环境因素影响而有所差异，木瓜也是如此。据某机构研究资料显示，每百克木瓜热量介于31～42千卡，平均值为38千卡。青木瓜热量为29千卡，两者仅差9千卡，也就是当你以为不熟的水果热量会比较低，而勉强挑青涩、不熟的青木瓜来吃时，其实减少不了多少热量。

那么为什么熟木瓜吃起来比青木瓜甜呢？这是因为水果在熟成后，碳水化合物（大分子的糖）会被水果中的酶分解，变成葡萄糖、果糖等小分子的糖，所以吃起来会比不熟的水果甜。从下表中可发现，青木瓜和2月采样的熟木瓜两者碳水化合物含量差不多，但熟木瓜的小分子糖比较多。熟木瓜中有八成的糖为小分子糖，且大部分是甜度较高的果糖，而青木瓜中只有六成是小分子糖，所以虽然糖含量差不多，但熟木瓜吃起来会比较甜。简单地说，不管生的还是熟的，同一种水果的糖类、蛋白质和脂肪三大营养素占比和热量差异其实不大，不需刻意挑不熟、不好吃的水果吃。

营养含量大比拼！

从营养的角度来看，熟木瓜营养远胜于青木瓜：对眼睛、皮肤和黏膜健康很重要的维生素A熟木瓜有，青木瓜没有，且熟木瓜的维生素A含量很高，只要300克就可满足每日身体所需。水果中很重要的维生素C，熟木瓜含量为青木瓜的2倍多，且比较维生素和矿物质含量时，大多也是熟木瓜高于青木瓜。青木瓜唯一比木瓜具明显优异的营养素只有纤维，每100

熟木瓜和青木瓜中的糖

（单位：100克）

名称	热量（千卡）	碳水化合物(克)	小分子糖(克)	葡萄糖(克)	果糖(克)
熟木瓜（2月取样）	31.2	7.7	6.2	3.2	3.0
青木瓜	28.6	7.2	4.3	2.4	1.7

说明 由于2月取样的熟木瓜水分含量（91%）最接近青木瓜（水分占91.7%），故以此两者来进行热量和糖的比较。从表中可发现两者的热量相差不到3千卡，碳水化合物含量也差不多，但熟木瓜小分子的糖比青木瓜高，这也是为什么熟木瓜吃起来比较甜的原因。

克青木瓜有2.4克纤维，为熟木瓜的2倍。总结来说，熟的木瓜营养价值优于青木瓜，但热量并没有高出很多，所以不需要因为担心热量或糖分问题而不敢吃熟木瓜喔！

想要吃不胖，水果这么吃！

①**挑水分高的水果**：水果热量几乎和水分成反比：水分越高热量越低。例如西瓜水分高达93％，故每百克热量仅有24千卡；香蕉水分约有65％，每百克热量高达124千卡，为西瓜的5倍多，故当不知道水果热量高低时，可从水果水分含量，与吃起来的甜度粗略判断。

②**挑新鲜的水果**：即使是龙眼干、红枣、黑枣或柿饼等没有额外加糖制作的水果干，因水分含量仅剩两成到四成左右，因此热量较浓缩，大多在200千卡或以上，更别提还额外加了糖、油等制作的蜜饯、水果脆片或果干的热量了。

③**不要喝果汁**：一杯300毫升的现榨果汁需要很多水果压榨而成，故果汁的热量多半很高，另外在切洗、榨汁以及榨完置放销售的过程，均会造成营养的流失，故水果还是新鲜、原型摄取比较好。

熟木瓜和青木瓜的营养成分

（单位：100克）

名称	热量（千卡）	水分（克）	粗蛋白（克）	粗脂肪（克）	碳水化合物（克）	膳食纤维（克）	小分子糖（克）
熟木瓜	38	89	0.6	0.1	9.9	1.4	6.2
青木瓜	29	92	0.6	0.1	7.2	2.4	4.3

名称	钠（毫克）	钾（毫克）	钙（毫克）	镁（毫克）	铁（毫克）	锌（毫克）	磷（毫克）
熟木瓜	3	186	23	15	0.3	0.2	10.8
青木瓜	5	139	31	19	0.2	0.1	13.4

名称	维生素A（国际单位）	维生素E（毫克）	维生素B₁（毫克）	维生素B₂（毫克）	烟酸（毫克）	维生素B₆（毫克）	叶酸（微克）	维生素C（毫克）
熟木瓜	665	0.14	0.03	0.03	0.45	0.09	47	58
青木瓜	8	0.08	0.02	0.03	0.43	0.04	21	25

● ● ● ● ● 小心！你所吃的青木瓜热量可能比你想象高！ ● ● ● ● ●

虽然青木瓜的热量略低于熟木瓜，但在实际食用时，香甜的熟木瓜主要被视为水果而直接食用；但没有味道的青木瓜则被视为蔬菜，经料理后食用。因此，若将青木瓜的热量再加上料理所使用的油，或凉拌使用的酱料与配料（例如泰式凉拌青木瓜，会加入鱼露、糖、柠檬汁及花生、虾米、番茄等配料）的热量来计算，实际上，我们所吃到的青木瓜菜肴热量多半高于熟木瓜。

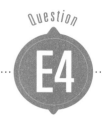

番薯真的有那么养生、健康吗?

番薯是一个常和养生、减肥、排毒等画上等号的食物，在我国处处可见，到底番薯有什么营养? 它真的有这么健康吗?

从营养、养生来看番薯!

番薯营养解码

番薯在营养分类上属于全谷杂粮类，它的热量主要来自糖类，并含少量的蛋白质。相较于一般我们所吃的面包等加工淀粉类主食，番薯具有热量低、富含纤维的优点，且不需过多的烹调，直接烤熟就可以吃，故可保留较多的营养，例如它含有主食类食物罕见的维生素C，另外，红心番薯还含丰富的维生素A。

黄心番薯、红心番薯、紫薯营养成分

（单位：100克）

名称	热量（千卡）	水分（克）	粗蛋白（克）	粗脂肪（克）	碳水化合物（克）	膳食纤维（克）	糖质总量（克）	
红心番薯	114	71.7	1.8	0.2	25.4	2.4	5.1	
黄心番薯	121	70.0	1.3	0.2	27.8	2.5	4.8	
紫薯	122	69.4	1.1	0.1	28.5	2.8	4.3	
名称	钠（毫克）	钾（毫克）	钙（毫克）	镁（毫克）	铁（毫克）	锌（毫克）	磷（毫克）	铜（微克）
红心番薯	42	300	25	23	0.5	0.2	52	4.9
黄心番薯	51	276	46	24	0.3	0.2	42	12.6
紫薯	87	272	33	22	1.1	0.3	45	—
名称	维生素A（国际单位）	维生素E（毫克）	维生素B$_1$（毫克）	维生素B$_2$（毫克）	烟酸（毫克）	维生素B$_6$（毫克）	叶酸（微克）	维生素C（毫克）
红心番薯	10491	0.3	0.09	0.04	0.60	0.12	15	30.3
黄心番薯	116	0.5	0.13	0.04	0.51	0.23	15	19.8
紫薯	0	0.1	0.02	0.04	0.50	0.12	17	20.1

在常见的番薯中，红心番薯（肉为橘黄色）营养最好：蛋白质含量较高，热量、碳水化合物含量较低，且维生素A、烟酸、维生素C和钾表现均优于其他两种番薯，特别是维生素A的含量高达每日维生素A需要量的5倍。红心番薯因小分子糖含量较高，所以吃起来比较甜。紫薯（肉为紫色）不含胡萝卜素，故没有维生素A，但富含花青素，其纤维、铁、锌含量较其他两种番薯高，小分子糖含量最低，故吃起来最不甜。黄心番薯（肉为淡黄色）的营养则介于红心番薯和紫薯中间。

番薯健康解码

一个能促进排毒的食物，应该富含肝脏代谢有毒物质所需的营养素，例如含硫营养素、抗氧化营养素和维生素、矿物质等，但番薯这些营养素的含量并不突出，故番薯并不具有解毒、排毒的功能。不过，番薯富含纤维，摄取足够的纤维可刺激肠道蠕动、促进排便，进而减少有毒物质停留在体内的时间、降低对身体的伤害。虽然每百克番薯纤维只有2.4～2.8克，但因为通常一个番薯重量就超过200克，故一个番薯就有5、6克的纤维，可满足每日纤维需求的1/5。

讲到养生、健康，主要是看该食物是否富含维持生理机能所需的维生素、矿物质，及抗氧化、抗发炎营养素等。这些营养素，番薯虽然有，但种类和含量均不多。因为番薯除了钾、维生素C、维生素A（红心番薯）、花青素（紫薯）外，其他营养素含量并不高，所以番薯其实只是一个比较营养的主食。

番薯如何吃比较健康？

整体来说，番薯属于非精制淀粉类食物，富含纤维、维生素A（红心番薯）及钾，营养较我们平日常吃的饭、面、面包等主食高，且食用方便（直接蒸、烤即可食用；不需搭配其他食物就可单吃），故番薯正确的定位应该是营养价值不错的淀粉类食物，而非排毒、养生圣品。若要谈营养、健康，番薯还输给蔬菜类的番薯叶。

由于番薯属于淀粉类食物，因此吃了番薯后需减少饭、面等淀粉类食物的量，以免糖类摄取过量。例如可用番薯直接取代主食，搭配其他肉类和蔬菜一起吃；或煮番薯稀饭、番薯饭、做成番薯馒头或面包等方式，来提升其营养价值。另外，许多番薯加工品，例如拔丝番薯、炸番薯球，及甘薯蜜饯、油炸脱水甘薯片等点心，因为添加额外的油或糖，故热量非常高，最好不要食用。

吃番薯可以减肥吗？

番薯每百克热量为124千卡，煮熟的白米饭每百克热量约183千卡，从热量来看只有米饭的2/3，但番薯重量并不轻，手掌大的番薯重约250克，换算下来热量就有310千卡，比一碗饭热量还高。且吃一个番薯并不会饱，但若吃两个则热量会太高，以一天1200千卡的控制热量饮食来看，只够吃四个番薯，故吃番薯减肥并非有效的好方法！

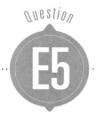
新鲜蔬果汁真有想象的天然、营养又健康吗？

有些重视健康的人会买现榨果汁来喝。诚然，这些新鲜蔬果制成的饮品会比可乐、汽水等碳酸饮料营养，但它们真的有那么健康、营养，值得花这么多钱去购买吗？

从水果到果汁，蔬果榨汁营养流失知多少！

新鲜蔬果

在储存过程，因空气（氧化）、阳光（紫外线）和温度的影响可能会造成维生素C等部分营养素的流失。

清洗

清洗过程会增加水溶性维生素和部分矿物质的流失。

切割、去皮／去子

食物切成小块会增加表面积，让营养更容易被氧化破坏；而去皮、去子的过程则会造成矿物质及植化素流失。

榨汁

不同的榨汁方式（果汁机、高速调理机、慢磨机等）对蔬果本身的营养破坏有限，但会因成品蔬果汁是否含有残渣，而决定了纤维流失的多寡。

蔬果汁（包装）

包装会影响营养的流失，例如若以玻璃瓶包装，维生素C和部分对光较敏感的B族维生素容易被破坏；而非密闭容器包装则可能造成营养素的氧化破坏。

饮用时间

立即饮用可避免营养继续被破坏。果汁久置在架上或邮寄销售，会因长时间的置放，造成营养素的持续流失。

说明 喝蔬果汁≠吃水果。从水果到蔬果汁的过程中有多个步骤都可能会造成营养的流失，故很多时候，你喝的果汁其实主要剩下的营养就是水、糖、少量的营养素和植化素。

喝现榨蔬果汁真的营养吗？

提到现榨蔬果汁，你应该看过这样的画面：在透明冰柜中放了许多不同种类、切了一角或剩下半个的水果或蔬菜，在你点了一种果汁后，老板会取出苹果、菠萝、胡萝卜或小黄瓜等原料，从里面各自切几块放到机器榨成汁；或看到冰柜里放了已削好的新鲜水果和蔬菜，

冷压果汁真的比一般果汁营养吗？

冷压果汁和一般果汁最大的差别在于榨汁方法不同：一般果汁机是用快速旋转的刀片将水果打碎成果汁，冷压果汁则是在低温下通过高压技术榨出果汁，尽管商家宣称其技术可保留较多蔬果中的营养，但从水果到榨成果汁的过程中，造成营养素流失的原因有很多，榨汁方式仅其中之一。另外，因为冷压果汁是厂商先制备好再寄送到消费者手上，且冷压果汁大多是用透明瓶包装来展现果汁的质感，这些因素都会造成营养的持续流失。所以想追求营养与健康，吃新鲜水果比较好。

在顾客下单后，老板再拿出蔬果倒入果汁机中，加水、加糖打成果汁。这些看似新鲜蔬果原料打成的蔬果汁，真的天然、营养又健康吗？

答案是否定的。新鲜水果现吃现切的确营养又健康，但果汁就不一定了，因为从水果变成果汁的过程中，会经历很多可能使营养流失的因素（参考上页图），造成蔬果中的维生素C、纤维、矿物质、维生素和植化素的流失，所以喝果汁不等于吃新鲜水果。

蔬果榨成果汁，除了造成许多营养的流失，还会有热量过高的问题。要榨出一杯果汁，若完全不加水、纯水果现榨，需要用掉很多原料。例如要榨出一杯360毫升的橙汁，约要用掉4个橙，换算下来约有240千卡的热量；若是水果加水和糖打成的果汁，水果用量会少一点，但却有糖的热量，故总热量也会很高。此外，液体食物通过胃肠消化道的速度很快，且果汁因纤维含量很低而缺乏饱食感，故想减肥、担心热量摄取过多的人，或需要控制血糖、有糖尿病的人，最好还是少喝蔬果汁或果汁。

想要健康有活力，果汁要怎么喝才对？

如果想要获得水果对健康的益处，最好的食用方法还是直接吃水果。当然如果因不方便吃水果，或不喜欢吃蔬菜，而以蔬果汁取代的话，喝现榨果汁或蔬果汁至少还可补充一点蔬果的营养。下面提供一些喝蔬果汁的建议：

○ **喝现榨果汁：**要现榨、现喝，不要买已经榨好摆在架上销售的果汁，或宅配的瓶装果汁。

○ **尽量挑含果渣（纤维）的果汁：**以获得蔬果的纤维。

○ **不要再额外加糖：**如果是加水打的果汁，可请老板不要加糖或自己加代糖饮用，以避免吃入太多的热量和精制糖。

○ **如果是自己打的果汁：**可依需求，看是要补充维生素C或抗氧化营养素，或想增加体能精力等，挑选适合的材料来制作果汁。

○ **适量摄取：**蔬菜和水果本身都有热量，故宜适量摄取，以免不小心吃入过多的热量而发胖。依照饮食建议，小孩每日宜摄取5份蔬果、女性7份、男性9份，故一天的蔬果量要控制在这个范围内。

选对用料，让蔬果汁喝得更健康

补充维生素C，抗氧化、美肤！	补充B族维生素，恢复体能精力、活力！	补充抗氧化营养素，抗老、防癌！	低热量，体重管理！
可选择维生素C含量较高的食材来榨汁，例如猕猴桃、木瓜、草莓等水果，或甜椒、小番茄、苦瓜等蔬菜。	可加入牛奶、胚芽、坚果类或全谷类等，提升果汁中B族维生素的含量。	可加入蓝莓、草莓等莓类水果，或紫色、红色、橙色等颜色较深的蔬菜，抗氧化营养素含量较高的食材。	可选择西瓜、香瓜、莲雾等水分含量较高的水果榨汁，或加入蔬菜打汁，降低热量。

喝酵素液真的可以补充酶、帮助消化吗?

　　酵素是一种相当流行的产品,不管是在农产品展示会、有机店、网店等都很热销,甚至流行自己制作酵素。到底酵素是什么东西? 市场上的酵素产品真的能帮助新陈代谢吗?

酵素到底是什么东西?

　　酵素实际上就是酶,我国港台地区和日本、韩国等地常将其称为酵素,市场上的产品也多用这个名字。酶是一种能改变化学反应速率,让一些本来不易发生的反应能顺利进行,或加速化学反应速度的物质。酶在体内扮演催化剂的角色,能增加反应速率达10万到亿兆倍,故对生命非常重要,因为若没有酶存在的话,很多生化反应将无法发生,或因反应速度过慢,无法代谢有害物质,造成伤害或导致疾病的发生。

::: 酶的催化作用 :::

没有酶的存在,化学反应很慢	有酶的存在,化学反应快十亿倍

$$H_2O_2 \Rightarrow H_2O + O_2$$

过氧化氢溶液　　　　水　　氧气

无酶→非常慢

$$H_2O_2 \Rightarrow H_2O + O_2$$

过氧化氢溶液　过氧化氢酶　水　　氧气

有酶→10亿倍速

说明　　过氧化氢是身体新陈代谢过程产生的副产物,由于过氧化氢为自由基,会损伤细胞,故必须迅速把它转化成无害物质,而这个过程需要酶(过氧化氢酶)的帮忙。举例,在室温下若无过氧化氢酶的分解速率为1,有过氧化氢酶的存在,其分解速率可高达10亿倍,能快速将有害的过氧化氢分解为无害的水和氧气。

酶来自哪里?

　　酶的来源有两个途径:来自食物与身体合成。由于大部分的酶都是蛋白质,因此会受到温度、酸、碱等的影响而破坏其活性,故食物中的酶主要存在于生食中,例如水果、蔬菜、肉类等。水果放久后会越来越甜,肉类放久后会腐败都是因食物本身含酶所致。一般而言,每种生食中都含有正确量及类型的酶来帮助消化该食物。例如,香蕉等富含糖类的水果会含有高量的淀粉酶,牛油果等富含脂肪的水果则含有高量的脂肪酶。

　　身体合成的酶可分为消化酶与代谢酶两种。消化酶是由消化道所分泌,功能是帮助食物消化,例如口腔可分泌(唾液)淀粉酶来消化淀粉,胃可分泌(胃)蛋白酶来消化蛋白质,胰脏可分泌脂解酶来分解脂肪等。借由酶让食物中的大分子营养素,得以分解成小分子、细胞可使用的营养与建材。

酶的种类

食物酶（Food Enzyme）

来自食物，受食物种类与烹调影响 ┈┈┈ 为体外酶，存在生鲜食物与发酵食物中，例如木瓜酶。

酶（Enzyme）

身体合成的酶

随年龄增长而降低

消化酶（Digestive Enzyme）

帮助食物消化，促进吸收。提供人体所需的营养。例如淀粉酶、蔗糖酶、乳糖酶、蛋白酶、脂解酶等。

代谢酶（Metabolic Enzyme）

参与人体代谢，调节生理机能，例如抗氧化酶SOD等。人体有数千种的代谢酶。

代谢酶有数千种，大部分都由细胞所制造，其功能是启动身体各种生化反应、保护细胞免于损伤、维持细胞呼吸及再生过程等。例如身体能制造SOD、GSHP等抗氧化酶，保护细胞免于自由基伤害；肝脏能制造细胞色素P450型酶系统来协助解毒等。

市场上的酵素产品解码！

市场上常见的酵素产品主要有三类：药店、营养品专卖店卖的酵素锭，常见的××酵素液，及自己做的水果酵素。这三种中，只有第一种成分为各种消化酶，故算是酶产品，其他两种都不含酶。有机店常见的××酵素液其实是发酵液，将选用的菌种接种在蔬果等基质中，静置数个月发酵，再滤掉食物残渣，并调整风味而制成。因有严格管制选曲、发酵制程，故可控制发酵产物。产品中所含的是细菌代谢生成物，目的是提供身体制造酶的原料，并不含酶成分。水果酵素则是将菌种加入水果、蔬菜等原料，和水、糖等一起浸泡所获得的蔬果发酵液，因为无法控制菌种及管控发酵的进行，故充其量只能说是喝蔬果发酵糖水。

正因为大部分市场上销售的酵素并非酶，即使是综合酵素锭所含的也是消化酶，一般讲到酶神奇之处，例如抗氧化、解毒、调节生理代谢及各种生命现象的维持，指的都是代谢酶，故吃酵素并不具有排毒、促进代谢等神奇功能，只可能让你体能精力比较好（例如水果酶），或补充营养（例如××发酵液），或帮助消化（例如酵素锭）。

市场上常见酵素产品

类型	综合消化酵素锭	DIY水果酵素（水果浸泡液）	××酵素液（发酵液）
来源／制作过程	来自专门酵素厂商的标准化酶	将菌种加入水果、水、糖等原料中浸泡，进行发酵	先将菌种接种在基质上发酵制曲，再加入糖、蔬果等食材进行发酵。静置数个月熟成后，过滤食物残渣并调整风味
成分／产物	视配方而定，一般含多种酶，例如蛋白酶、淀粉酶、脂解酶等	蔬果发酵产物（因任意发酵，故产物不详）	细菌代谢生成物，产物可控制，视使用菌种、发酵过程与发酵材料而定
是否含酶	是，含消化酶	不含酶（为水果发酵液）	不含酶，含的是小分子营养素，可作为制造酶的原料

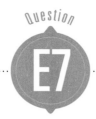

E7 酸性食物真的会让血液变酸、引起慢性病？

你或许听过"肉类是酸性，吃多会让体质变酸""酸性体质会导致癌症"等说法，到底哪些食物是酸性食物、哪些是碱性？酸性食物吃多真的会造成酸性体质，增加癌症和慢性病风险吗？

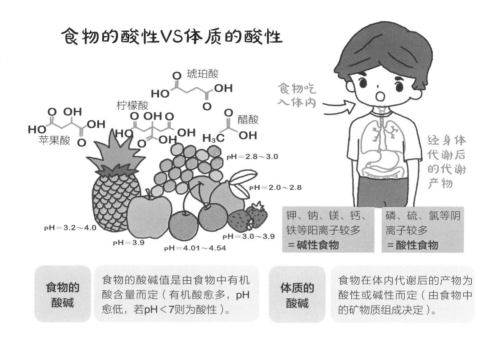

食物的酸性VS体质的酸性

| 食物的酸碱 | 食物的酸碱值是由食物中有机酸含量而定（有机酸愈多，pH愈低，若pH<7则为酸性）。 | 体质的酸碱 | 食物在体内代谢后的产物为酸性或碱性而定（由食物中的矿物质组成决定）。 |

酸性食物VS碱性食物！

讲到体质所提到的酸性与碱性食物，其测量方法是将食物烧成灰（食物中的糖类、蛋白质和脂肪会被烧掉，烧不掉的部分就是灰分，也就是矿物质），然后将这些灰分溶于水，用石蕊试纸测量其pH（酸碱值）。酸碱值大于7为碱性食物，小于7是酸性食物。

这到底是酸性食物，还是碱性食物？

在讲到酸性食物与碱性食物时，你可能会有这样的疑惑：梅子吃起来明明是酸的，为什么却说它是碱性食物？为什么同样是A，有些人说它是酸性，有些人说它是碱性？这个答案很简单：因为前后两个酸碱定义不同。有时候人们会以食物所得的酸碱值来定义该食物为酸性或碱性，例如香蕉的pH约4.5~5.2，牛油果pH6.27~6.58，从酸碱值来看，两者皆为酸性。有时候则是以食物吃到体内后，代谢产物的酸碱值而定，因此包括香蕉、牛油果等大部分水果都是碱性食物。

换句话说，食物是酸性或碱性是由食物中的矿物质来决定，主要和钾、钠、镁、钙、铁、磷、氯、硫等矿物质有关。如果该食物含钾、钠、镁、钙、铁等阳离子较多，代谢后就会呈碱性离子，此食物就称为碱性食物；反之，若磷、硫、氯等阴离子含量较多，则会在体内形成磷酸、硫酸等酸性物质，此类食物则称为酸性食物。矿物质含量若极低（例如糖、油、醋、茶等）或阴离子和阳离子一样多（例如食盐的成分是氯化钠，氯和钠含量一样多）则为中性食物。

酸性食物真的会造成酸性体质吗？

当然不会！因为为了维持生理机能正常运作，我们身体会通过血液缓冲系统、呼吸作用、肾脏排泄，来平衡身体的酸碱值，将血液酸碱值精准地维持在7.35～7.45（略大于7，故属于弱碱性），因为超出此范围，生命活动将无法正常进行。故除非你的肾脏或肺脏出了问题，否则身体的酸碱值会维持在弱碱状态，即使你吃再多酸性食物也一样。

总结来说，不管吃的是酸性食物还是碱性食物，都不会影响身体体质（即血液）的酸碱值，也不会因此让你罹患癌症或慢性病。诚然，蔬菜水果等碱性食物营养价值很好，有益身体健康，但不吃酸性食物并不会比较健康，因为主食类所提供的主要营养素——糖类，是细胞主要的能量来源；肉类所提供的蛋白质是身体重要的建材，缺乏这些营养会影响生理机能与健康。且非酸性食物不见得就比较健康，例如油、糖、盐为中性食物，但吃多却容易造成肥胖与高血脂、高血糖、高血压等三高疾病。所以，正确对待健康的关键应该是均衡饮食，广泛摄取不同食物，以获得维护身体健康所需营养，而非吃碱性、不吃酸性食物。

酸性、碱性和中性食物

我们平日所吃食物中，主食类（全谷杂粮）、肉类（豆鱼肉蛋类）因含磷、硫等物质较多，故属于酸性食物。蔬菜、水果因钾、钠、钙、镁等矿物质较多，故为碱性食物。牛奶虽然富含磷，但钙含量更高，故也属于碱性食物。油、糖等调味料和盐则为中性食物。简单地说，动物性食物中除牛奶外，多半是酸性食物；植物性食物中除五谷杂粮、豆类外，多半为碱性食物；而盐、油、糖、咖啡、茶等都是中性食物。

类别	酸性食物	中性食物	碱性食物
说明	磷、硫、氯等阴离子含量较多的食物	矿物质含量非常低的食物，或解离后阴离子和阳离子刚好一样多的食物	含钾、钠、镁、钙、铁等阳离子较多的食物
食物范例	家禽、家畜、鱼贝海鲜、蛋等动物性肉类；饭、面、饼干、糕点等精制淀粉类食物，及全谷杂粮类、豆类等	盐、油、糖、蜂蜜，及其制品（例如糖果、果酱、冰淇淋等）。咖啡、茶、一般饮料	牛奶；大多数的蔬菜、水果，例如绿色蔬菜

Question E8 红豆水有什么营养？喝红豆水真的会利尿吗？

红豆因颜色属红，故一直被认为是补血的好食物，到底红豆水有什么营养？喝红豆水真的可以利尿吗？

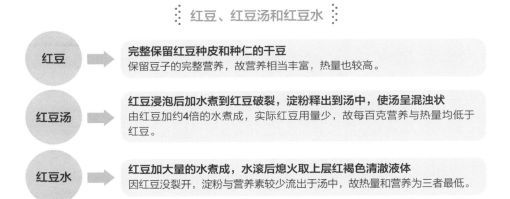

::: 红豆、红豆汤和红豆水 :::

红豆 ➡ **完整保留红豆种皮和种仁的干豆**
保留豆子的完整营养，故营养相当丰富，热量也较高。

红豆汤 ➡ **红豆浸泡后加水煮到红豆破裂，淀粉释出到汤中，使汤呈混浊状**
由红豆加约4倍的水煮成，实际红豆用量少，故每百克营养与热量均低于红豆。

红豆水 ➡ **红豆加大量的水煮成，水滚后熄火取上层红褐色清澈液体**
因红豆没裂开，淀粉与营养素较少流出于汤中，故热量和营养为三者最低。

红豆、红豆汤与红豆水

红豆，因淀粉含量较多，故在营养学上被分为全谷杂粮类（俗称淀粉类）。不同于一般的米、麦，属于豆科植物的红豆含丰富的蛋白质，加上不像米、麦等谷类会经去壳、去胚芽等精制加工，故保留了较多的营养。以纤维为例，红豆的膳食纤维为白米的26倍、糙米的4.6倍，另外矿物质含量也相当丰富，不但富含钾、铁，也是良好的锌、镁等矿物质的来源。

从健康的角度来看，红豆因为富含水溶性纤维与寡糖，故具有纤维的众多益处，例如帮助排便、有助肠道有益菌繁殖等。另外，高钾、高镁、低钠的特色，也让它对心脏健康和血压很好；高纤、高蛋白、低热量的特点，则让它成为体重控制者相当好的淀粉类食物选择。不过要留意的是红豆本身没什么甜味，除非是加入米饭或五谷中当饭吃，否则一般红豆都是用来做甜点，这意味着会有糖分摄取过多的问题。

水肿该怎么办才好？

造成水肿的原因很多，包括肾病、肝病、心脏衰竭或贫血等疾病所引起，以及吃太咸、缺乏蛋白质、生理期、局部循环不好等饮食和生理因素所造成。由于大部分水肿是生理或饮食所致，所以一般只要留意饮食和生活作息即可改善。饮食方面主要在限钠，此外也可多吃高钾食物来帮助钠的排除，另外还要留意是否有蛋白质摄取不足的问题；生活习惯方面，宜养成多运动的好习惯，来帮助下肢血液循环，避免下肢水肿。

尽管红豆营养相当丰富，但红豆汤和红豆水都是红豆加水煮成，在大量水分稀释下，营养价值变得很低。举例来说，常见的红豆汤煮法约为1份红豆比4份水的水来煮（外面买的红豆汤可能水的比例会更高），这意味着实际红豆只占20%左右，因此红豆汤的营养价值并不高。举例来说，红豆汤的热量约为红豆的20%，大部分营养素的含量只有红豆的5%～10%而已。红豆水也是用大量的水煮成，但因为不含红豆颗粒，且取的是清澈液体部分，可推测其热量和营养含量应该比红豆汤还要低。

红豆水真的可以利尿、消水肿吗？

红豆可利尿，多半引自中医记载的红豆具利水除湿的说法，但请记得中医说的是红豆，不是红豆水，另外也缺乏相关科学资料来证实，到底是什么因素让红豆具有利尿效果。一般把红豆之所以能利尿归功于其高钾含量，因为高钠会导致水分滞留于体内而造成水肿，钾则可帮助钠的排出，故能消除水肿。的确，从生理的角度来看，钾是有助于排钠，每百克的红豆具有1203毫克的钾，可称为高钾食物，但每百克的红豆汤仅含90毫克钾，故若真的因为钾而有利尿效果的话，那么红豆汤或红豆水因钾含量不高，应该就没有利尿、消水肿的效果。

其实，红豆水有利尿作用还有一个可能因素，就是水。大量饮水会造成身体渗透压浓度的下降，影响身体激素的分泌，促使肾脏水分再吸收减少，进而增加水分排出体外，这也是为什么大量喝水后会常跑厕所的原因。在有关咖啡因是否利尿的相关研究也发现，水本身就具有利尿效果，除非摄取大量的咖啡因，否则喝咖啡的排尿效果和喝水是差不多的，所以大量摄取水分或许是喝红豆水之所以会利尿的原因。

总结来说，红豆对健康很好，多喝水也是好事，有水肿或有排尿困扰的话多喝水就好，不一定非得喝红豆水（加了红豆不见得效果比较好），也可以喝柠檬水、茶水等，当然，最好的饮料还是白开水。

红豆、红豆汤营养分析

（单位：100克）

名称	热量（千卡）	水分（克）	粗蛋白（克）	粗脂肪（克）	碳水化合物（克）	膳食纤维（克）
红豆	328	14	21	0.6	61	18.4
红豆汤	72	82	2	0.1	16	1.2

名称	钠（毫克）	钾（毫克）	钙（毫克）	镁（毫克）	磷（毫克）	铁（毫克）	锌（毫克）
红豆	1.5	1203	87	162	442	7.1	3.1
红豆汤	22	90	9	11	34	0.7	0.2

名称	维生素E（毫克）	维生素B$_1$（毫克）	维生素B$_2$（毫克）	烟酸（毫克）	维生素B$_6$（毫克）	叶酸（微克）	维生素C（毫克）
红豆	0.65	0.41	0.15	1.85	0.34	111	1.2
红豆汤	0.03	Tr	0.02	0.15	0.03	—	0.4

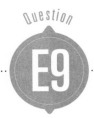
喝大骨汤、豆浆补钙，真的有用吗？

　　沿袭自老一辈的叮咛，大骨汤在很多人的观念里是个补钙的汤品，而豆浆也被认为富含钙，成为吃素或不喝牛奶者的补钙饮品。大骨汤、豆浆真的可以补钙吗？要补钙的话，到底要怎么吃才对？

常见补钙饮品或汤品的钙含量

（单位：100克）

名称	热量（千卡）	粗蛋白（克）	粗脂肪（克）	碳水化合物（克）	膳食纤维（克）	钙（毫克）
大骨汤	7	1.0	0.3	0.4	–	0.4
豆浆	56	2.8	1.1	8.7	1.6	15
豆浆（无糖）	35	3.6	1.9	0.7	1.3	14
黑豆浆	39	1.1	0.6	7.4	0.1	3
全脂鲜奶	63	3.0	3.6	4.8	–	100
低脂鲜奶	43	3.1	1.3	5.0	–	98

说明　大骨汤的钙含量非常低，几乎可不计；豆浆因为是黄豆加大量的水打成，所以实际钙含量也不高，故牛奶还是最好的钙来源饮品。另外，豆浆和牛奶都含有糖，差别在于豆浆的糖来自额外添加的蔗糖，牛奶的糖则来自本身所含的乳糖。

豆浆及常见豆制品的钙含量

（单位：100克）

黄豆	194毫克 / 389卡	小三角油豆腐	216毫克 / 138卡
豆浆（有糖）	15毫克 / 56卡	黑豆干	335毫克 / 197卡
传统豆腐	140毫克 / 88卡	五香豆干	273毫克 / 192卡
嫩豆腐	13毫克 / 51卡	小方豆干	685毫克 / 161卡
鸡蛋豆腐	9毫克 / 79卡	豆干丝	287毫克 / 170卡
百页豆腐	33毫克 / 216卡	豆皮	62毫克 / 199卡

豆浆、大骨汤真的是补钙的好食物吗？

钙在人体中主要分布于骨骼，99％的钙是以磷酸钙、碳酸钙和氟化钙的形式存在骨骼与牙齿当中，为构成骨骼的主要成分；另外1％的钙则存在血液当中，参与肌肉收缩与神经传导等作用。虽然骨骼富含钙质，但这并非意味喝大骨汤可以补钙，因为钙是和磷酸盐、碳酸盐结合在一起，并不会因为煮食就溶出在汤中，故大骨汤的钙含量非常低，每百克仅有0.4毫克的钙，相较于每天1000毫克钙的需要量，几乎可以忽略不计。

豆浆是黄豆加水做成的，大概20克的黄豆就可煮出一碗豆浆，故每百克豆浆的含钙量也不高，只有14毫克左右。因此豆浆也不是补钙的好饮品，吃素的人以豆浆来补钙，还不如以豆干、干丝、三角油豆腐、传统豆腐等来补钙。

想补钙，到底该怎么吃才对？

虽然传说中的补钙圣品：大骨汤、豆浆的钙含量不高，并非补钙的良好食物，但牛奶的确是补钙的好选择。一般来说1毫升的牛奶约含1毫克的钙，且钙的吸收率优于其他食物，所以喝一杯牛奶就可获得240毫克的钙，满足每日钙需求的1/4。除了牛奶，酸奶、奶酪等奶制品也都是很好的补钙好食物。还有很多食物都富含钙，例如鱼干、虾干、虾皮，及黑芝麻、发菜、凤尾藻等。不过，想要补钙不光是选择高钙食物就好，还要留意搭配才能让补钙更有效率，因为钙的吸收率会受到饮食组成的干扰。

- **酸的环境和乳糖：**维生素 C、乳酸、胃酸等酸的环境能帮助钙的吸收，所以菜肴加醋、柠檬汁烹调，或饭后吃水果，均有助钙的吸收；另外乳糖的存在也可促进钙的吸收，这也是为什么牛奶中的钙利用率较高的原因。

- **维生素 D：**维生素 D 可以帮助钙的吸收，所以每天适度晒太阳让身体合成维生素 D，或摄取富含维生素 D 的食物，或维生素 D 补充品等也有助钙的吸收。

- **磷、铁：**磷含量过高会影响钙的吸收；钙及铁会互相竞争吸收，因此高钙食物最好少和高磷或高铁食物一起食用。

- **纤维、草酸、植酸等植物常见组成：**过量纤维会影响钙在肠道中的吸收；草酸、植酸会和钙形成钙盐而影响吸收，这也是为什么植物性食物的钙吸收率会比较低的原因。

- **单宁：**单宁（多酚的一种）会妨碍钙的吸收，所以咖啡和茶等单宁含量较高的食物，最好避免和高钙食物一起吃。

高钙食物要怎么挑才对？

在选择高钙食物时，除了参考食物中的含量很重要，还要考虑一次的食用量，及吃到体内后身体吸收利用率高不高。举例，虽然黑芝麻钙含量很高，但不见得是日常补钙的好食物，因为❶ 用量少：虽然每百克黑芝麻含1354毫克钙，但正常每次只会使用几克黑芝麻而已。❷ 吸收干扰：植物性来源的钙很容易受到植物中的纤维、草酸、植酸等影响其吸收利用。❸ 热量问题：大部分钙含量高的食物多半为粉状或干料（正也因此浓缩后钙含量才那么高），热量也跟着浓缩而变得很高。日常补钙，还是以牛奶、豆干、无花果等一次可食用较大量，且热量适当的食物来着手比较好。

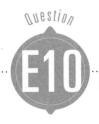

吃银耳补植物性胶原蛋白，真的有效吗？

"吃胶原蛋白"是近年来相当热门的美丽与健康话题，不仅便利店、美妆店等销售胶原蛋白产品，甚至很多凝胶状食物都被冠上富含胶原蛋白的宣称。到底什么是胶原蛋白？哪些食物富含胶原蛋白？

胶原蛋白到底是什么东西？

当你举起手观察时，你所看到的皮肤层是上皮组织，其下是结缔组织，也就是让皮肤有弹性的主要结构。在结缔组织中填充着大量细胞间质，而胶原蛋白等蛋白纤维就是细胞间质的主要骨架，将细胞与细胞连结在一起，提供细胞生存的环境，并保护、固定细胞。打比喻来说，胶原蛋白好比人体胶水，将细胞与细胞连结在一起。

胶原蛋白是动物结缔组织中最主要的蛋白质，故韧带、肌腱、皮肤、软骨、骨组织等结缔组织含量多的部位，一般也富含胶原蛋白，这也是为什么会有吃鸡爪或猪皮、鱼皮、鸡皮等动物皮可以补充胶原蛋白的原因。事实上，直接吃胶原蛋白或富含胶原蛋白的食物并无法直接补充胶原蛋白，因为蛋白质是身体的建材，所有进到体内的蛋白质都会被身体分解为最小单元的氨基酸。

其实，人体可将甘氨酸、脯氨酸等原料转化成胶原蛋白前质，并在维生素C的帮助下，将脯氨酸和赖氨酸转变为羟脯氨酸、羟赖氨酸，进而形成胶原蛋白。换句话说，只要有甘氨酸、脯氨酸、赖氨酸等原料及维生素C，身体就可自行合成胶原蛋白，而不需要特意补充胶原蛋白或吃上述富含胶原蛋白的食物。

胶原蛋白含量丰富的食物

说明 下表中的胶原蛋白栏位为甘氨酸、脯氨酸及赖氨酸加总的量，为每100克食物的量。

名称	胶原蛋白（毫克）	名称	胶原蛋白（毫克）	名称	胶原蛋白（毫克）
鳊鱼干	12821	金钩海米	9036	丁香鱼脯	7752
柴鱼片	12382	虾米	8917	面筋	7672
小鱼干	11164	干酪粉	8695	猪耳	7634
干贝（干）	10501	牛筋	8473	脱脂奶粉	7622
猪皮	9659	卤猪蹄	7768	卤牛筋	7464

植物胶并非胶原蛋白！

由于胶原蛋白这个名称，让很多人误以为只要胶状的食物就富含胶原蛋白，因此，稠稠的银耳、芦荟凝胶或燕麦煮后的浓稠汤汁常被误认为富含胶原蛋白。事实上并没有所谓植物性胶原蛋白，因为胶原蛋白是构成动物结缔组织的主要蛋白质，故只存在于动物。一般植物性食物之所以会呈现黏稠状的原因是糖类，例如燕麦中的β-聚葡萄糖，银耳、褐藻或芦荟中的水溶性多糖。

多糖是由数百到数千个糖分子所构成的大分子糖，大家耳熟能详的淀粉以及有益健康的纤维都属于多糖分子。两者只差别在人体消化道可分泌酶分解淀粉，但没有办法分解纤维。依照溶解性，纤维可分为水溶性纤维和非水溶性纤维两大类，上述所说的会让植物呈浓稠状的胶质或黏稠物质——水溶性多糖分子，就是水溶性纤维。其中有些是以β-聚葡萄糖为主链所构成的多糖分子，例如燕麦和大麦等谷类就含有可溶性谷类β-聚葡萄糖，故煮熟后会黏稠稠的。另外有的多糖分子是以甘露聚糖、半乳聚糖和岩藻聚糖等为主（称为多聚糖），例如芦荟凝胶的甘露聚糖、褐藻糖胶的岩藻聚糖等；有些多糖分子的侧链上则还有甘露糖、木糖、半乳糖、阿拉伯糖等其他糖分子，这类多糖分子称为杂多糖。

总结来说，胶原蛋白只存在动物中，让动物食物呈现胶状的（例如猪皮冻等）的确是胶原蛋白，但让植物性食物呈胶状的原因则是水溶性纤维（胶质或黏液等多糖），两者是不一样的东西。

让食物外观呈黏稠状的营养素

糖类

淀粉 例如勾芡所使用的太白粉、番薯粉、面粉、玉米粉等。

水溶性纤维（水溶性多糖） 例如水果中的果胶，或加工食品及营养品中所使用的各种植物胶（例如瓜尔胶、海藻胶）等。
例如燕麦和大麦煮熟后的黏稠状、芦荟凝胶，或海带、海藻类及灵芝、茯苓、木耳、香菇等蕈菇类中的多糖。

蛋白质类

富含结缔组织的部位 例如鸡爪、猪蹄、猪皮、鱼皮、鸡皮等动物富含结缔组织的部位。

说明 胶原蛋白为动物结缔组织的主要蛋白质，只存在动物性食物中，植物因不含结缔组织，故没有胶原蛋白，所以没有所谓植物性胶原蛋白，让植物呈黏稠外观的原因是糖类，而非蛋白质！

吃猪皮、啃鸡爪补充胶原蛋白是好主意吗？

从上页表我们可以发现，富含胶原蛋白原料的食物很多，尽管猪皮、鸡爪等食物也在榜上，但从营养价值来看，动物皮不仅富含脂肪、饱和脂肪，且营养品质较差，故猪皮、鸡爪等均非补充胶原蛋白的良好食物，想要补充胶原蛋白，建议选择小鱼干、虾干、虾米、干贝、奶粉等食物，因为这些食物不仅含丰富胶原蛋白，也富含矿物质与维生素。

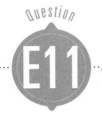
黑巧克力真的是健康不会发胖的好食物吗？

巧克力是广受大部分女性欢迎的食物。正也因此，对于巧克力总有很多说法，例如听说吃黑巧克力可以减肥，听说巧克力营养丰富、有益健康等，这些有关巧克力的传闻是真的吗？到底巧克力该如何选才对？

巧克力解码：认识巧克力的纯度与热量！

很多人误以为黑巧克力吃起来是苦的，应该没有加糖；或认为纯度越高的巧克力，糖会比较少，故热量应该会比较低。但答案为否，因为巧克力是由高脂的可可豆加工所制成，可可豆含50%～57%的可可脂（脂肪），且除了可可豆外，制作巧克力时还会添加糖、香草、乳化剂等其他原料，所以巧克力的热量都很高，每百克热量都超过550千卡。

所谓黑巧克力（又称纯巧克力或苦甜巧克力）只是指可可豆成分比重比较高的巧克力。巧克力外包装上标示的85%、70%、35%等代表纯度的数字，则仅代表巧克力可可固形物的比例。举例来说，标示70%的巧克力，表示可可固形物占了70%，其他原料糖、香草与乳化剂等则占30%。

巧克力营养成分

（单位：100克）

名称	热量（千卡）	水分（克）	粗蛋白（克）	粗脂肪（克）	饱和脂肪（克）	碳水化合物（克）	钠（毫克）
黑巧克力（85%）	613	1.3	10.9	46.1	29.8	38.7	5
白巧克力	568	1.1	8.6	35.9	13.3	52.6	109
牛奶巧克力	550	1.6	9.4	33.3	22.3	53.2	101
名称	钾（毫克）	钙（毫克）	镁（毫克）	铁（毫克）	锌（毫克）	磷（毫克）	维生素A（国际单位）
黑巧克力（85%）	1024	86	286	10.6	4.0	409	37
白巧克力	404	198	26	0.3	0.8	280	47
牛奶巧克力	757	250	79	3.3	1.5	387	40
名称	维生素E（毫克）	维生素B_1（毫克）	维生素B_2（毫克）	烟酸（毫克）	维生素B_6（毫克）	维生素B_{12}（微克）	叶酸（微克）
黑巧克力（85%）	1.3	0.16	0.16	1.37	0.31	–	20
白巧克力	0.5	0.09	0.56	0.00	0.46	0.37	8
牛奶巧克力	1.3	0.09	0.68	0.35	0.10	0.68	15

从可可到巧克力，认识巧克力的制作

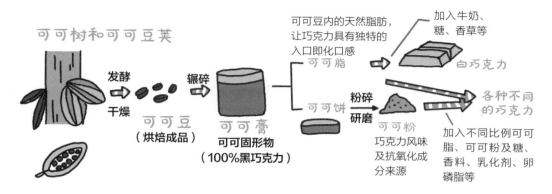

可可树和可可豆荚

发酵
干燥
辗碎
可可豆
（烘焙成品）

可可膏
可可固形物
（100%黑巧克力）

可可豆内的天然脂肪，
让巧克力具有独特的
入口即化口感

可可脂

可可饼

粉碎
研磨

可可粉
巧克力风味
及抗氧化成
分来源

加入牛奶、
糖、香草等

白巧克力

各种不同
的巧克力

加入不同比例可可
脂、可可粉及糖、
香料、乳化剂、卵
磷脂等

虽然理论上可可固形物越高，额外的糖等添加物剂量会比较少，因此热量可能比较低，但因为可可固形物包括了可可膏和可可脂，有的厂商为了让纯度看起来比较高，会额外再添加可可脂到巧克力中，这类巧克力反而因含较多的可可脂而让热量更高。所以关心热量摄取者在购买巧克力时，除了看纯度外，最好也看一下营养标示的热量栏位。

巧克力真的营养又健康吗？

由于巧克力是可可经多重加工而制得，维生素多半已在加工过程中，随着暴露于光、热等环境因素中而破坏，故巧克力的维生素含量并不突出。巧克力的营养与保健功能主要来自矿物质和植化素。以85%的黑巧克力为例，每百克含1024毫克钾，可满足每日需求的一半以上；铁有10.6毫克，可满足男性每日需求，女性每日需求的七成；镁为286毫克，也可满足每日需求的七到八成；锌含量亦可满足每日需求的1/4～1/3。故高纯度巧克力的确是营养健康的食物。

巧克力是从可可豆所制成，故具有许多来自可可的有益健康成分，例如具抗氧化作用的类黄酮（包括黄烷醇、表儿茶素等多酚类植化素）；能够提振精神、使人情绪兴奋，具抗抑郁效果的可可碱；让人产生甜蜜、恋爱感觉的苯丙氨酸（此即是流传吃巧克力能使人有恋爱感觉的成分）；有助睡眠、舒缓心情的色氨酸，及使情绪亢奋、思路清晰敏捷的咖啡因等成分。因为这些有益健康的成分，让巧克力在大部分人心中不仅是零食，而是健康的好食物。但要留意的是巧克力的这些营养和植化素等保健功能是来自可可粉。因此，若想要获得巧克力的营养与健康益处，最好选择可可粉含量较高、纯度较高的纯巧克力。

如何挑选巧克力？

巧克力可分为黑巧克力、牛奶巧克力和白巧克力。若想要获得巧克力的营养及保健益处，宜选择纯度高的黑巧克力。牛奶巧克力因可可含量较低，故营养会低于黑巧克力，但也因为含奶，故钙、维生素B_2、维生素B_{12}含量会略高于黑巧克力。白巧克力是所有巧克力中营养最差者，因为是由可可脂加牛奶、糖、香草等制成，故具有巧克力的口感，但因不含可可粉而没有多酚类植化素的保健功能，也不含咖啡因。

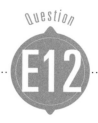

吃麦片当早餐，真的会比较营养健康吗？

由于早上忙着上班、上课或赶着出门，再加上燕麦等麦片常被包装成健康营养的好食物，所以很多人会以麦片来当早餐。但这样吃真的足以取代早餐、满足身体的营养需求吗？吃麦片当早餐，真的有比较营养健康吗？

麦片分类，认识常见的即食麦片产品

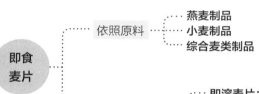

即食麦片

依照原料 …… 燕麦制品
小麦制品
综合麦类制品

依照食用方法 ……
即溶麦片：外观为麦片原型
保留麦片原始风味与营养。
小包装麦片（例如三合一麦片或调味冲泡麦片）
小包装碎麦片，有咸、甜多种口味，含糖、盐、增稠剂、香料等额外食品添加物，有的产品会强化钙或某些营养素。
麦片压制品（例如块状麦片）
麦片加其他原料压制而成，多半会强化某些营养素。

你吃的是什么麦片？ 常见麦片解码！

相较于白米与精制面粉所制成的面包、馒头等主食，全谷类的大麦、燕麦等麦类，的确保留了较多的营养，这也是为什么很多人会觉得即溶麦片、小包冲泡麦片的营养比较好。超市里那么多种麦片产品，它们的营养并非都相同，有燕麦做的，也有小麦或综合麦等制成的，故会因所使用的基础麦片种类不同，在健康效能上会有差异。举例来说，所谓吃麦片可以降低胆固醇指的是燕麦。燕麦含有一种称为β-聚葡萄糖的水溶性多糖，可以降低胆固醇并延缓血糖的上升。由于β-聚葡萄糖主要存在燕麦和大麦中，故若想要获得降胆固醇的健康效果，就要挑选燕麦或大麦为原料的麦片。

你适合吃麦片当早餐吗？

虽然原型麦片富含蛋白质、纤维等营养素，且燕麦、大麦还有降低胆固醇、帮助血糖控制的健康益处。但因原型麦片原汁原味，所以在食用时一般还会加糖、蜂蜜等来调味，或直接用牛奶、豆浆取代水来冲泡，或加入黑芝麻粉、谷粉、坚果、水果干等来增添风味，而让一碗麦片早餐热量超过300千卡、甚至有400、500千卡。此外，因麦片的饱足感和满足感逊于饭、肉、菜都吃的正常饮食，故并非每个人都适合吃麦片来当早餐。

市场上的麦片制品除了原型的即溶麦片外，还有小包装的麦片，及压制成块状的麦片饼，制作过程与添加物的不同也会影响成品的营养组成。一般来说，原型麦片加工最少，其次是压制成块的燕麦块，而小包冲泡式的麦片，例如三合一麦片或调味麦片，添加物最多且营养价值较低，故除非有特别强化某些营养素，否则小包冲泡式麦片并非早餐或轻食的好选择。

当早餐、当轻食，麦片怎么挑、怎么吃？

在常见麦片制品中，保有麦片原型、无调味的麦片最佳，特别是使用燕麦、大麦、黑麦等全谷麦片制成的产品，因为这类麦片保留最多麦本身的原始风味与营养，且无多余的添加物，故具备热量低，蛋白质、纤维高的优点。块状麦片因为是以全麦为原料压制而成，添加物较少，且多半会强化某些营养素，故整体营养价值并不逊于原型麦片。小包装的冲泡调味麦片和三合一麦片，因添加物多，稀释了麦片的比例，故营养价值较差，购买时宜选择营养强化产品，并挑选营养素含量较高者。

不过光凭麦片无法满足一顿营养均衡早餐所需的蛋白质、维生素和矿物质等营养，且部分麦片纤维也不高。故若想以麦片当早餐的话，建议挑选原型麦片或块状麦片，并搭配豆浆、牛奶、蛋等蛋白质类食物，或加入坚果、水果提升早餐的营养价值。

燕麦类产品营养成分

（单位：100克）

名称	热量（千卡）	粗蛋白（克）	粗脂肪（克）	饱和脂肪（克）	碳水化合物（克）	膳食纤维（克）	
燕麦	406	10.9	10.2	1.9	67.4	8.5	
即食燕麦片	406	11.9	9.6	1.7	67.9	10.5	
燕麦片（快煮）	393	12.3	9.7	–	64.1	4.7	
燕麦奶	44	1.0	0.8	0.2	8.1	1.1	

名称	钠（毫克）	钾（毫克）	钙（毫克）	镁（毫克）	铁（毫克）	锌（毫克）	磷（毫克）
燕麦	4	293	25	108	3.8	2.0	292
即食燕麦片	3	332	30	124	4.4	2.5	359
燕麦片（快煮）	3	329	40	116	2.3	1.8	116
燕麦奶	14	31	4	8	0.1	0.1	29

名称	维生素A（国际单位）	维生素E（毫克）	维生素B$_1$（毫克）	维生素B$_2$（毫克）	烟酸（毫克）	维生素B$_6$（毫克）	叶酸（微克）
燕麦	0	1.5	0.5	0.08	0.83	0.09	61
即食燕麦片	0	0.4	0.3	0.07	1.22	0.14	76
燕麦片（快煮）	–	0.4	0.2	0.12	2.90	0.03	89
燕麦奶	0	0.0	0.0	0.01	0.29	0.01	9

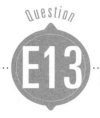

全麦面包、全麦吐司真的比较有营养吗？

近几年来，随着保健、养生观念的兴起，很多注重健康、担心发胖或慢性病患者，会刻意购买标示"全麦"字眼的吐司、面包、馒头或饼干。这些标榜全麦的食物真的有那么营养、健康吗？

全谷物 VS 精制谷物

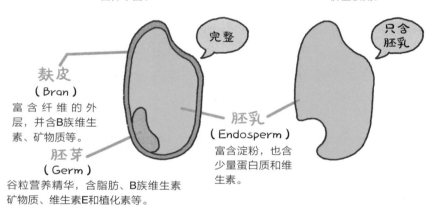

全谷＝含原本谷粒所有的组成，营养丰富。

精制谷物＝仅含胚乳，营养价值较低。

完整

只含胚乳

麸皮（Bran）
富含纤维的外层，并含B族维生素、矿物质等。

胚芽（Germ）
谷粒营养精华，含脂肪、B族维生素、矿物质、维生素E和植化素等。

胚乳（Endosperm）
富含淀粉，也含少量蛋白质和维生素。

你买的全麦产品并非想象的那样！

全麦之所以备受追捧，是因为全麦属于全谷类。所谓全谷类指的是含有原始谷粒所有组成，包括外层富含纤维的麸皮、营养精华的胚芽及富含淀粉的胚乳，正因为含完整谷粒结构，故保留谷物原始风味与营养。因此使用整颗小麦制成的全麦面粉及其制品，营养价值会比用白面粉制成的产品高。

虽然全麦营养比较好，却因麸皮口感粗糙，富含纤维不好消化，胚芽富含脂肪和糖而不易保存，故为了品质的稳定、保存期限、外观、美味及口感等商业考量，我们平日所吃的吐司、面包、糕点及面食都是由精制小麦（白面粉）所制成。虽然也有全麦面粉（称为全粒

全麦吐司的小知识

事实上，即使是标榜全麦吐司的产品，也可能是白面粉混合麸皮和胚芽的面粉所制成的，因为根据2013年修订的全谷产品宣称及标示原则规定，磨成粉的谷物只要保有与原始谷物相同比例的胚乳、胚芽和麸皮即可称之为全谷类。换句话说，即便是用白面粉回添麸皮和胚芽的面粉，只要使用量超过51%，就能称之为全麦吐司或全麦面包。

粉），不过因全麦面粉不易保存、成品口感粗糙、生产厂商较少等因素，所以全部用全麦面粉来制作面包或面食的非常少。因此，一般看到的全麦吐司及面包，多半是用白面粉混合麸皮，并加以染色而成的；或以白面粉为主，混入少量全麦面粉制成的。如果想知道自己买的吐司是否真的是用全麦面粉制成的，最准确的方法还是看外包装上的材料栏，是否使用全粒粉（全麦面粉），以及除了全麦面粉外，有没有掺杂其他面粉。

如何正确看待全麦制品？

的确，全麦吐司大部分的营养含量都优于白吐司，但我们生活中有很多富含营养的谷物，例如糙米、大麦、燕麦、黑麦、玉米、小米等全谷类食物，或绿豆、红豆、黄豆等豆科食物可以选择，所以全麦吐司或面包仅是比白吐司营养好的食物。如果你的目的是获得较多的纤维与营养，还有更多更好的选择。例如可以将糙米、胚芽米或其他全谷类食物混合白米一起煮；或以燕麦粥、小米粥、绿豆薏仁粥来取代传统的白米粥，借由将其他全谷类或豆类等同样富含营养的完整食物加入平常所吃的饭、面等主食类，以提升饮食中的纤维与营养价值。

小心全麦制品的陷阱！

- **是否为真正的全麦类食物：**市场上很多全麦制品是添加麸皮或染色而成，购买时宜详阅包装标示。
- **营养没有你想象高：**虽然全麦吐司营养高于白吐司，但和其他全谷类食物相比，并不显著。
- **热量可能比你想象高：**面包、吐司 25 克就有 70 千卡，这意味着手掌大、食指厚的吐司一片就有 100 ~ 140 千卡的热量，两、三片吐司热量约等同一碗饭。
- **小心油脂、添加物：**烘焙面包过程可能会加入氢化油，因此可能有反式脂肪酸的问题，且很多面包为了美味好吃，还会添加糖、坚果、果干，或夹入肉松、果酱、红豆泥等馅料，也可能添加改良剂、乳化剂、稳定剂，或添加人工色素、香料等食品添加剂。

白吐司、全麦吐司的营养成分

（单位：100克）

名称	热量（千卡）	水分（克）	粗蛋白（克）	粗脂肪（克）	饱和脂肪（克）	碳水化合物（克）	膳食纤维（克）	
白吐司	289	34.2	9.5	6.3	3.1	48.6	3.0	
全麦吐司	292	33.3	10.0	6.1	2.9	49.2	4.2	
名称	钠（毫克）	钾（毫克）	钙（毫克）	镁（毫克）	铁（毫克）	锌（毫克）	磷（毫克）	
白吐司	443	101	23	28	1.4	0.8	100	
全麦吐司	355	137	18	46	1.3	1.4	130	
名称	维生素A（国际单位）	维生素E（毫克）	维生素B$_1$（毫克）	维生素B$_2$（毫克）	烟酸（毫克）	维生素B$_6$（毫克）	维生素B$_{12}$（微克）	叶酸（微克）
白吐司	37	0.6	0.10	0.05	1.11	0.07	0.32	90
全麦吐司	5	1.0	0.22	0.07	1.95	0.11	0.21	67

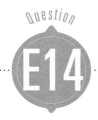

Question

E14 无麸质饮食是什么？麸质真的会危害健康吗？

在以前，"麸质"是只有对它过敏的人才会去了解的成分，近几年因国外吹起一阵无麸质饮食风，让无麸质成了大家追捧的健康话题。到底麸质是什么东西？吃麸质会引起过敏、不吃麸质食物真的会比较健康吗？

什么是麸质，麸质过敏又是什么？

所谓的麸质是由多种蛋白质所构成的混合物，主要由麦谷蛋白和醇溶蛋白两种蛋白质所构成，这两种不溶于水的蛋白质会赋予小麦面团黏性、弹性和延展性，让面团能膨胀，让成

麸质敏感吗？认识与麸质、小麦摄取相关的疾病

名称	乳糜泻（Celiac Disease）	小麦过敏（Wheat Allergy）	非乳糜泻麸质敏感（Non-celiac Gluten Sensitivity）
疾病类型	自体免疫疾病	食物过敏	非免疫疾病
原因	因免疫系统对醇溶蛋白敏感而诱发的免疫反应。和遗传有关，并会因食用麸质而触发	由IgE诱导的食物过敏反应，因身体对小麦蛋白质过敏所致	类似乳糖不耐症，患者对麸质不耐受（一般所谓的麸质过敏指的就是这种）
症状	主要为消化道症状，例如腹泻、腹痛；且会因消化吸收不良出现像是贫血、骨质疏松、口角发炎、不明原因的体重减轻等因脂肪、蛋白质、维生素、矿物质流失所造成的健康问题	进食小麦后（一般约2小时内）出现皮肤痒、出疹；或嘴、喉咙、气管肿胀等发炎症状；或腹痛、腹泻等消化道症状	大量食用面包、面食等含麸质食物后，出现腹胀、腹泻、腹痛等肠胃症状
处理／治疗方法	无方法可治愈，但可通过无麸质饮食，避免症状的发生	避免接触过敏原——小麦	避免过量摄取麸质食物
检测方法	小肠黏膜活检、基因检测、血液抗体检测	过敏原检测	无检验方法，只能用排除法来确认是否对小麦等麸质食物不耐
饮食	采用无麸质饮食	避免摄取小麦（由于部分麦类的蛋白质结构近似小麦，故可能也要避免食用）	减少麸质食物的摄取量

品的面包有弹性、富含嚼劲。所以麸质其实就是我们所说的面筋。

在正常的情况下，蛋白质进入消化道后会被分解为最小单元的氨基酸，在小肠被吸收进入血液，作为身体组织的建材。而麦谷蛋白和醇溶蛋白等麸质蛋白，因无法被完全分解成氨基酸，而会残留一些由数个氨基酸所构成的多肽片段。对大部分的人来说，这些多肽并不会造成问题，但对特定人来说，这些多肽片段会诱发免疫系统产生抗原抗体反应，引起发炎，损伤小肠绒毛，影响营养素的吸收，造成腹泻等肠胃症状。这种免疫系统对麸质发动攻击，产生反应的疾病就称为乳糜泻，据统计全世界约有1%的人口有乳糜泻问题。

不过，大家谈论的无麸质饮食所讲的麸质过敏，大多和乳糜泻无关，且由于有数种疾病吃了麦类谷物会引起肠胃或人体不适的症状，造成了大家对麸质过敏这个名词的解释非常混淆。大致上，对麸质或吃小麦会引起反应的疾病基本上可分为三种：乳糜泻、非乳糜泻麸质敏感和小麦过敏。前两者是因摄取麸质所引起，故要留意所有含麸质食物的摄取，其中以乳糜泻最严重；后者因摄取小麦所引发，所以要避免小麦及相关制品。事实上，由于会造成胃肠不适的原因很多，所以部分医生甚至不认为有所谓麸质不耐存在。

健康人有必要采用无麸质饮食吗？

虽然健康人也可吃无麸质饮食，但由于小麦、大麦和黑麦等为全谷类食物，富含纤维与营养，故若没有必要却舍弃不吃的话，对健康有害无益。事实上，至今仍没有任何证据显示摄取无麸质饮食可以促进人体健康。针对小麦或麸质不好的评论、文章或书籍，所指称吃小麦或麸质不好的问题，多半提及的是现代人摄取了过多的精制小麦食物，例如小麦面粉加工制成的面包、饼干、糕点、零食等造成的健康危害，而非麸质或小麦本身的问题。

总结来说，健康的关键在于均衡营养饮食。而非不吃小麦或麸质食品就好。全谷类对营养与健康有一定的贡献与好处，故除了乳糜泻患者（约占1%人口）和对小麦过敏患者（约占0.1%人口）需要限制麸质或小麦摄取外，一般人并不需要特别吃无麸质食物。

哪些食物含有麸质？

	说明
麸质来自哪里	小麦、大麦、黑麦、部分燕麦等谷类，及含这些食材的制品
常见含有麸质的食物	✓ 所有面粉制品，包括面包、面条、馒头、馄饨皮、水饺皮等主食；饼干、蛋糕等中西式糕点 ✓ 面筋及用面筋做的素肉 ✓ 含小麦等麦类做成的谷物棒、谷类早餐、三合一麦片 ✓ 啤酒（小麦和大麦都可用来酿制啤酒） ✓ 其他添加面粉的制品

说明 在所有麸质食物中，最难避免的是小麦，因为它不仅可做为主食，其加工制品——面粉，更是广泛用于中西式糕点、正餐、点心等的制作上，还常被用于调整食品质地、口感。故若要完全避免麸质制品，在购买包装食品时一定要详阅外包装的材料栏位，了解是否有使用小麦、小麦胚芽、麦麸，或大麦、黑麦等含麸质的麦类原料。另外，由于部分燕麦含麸质，故需限制麸质摄取的乳糜泻患者在购买时，最好选择外包装上标示不含麸质字眼的燕麦产品。

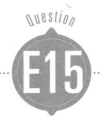

为什么喝咖啡提神，但有时喝了反而感觉更累？

近几年，咖啡走红的状况远胜于传统的茶饮，咖啡的盛行撇开咖啡文化的氛围外，还有一个相当实际的原因就是"提神"。通过喝咖啡来提振精神，维持大脑思绪的清醒。但为什么有时候喝了咖啡，反而感觉更累呢？

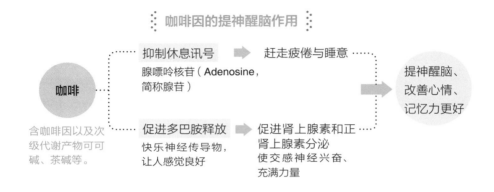

咖啡因的提神醒脑作用

咖啡
含咖啡因以及次级代谢产物可可碱、茶碱等。

抑制休息讯号 ➡ 赶走疲倦与睡意
腺嘌呤核苷（Adenosine，简称腺苷）

促进多巴胺释放 ➡ 促进肾上腺素和正肾上腺素分泌
快乐神经传导物，让人感觉良好
使交感神经兴奋、充满力量

提神醒脑、改善心情、记忆力更好

是提神醒脑的咖啡，或喝了让人更累的咖啡？

咖啡之所以能提神醒脑，主要来自其所含的咖啡因及次级代谢产物。咖啡因是一种类似嘌呤的生物碱，在体内可刺激神经传导物多巴胺的释放，改善情绪、增强注意力，并能刺激身体制造肾上腺素和正肾上腺素，产生兴奋感，提高血液葡萄糖浓度，让身体充满能量。另外，因为咖啡因的结构和腺嘌呤核苷（简称腺苷）很接近，故能和腺苷接受器结合，而阻断其作用。腺苷是由神经细胞所制造，能安定脑细胞化学活动的物质，当它和脑细胞上的接受器结合后，会减缓神经细胞的活动。由于咖啡因可阻断因腺苷产生的休息讯号，故可赶走疲倦与睡意；再加上咖啡因会刺激神经传导物质的释放，双管齐下使得喝咖啡让我们得以提神醒脑、振奋心情。

一般在喝入咖啡45分钟内，咖啡因就会被胃和小肠完全吸收，在身体发挥效用。由于上述作用不仅来自咖啡因，还包括咖啡因的代谢产物可可碱和茶碱，故一般在没有过量摄取下，咖啡因的作用约3～4小时才会消失。不过咖啡因等生物碱虽可阻断大脑接受腺苷，但却无法阻断腺苷的制造，故当咖啡因作用消退后，这些腺苷的存在反而会让我们感觉疲倦而想要休息。换句话说，咖啡因只能延后疲倦与睡眠，而无法减少它们。此外，若咖啡中加了大量的糖，或搭配蛋糕点心等精制淀粉类食物，那么也会因为摄取添加糖和精制淀粉类造成血糖的骤升、骤降而带来疲倦与情绪的低下。再加上咖啡因及其代谢产物具有利尿作用，故也可能因脱水而加重疲倦的产生。

如何避免咖啡喝完更累？

并非所有人对咖啡因的反应都是一样的，有些人可能喝一杯就会感到疲倦，有些人喝了很多杯都没有感觉。但如果你喝了咖啡后会感到疲倦，代表你会受到咖啡的影响，那么就可以考虑通过以下方法来降低喝咖啡后疲累的反应：

○ **适量摄取咖啡：**每天咖啡因的摄取量最好不要超过 300 毫克（记得咖啡因不仅来自咖啡，能量饮料、茶、可可、可乐等都有）。

○ **避免喝咖啡的同时，摄取大量的糖：**咖啡不要加入太多的糖，或不要喝加了糖、糖浆和奶油的咖啡。另外，也不要搭配蛋糕等精制淀粉类食物一起食用。

○ **喝入足够的水，避免因利尿引起的脱水：**如果你喝了咖啡后排尿变多，记得喝水补充水分。

其实，想要拥有足够的体能精力，饮食均衡营养、充足的睡眠才是正道。过多的能量消耗会产生更多的腺苷，让你感到疲倦，想要休息、睡觉是正常的，喝咖啡仅能延缓疲倦与睡眠，故若允许的话，当感到疲累时，最好的消除疲劳方法还是休息和睡觉。

为什么喝咖啡后会更累？

咖啡因及代谢产物的作用	喝咖啡45分钟后，咖啡因会被胃和小肠完全吸收，进入身体，通过抑制休息讯号来提振精神。但当2~3小时后，咖啡因的作用逐渐消失，之前累积的腺苷会和腺苷接受器结合，而使身体感到疲倦，想要休息或睡觉
添加糖＋精制淀粉食物造成的血糖骤降	添加糖或精制淀粉会使血糖快速上升，进而刺激大量胰岛素的分泌。过多的胰岛素会让血糖骤降，若血糖降得过低时会造成疲倦、情绪低下
利尿造成脱水	咖啡因和可可碱具有利尿作用，且大量饮水也会促进排尿，造成身体脱水。脱水会减少血液容积，而造成疲倦

晚上喝咖啡会让人睡不着吗？

咖啡是中枢神经刺激剂，会让精神亢奋，并会和腺苷结合，抑制休息讯号，因而影响睡眠。但到底睡前多久可以喝咖啡，这取决于咖啡因摄取量与个人咖啡因的代谢能力。

健康成年人咖啡因代谢半衰期约为3~4小时，一般女性会比男性慢，服用避孕药、怀孕女性或孩童代谢时间会更久。所以大部分人下午5、6点喝咖啡都不至于影响晚上的睡眠，但有些人代谢咖啡因速度较慢，可能傍晚喝杯咖啡，晚上就会睡不着。由于咖啡因的代谢个体间差异相当大，每个人耐受性也不同，所以睡前多久不要喝咖啡端视个人而定，如果你对咖啡因的代谢较慢，最好不要太晚喝咖啡，或尽量选择咖啡因较低的含奶咖啡，以免影响夜间睡眠。

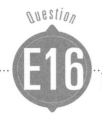
维生素D靠晒太阳就够了，不需额外摄取吗？

在传统观念里，维生素D是个和钙质吸收与骨骼健康有关的维生素，因为晒太阳可以合成，故也被称为阳光维生素。那么我们还需要补充维生素D吗？维生素D到底对身体有何重要？

维生素D缺乏的人远比想象多

事实上，维生素D的缺乏或不足，已是全球普遍的现象，不仅健康成人有这个问题，某些特殊族群，例如年长者、住院病人或慢性肾脏病患者，更容易有维生素D缺乏或不足的现象。所以尽管维生素D可经由皮肤照射太阳而合成，我们仍需从饮食获得部分维生素D，以确保身体有足量维生素D来维持身体健康。

缺乏维生素D会怎么样？

在抗生素发明前，人们曾经以晒太阳来治疗结核病，通过将结核病人送到充满阳光的地方休养来恢复其健康，此治疗方法称为阳光治疗法。在19世纪，人们发现晒太阳可以治疗儿童佝偻病，但直到20世纪，人们才发现维生素D和佝偻病的关联。正也因此，早期维生素D的研究主要都是聚焦在骨骼健康上。传统或一般人对维生素D功能的印象：帮助钙质吸收、维持骨骼健康。想要维持骨骼健康，血清维生素D需维持在20微克/毫升以上，这也是一般国家制定维生素D建议量的目标。我国维生素D的建议摄取量为10~15微克，这个摄取量再搭配适当阳光照射，大致上可以帮助我们达到20微克/毫升血清维生素D的目标。

后来随着维生素D受体的发现，科学家发现维生素D可调控全身至少12种组织及细胞，至少有超过千个不同的基因会受到1,25-（OH）$_2$D的调节。维生素D就像基因的开关般，可引发细胞基因活动，让细胞合成特定的蛋白质，进而调控细胞的功能。因此近代研究发现维生素D

你是否缺乏维生素D？我国维生素D缺乏状况调查结果

不同人群	维生素D营养状况
孕妇与新生儿	冬季及初春检测不足者较多，夏季状况良好，但也有不足
婴幼儿	缺乏者约12.5%，不足者约43.7%，充足者约43.8%
学前儿童及青少年	缺乏者44.4%，主要是北方儿童
中老年人	缺乏者60%

维生素D的功能

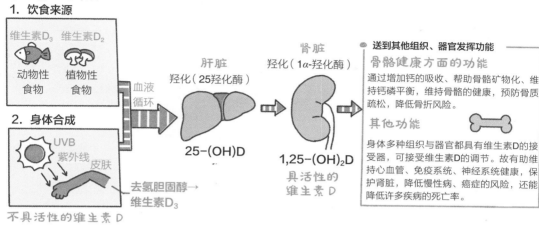

维生素 D 的来源
1. 饮食来源

维生素D₃ | 维生素D₂
动物性食物 | 植物性食物

血液循环

2. 身体合成

UVB 紫外线 皮肤

去氢胆固醇→维生素D₃

不具活性的维生素 D

肝脏 羟化（25羟化酶）

25-(OH)D

肾脏 羟化（1α-羟化酶）

1,25-(OH)₂D 具活性的维生素 D

送到其他组织、器官发挥功能

骨骼健康方面的功能
通过增加钙的吸收、帮助骨骼矿物化、维持钙磷平衡，维持骨骼的健康，预防骨质疏松，降低骨折风险。

其他功能
身体多种组织与器官都具有维生素D的接受器，可接受维生素D的调节。故有助维持心血管、免疫系统、神经系统健康，保护肾脏，降低慢性病、癌症的风险，还能降低许多疾病的死亡率。

说明 除了饮食以外，身体也可合成维生素D。当暴露在阳光中的UVB紫外线下时，皮肤上的去氢胆固醇会转化成维生素D₃，和饮食中的维生素D₂、维生素D₃经由血液循环送到肝脏和肾脏，经酶活化成身体可以使用的活化型维生素D：1,25-（OH）₂D。

在体内具有相当广泛生理作用，除骨骼肌肉健康外，还包括免疫系统、心血管系统及肾脏健康等。不过，想要获得这些骨骼健康以外的功能，例如保护肾脏、维持心血管健康、抗发炎、调节免疫系统、预防癌症与慢性病等，需要将血中维生素D提高到30微克／毫升以上。

总结来说，目前每日10～15微克维生素D的建议摄取量仅用来维持骨骼健康，想要获得更多维生素D的保健效益，还需要更多的维生素D，这意味着大部分人都需要多晒一点太阳、多摄取一些含维生素D的食物，老年人、病患等高危险群，甚至可考虑额外补充维生素D来促进健康。

想要获得每日所需维生素D，要晒太阳多久？

我们每日需要摄取10～15微克的维生素D，根据美国国家健康科学院建议，大部分的人只要让未保护的脸、手臂或腿，在早上10点到下午3点间，于阳光下照射5～30分钟，每周2～3次，就足够让身体合成每日所需维生素D。这里的未保护指的是没有衣服遮掩，且没有抹防晒乳（因为只要SPF 15的防晒乳则可遮挡达99%UVB，而影响维生素D的合成）。而要晒多久则取决于个人肤色，肤色愈深能穿透的UVB就愈少，原则上晒的时间大概是皮肤晒伤时间的25%。也就是若你在阳光下晒60分钟就会出现皮肤发红、灼热感和疼痛等症状的话，那么在这样阳光强度下，只要晒15分钟即可。当然，如果正午太阳太大，或担心皮肤癌的话，也可改选太阳较弱的清晨或黄昏时段再来晒太阳，只是时间要晒久一点。

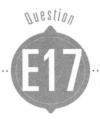

Question E17　吃素鱼油的效果和吃鱼油一样吗？

　　鱼油可说是最广为人知，且用途最广的保健品，大部分的人都听过鱼油可以通血脂、怀孕要补充鱼油、小孩子多吃鱼会比较聪明等说法，到底吃鱼油有什么好处？素鱼油和鱼油又有什么差别呢？

ω-3脂肪酸（EPA＋DHA）的保健功能

ω-3
脂肪酸 → **EPA**
（二十碳五烯酸）→ **Eicosanoid**
（二十碳烯酸）
好的前列腺素

抗凝血
抗血栓
血管扩张
降血压
抗发炎
调节免疫与发炎性疾病

DHA
（二十二碳六烯酸）

眼睛健康
提升视觉、使视觉敏锐
大脑健康
促进讯息传递、集中注意力、抗忧郁

说明　鱼油的保健成分是ω-3脂肪酸，我们常听到的EPA和DHA都属于ω-3脂肪酸家族成员。

素鱼油VS鱼油，ω-3脂肪酸大不同！

　　我们所熟知的鱼油健康作用，例如帮助维持大脑及眼睛健康，抗发炎、降血压、降血脂等功能来自其所含的ω-3脂肪酸，其中最出名的就是EPA（二十碳五烯酸）和DHA（二十二碳六烯酸）这两种脂肪酸。

　　所谓脂肪酸是脂肪分解后、可被身体吸收利用的最小分子。如果把每个脂肪酸都想象成一条用碳珠子串起来的手链，那么ω就是指从链子的某端（带甲基端）数的意思。举例来说，如果从此端数起的第三个碳珠子的位置出现双键，那么这个脂肪酸就称为ω-3脂肪酸；以此类推，在第六个碳位置出现双键为ω-6脂肪酸，第九个碳为ω-9脂肪酸。所以ω-3脂肪酸其实包括了很多家族成员（因为有18、20、22等不同数量碳链的珠子），所以当讲某食物含

鱼油和鱼肝油大不同！

鱼油和鱼肝油提炼自鱼的不同部位，两者提供的营养素不同，故保健功能也完全不相同。

❶ 鱼油提炼自深海鱼的脂肪，富含好脂肪ω-3不饱和脂肪酸，主要成分为EPA和DHA。其保健功能包括维持大脑、眼睛与心血管健康，还能抗发炎。

❷ 鱼肝油提炼自鱼的肝脏，主要是补充维生素A和维生素D，具有维生素A和维生素D的保健功能。

ω-3脂肪酸时，不一定指的就是EPA和DHA。例如一般所谓的素鱼油，其实讲的是来自亚麻籽油、核桃油等植物性食物的ω-3脂肪酸，也就是α-亚麻酸（ALA），而非DHA或EPA。

由于α-亚麻酸是由18个碳原子、3个双键所构成的脂肪酸，要转化为22个碳、6个双键的DHA需要经过多个加碳和去饱和步骤，因此转换率相当低。研究发现，健康年轻男性饮食中的α-亚麻酸仅8%可转化为EPA，女性为21%；α-亚麻酸转化为DHA的能力更低，男性只有0～4%，女性为9%。这也是为什么若用亚麻籽油来补充ω-3脂肪酸时，一次用量会高达10～15毫升。所以素鱼油不等于鱼油，而且欧盟食品安全局、世界卫生组织均建议，仅将α-亚麻酸视为必需脂肪酸的补充来源，若想补充EPA和DHA，还是从其他来源补充较佳。

如何有效补充ω-3脂肪酸！

由于哺乳动物无法合成ω-3脂肪酸，故只能仰赖食物摄取，其方法有二：从食物中获得短链ω-3脂肪酸（例如植物油中的α-亚麻酸），以及直接摄取高脂深海鱼等富含EPA和DHA的食物。以下是补充ω-3脂肪酸的注意事项：

- **选择 EPA 和 DHA 型式的 ω-3 脂肪酸：** 由于植物来源的 ω-3 脂肪酸为 α-亚麻酸，其转化率较低，且转化能力随年龄增长而降低，并会受到吸烟、酒精、摄取过量饱和脂肪酸、某些药物等影响其效能，故最好还是选择高脂鱼、深海藻类、鱼油补充品等，以 EPA 和 DHA 型式的 ω-3 脂肪酸食物来补充。特别是在选购植物性来源 ω-3 脂肪酸时，要留意产品所含的是哪种型式的 ω-3 脂肪酸。
- **减少 ω-6 脂肪酸的摄取：** 因 ω-6 脂肪酸使用和 ω-3 脂肪酸同样的加碳和去饱和酶，故其存在因竞争吸收而影响 ω-3 脂肪酸的转换。
- **避免海洋污染物：** 尽量食用野生鱼油或小型鱼，或食用经过处理的鱼油补充品，以减少来自海洋的重金属等污染物摄取。
- **依照建议摄取量来补充：** 根据欧盟食品安全局、世界卫生组织的建议，除必需脂肪酸外，每日宜额外再补充 250 ～ 2000 毫克的 EPA 和 DHA。其中，250 ～ 500 毫克（约 2 份高脂鱼）是一般人的建议量，2000 毫克则是心脏病患者预防冠状动脉心脏病再发作的建议量。

认识ω-3脂肪酸家族成员

家族成员	碳数与双键数量	备注（常见来源食物）
α-亚麻酸（ALA）	18碳、3个双键	亚麻籽油、核桃油等一般植物油
硬脂四烯酸（SDA）	18碳、4个双键	
二十碳四烯酸（ETA）	20碳、4个双键	
二十碳五烯酸（EPA）	20碳、5个双键	高脂鱼／鱼油、磷虾油、海藻油
二十二碳五烯酸（DPA）	22碳、5个双键	
二十二碳六烯酸（DHA）	22碳、6个双键	高脂鱼／鱼油、磷虾油、海藻油
二十四碳六烯酸	24碳、6个双键	

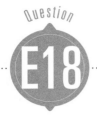

E18 天然维生素真的会比合成维生素好吗?

在很多人的观念里天然的就好,所以讲到营养补充品时,也自然觉得天然的维生素肯定比较好。但这些标榜天然的营养品,真的有你想象的那么天然吗? 天然的维生素真的会比合成维生素效果好吗?

天然的真的是纯天然的吗?

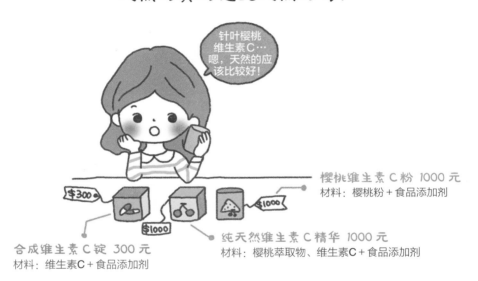

樱桃维生素 C 粉 1000 元
材料: 樱桃粉 + 食品添加剂

纯天然维生素 C 精华 1000 元
材料: 樱桃萃取物、维生素C + 食品添加剂

合成维生素 C 锭 300 元
材料: 维生素C + 食品添加剂

天然的维生素真的有比较好吗?

我们所吃的营养品依照原料的来源可分为合成和天然两种。以维生素C补充品为例,若维生素C是来自针叶樱桃、柠檬等天然食物的话,就称为天然维生素C;反之,若来自微生物发酵,或化学合成法合成的话,就称为合成维生素C。由于一般人会有崇尚天然的观念,所以合成维生素常被认为是有害,或效能比较差。但事实上,对身体细胞来说,只要结构相

天然的营养品其实只是有用到天然原料的营养品!

事实上,除了直接吃食物外,所有营养补充品均含化学成分。因为即便使用天然食物为原料,制作过程仍需添加食品添加剂,例如增稠剂、抗拮剂、黏着剂,甚至酸味剂、甜味剂、香料、色素等才能制成粉状、锭剂或液态产品。若全用纯天然原料来制作营养品,会因不容易标准化而无法控制成品的营养素剂量,所以市场上很多标榜天然的产品是以植物萃取物加合成原料来制成。例如宣称针叶樱桃的维生素C产品,其实是以针叶樱桃萃取物加维生素C所制成,而非你想象那样百分之百天然的产品。

同就可以产生一样的作用，所以天然来源或化学合成并没有差别。

在大部分的情况下，合成的维生素和天然的维生素效能是一样的，不过也有少数例外。例如天然的叶酸会比合成的叶酸吸收率低，这是因为食物中的叶酸为flfolate型式，合成的叶酸为folic acid型式，而folate叶酸吸收率低于folic acid叶酸。另外，合成的α-生育醇（维生素E）效能会比天然的低，因为食物来源的维生素E为d-α-生育醇型式，但合成来源的维生素E却含8种异构物，由于其中仅半数会存在血清和组织中，故效能只有天然维生素E的一半。尽管如此，在同样结构的情况下，例如都是folic acid叶酸，或同样为d-α-生育醇，那么不管是来自食物原料或来自合成原料，对身体都是一样的。

天然和合成，两者有什么差别？

天然营养品和合成营养品最大的差别就是纯，而其优点和缺点也都在纯上。天然营养品因为使用食物原料，往往会伴随其他营养素，因而比较不纯。举例，当你以樱桃粉或柠檬粉作为维生素C的来源时，除了维生素C外，还会有水果中的生物类黄酮以及其他蔬果营养素，而生物类黄酮这些不纯的成分可以让维生素C更好发挥其功能和效果。不过，也因为不纯，所以天然营养品剂量一般会比较低，且因为使用天然食物，食物中的营养会随着土壤、气候、环境和季节等而有所差异，很难标准化。另外，若原料受到污染或制作过程不当都可能增加风险。合成营养品因为被设计来精准合成所需的营养素，特色就是纯，但不像天然营养品能够有不同成分间的加乘效果，且因剂量一般较高，故若大量食用较易有过量的风险。

凡事都是一体两面，营养品也是一样。合成来源的营养品胜在价格便宜、浓度高，但缺点为成分过于单一，需靠配方的设计来弥补其问题；天然原料胜在成分复杂，生物利用率较高，但缺点是剂量较低，且较容易有原料污染等安全上的风险，需靠严格品质把关来避免，两者各有其优缺点。对身体来说，只要结构相同就没有差别，故要挑哪种营养品，可依照个人经济状况与喜好来选择。

天然维生素VS合成维生素的优缺点

	天然维生素	合成维生素
优点	不纯（除维生素外，还含有其他该食物所含的营养），故生物利用率比较高	✓ 剂量较高 ✓ 剂量可以标准化 ✓ 原料来源与制作过程的监控较容易，安全性较高 ✓ 价格较便宜
缺点	✓ 剂量可能太低 ✓ 剂量不容易标准化 ✓ 来源或制作过程的监控不当，可能会有污染风险，安全性较低 ✓ 价格较昂贵	太纯（除该萃取的营养素，或配方所添加的营养素外，不含其他成分）
购买重点	挑大品牌，看剂量	挑可靠产品、看配方（靠配方来提升生物利用率）

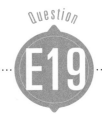

一人吃两人补，孕妇代谢比较高可以多吃吗？

"一人吃两人补"原本是用来形容怀孕时营养的重要性，但却常被诠释为因怀孕所以一个人要吃两个人的量，造成怀孕体重增加过多，而被医生叮嘱要控制体重。怀孕代谢真的有比较高吗？怀孕到底可以多吃多少？

怀孕时宜增加的体重及体重增加速度

怀孕前体重	怀孕期增加重量（千克）	增加重量（千克）	
		第一期	第二和第三期
过瘦（BMI＜18.5）	12.5～18千克	不需特意增加，或增加不超过2千克	0.5～0.6千克／周
标准～略重（BMI介于18.5～24.9）	11.5～16千克		0.4～0.5千克／周
轻度～中度肥胖（BMI介于25～29.9）	7～11.5千克		0.2～0.3千克／周
重度肥胖（BMI≥30）	5～9千克		0.2～0.3千克／周

说明 由于在第12周时胎儿也才5厘米大小，重约15～20克，整体来说母体因怀孕增加的重量不到1千克，且因初期容易害喜而减少食量，故怀孕第一期体重不一定要增加，如增加也最好不要超过2千克，否则全都会胖在妈妈身上。

怀孕到底可以吃多少？体重又该如何控制？

怀孕时因激素的影响会让基础代谢增加，再加上因应胎儿成长发育所需，母体的确可摄取较怀孕前多的热量。那么，到底代谢会增加多少呢？

在怀孕过程，母体新陈代谢是逐渐增加的，到第三期时，代谢约较怀孕前增加15%～23%左右。尽管这个百分比看起来似乎很多，但以一般女性一天约1500～1800卡的代谢来看，15%～23%也不过是225～415千卡的热量。由于怀孕初期是受精卵分裂、发育时期，到第11～12周时胎儿也才15～20克重。所以一般在怀孕初期并不需要特别增加热量摄取，在中期和末期因应胎儿快速成长发育的需求，热量才需要增加。根据我国居民膳食营养素参考摄入量的建议，怀孕在第二期、第三期宜增加300～450千卡的热量，以满足怀孕过程的需求。事实上，300千卡热量并不多，因为一杯全脂奶就有150千卡，所以300千卡也不过是两杯牛奶的量。故若孕妇本着怀孕要一人吃两人补而大吃，肯定会因为热量摄取过多，导致体重增加过快，造成胖在妈妈身上，而非胖在孩子身上。

孕妈妈该具备的正确饮食态度

1. 怀孕初期不需要特别吃什么，反而要重视食物的安全，避免吃会引起过敏、有毒或会造成胎儿畸形的食物，也要避免接触危险的化学物质。从怀孕初期到整个怀孕期，都要特别留意补充足量的叶酸，以供应胎儿与母体的需求。

2．怀孕中期后才需要增加热量，怀孕过程代谢的增加并没有那么高，每天只能增加300千卡，所以热量还是要控制，让体重稳定地增加。

3．由于怀孕时要提供蛋白质、维生素、矿物质等营养素，供胎儿生长发育所需，所以增加的热量300千卡是用来吃新鲜、营养的食物，而不是用来吃蛋糕、炸鸡等怀孕前怕胖不敢吃的食物。

4．胎儿的营养来自妈妈，所以妈妈在整个怀孕过程要稳定提供营养，而非一下子因体重增加太多而减肥少吃，造成营养不足。可参考下表了解孕期营养需增加的量。

5．胎儿在出生前会储存4～6个月的铁质供出生后使用，故孕妈妈在怀孕过程需要增加铁的摄取，以确保有足够铁供应孕妇使用及胎儿储存。适当补充铁可避免孕妇因缺铁而造成贫血或影响记忆、体能精力。

6．怀孕后应该摄取足量（每日800毫克）的钙，中后期适当增加摄入量，以满足母体和胎儿成长发育的需求。

孕妇在不同怀孕阶段营养素的需要量

	怀孕前需要量	怀早期（～12周）	怀中期（12～24周）	怀晚期（24～40周）
热量/kcal	依个人而异（多数在2100～2700间）	无需增加	+300	+450
蛋白质	0.92克／千克体重	+0.9克	+15克	+30克
维生素A	700微克	无需增加	70微克	+70微克
维生素D	10微克	无需增加	无需增加	无需增加
维生素E	14毫克	无需增加	无需增加	无需增加
维生素K	80微克	无需增加	无需增加	无需增加
维生素C	100毫克	无需增加	+10毫克	+10毫克
维生素B$_1$	1.2毫克	无需增加	+0.2毫克	+0.3毫克
维生素B$_2$	1.2毫克	无需增加	+0.2毫克	+0.3毫克
烟酸	12毫克	无需增加	无需增加	无需增加
维生素B$_6$	1.4毫克	+0.8微克	+0.8微克	+0.8微克
维生素B$_{12}$	2.4微克	+0.5微克	+0.5微克	+0.5微克
叶酸	400微克	+200微克	+200微克	+200微克
胆素	400毫克	+20毫克	+20毫克	+20毫克
生物素	40毫克	无需增加	无需增加	无需增加
泛酸	5毫克	+1毫克	+1毫克	+1毫克
钙	800毫克	无需增加	+200毫克	+200毫克
磷	720毫克	无需增加	无需增加	无需增加
镁	330毫克	+40毫克	+40毫克	+40毫克
铁	20毫克	无需增加	+4毫克	+9毫克
锌	7.5毫克	+2毫克	+2毫克	+2毫克
碘	120微克	+110微克	+110微克	+110微克
硒	60微克	+5微克	+5微克	+5微克
氟	1.5毫克	无需增加	无需增加	无需增加

注：以上数据来源于《中国居民膳食营养素参考摄入量（2013版）》。

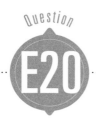

吃椰子油可以防失智？

椰子油是近几年来相当常见的油品，不仅在生酮饮食、防弹咖啡及减肥领域可以看到它，还被宣称可用来预防、改善失智。到底椰子油有什么营养？吃椰子油真的能预防失智吗？

常见油品的脂肪酸组成

（单位：100千克）

名称	热量（千卡）	饱和脂肪酸	不饱和脂肪酸		中链脂肪酸（%）
		饱和脂肪酸（%）	单不饱和脂肪酸（%）	多不饱和脂肪酸（%）	
大豆油	884	16.1	23.7	60.0	0
橄榄油	884	16.3	74.3	9.4	0
油菜籽油	883	6.4	60.5	33.2	0
椰子油	883	90.2	8.0	1.7	60
猪油	890	39.7	44.3	16.0	0

说明　不同于一般植物油，椰子油高达90.2%都是饱和脂肪，其中高达60.1%是碳数目介于8～12个的中链脂肪酸（其中12个碳的月桂酸就占了45.8%）。

营养解码，认识椰子油！

在一般人的观念里，属于水果的椰子其实是椰树所结果实的果核。绿色粗厚的外壳为椰子果实的外果皮，椰肉和椰浆则是提供椰子种子发育所需营养的胚乳，其中，椰肉因富含脂肪，故也被用来生产椰子油。椰子油是由晒干的椰子果肉，经机械压榨或溶剂萃取，再经脱胶、脱色、脱臭过程除去游离脂肪酸、蛋白质、色素等杂质而获得（即精制椰子油）；或以新鲜椰肉为原料，经冷压或发酵处理，再经离心让油水分离来取得（即初榨椰子油）。但不

正确看待椰子油：一种不错的食用油！

椰子油其实只是一种富含中链脂肪酸的饱和油脂。尽管中链脂肪酸对身体有一些好处，但不可否认饱和油脂会增加血胆固醇而不利心血管健康，以及椰子油每百克热量高达883千卡的事实。椰子油是个可以用来取代植物奶油涂面包，而不用担心使用植物奶油会有反式脂肪酸的问题；椰子油因富含饱和脂肪，故发烟点较一般植物油高，精制椰子油发烟点更高达232℃，可用于大火煎炒或炸。回归到油脂本身，椰子油就只是一种不错的食用油而已。

管用哪种制油法制成，椰子油的主要营养素就是脂肪。

相较于其他植物油（参考上页表），椰子油最大的特色就是富含饱和脂肪酸。举例来说，大豆油与橄榄油仅含16%左右的饱和脂肪酸，其他都是不饱和脂肪酸；椰子油却有九成以上是饱和脂肪酸，比猪油的四成还高，且最大的特色就是富含中链脂肪酸。在椰子油饱和脂肪酸中有2/3都是中链脂肪酸，其中含量最多的是月桂酸（占油脂总重45.8%）。

吃椰子油真的可以预防失智症吗？

不同于一般长链脂肪酸要进入小肠才会被消化，进入血液循环；中链脂肪酸在胃即可被脂解酶分解，经由肝门静脉送到肝脏代谢，因而能快速转换成能量供身体细胞使用。且因在肝脏快速代谢过程中会产生较多的乙酰辅酶A，而促进酮体的产生。由于酮体可代替葡萄糖提供大脑、神经细胞能量，再加上生酮饮食一般也被应用于癫痫治疗上，故富含中链脂肪酸的椰子油自然被联想成有益大脑健康。另外，有研究发现阿尔兹海默症患者因脑细胞对葡萄糖的利用率较差，故有助酮体产生的椰子油也就被认为对失智症会有帮助。

但真的是这样吗？椰子油能不能改善失智，我们待会再来探讨，但椰子油是无法预防失智的。因为正常的情况下，大脑和神经是以葡萄糖当能量，而非脂肪。所以正常人吃椰子油，其中链脂肪酸仅能提供快速的能量，因此对大脑健康或预防失智没有用。（注：脂肪不溶于水，葡萄糖会溶于水，故葡萄糖是细胞主要的能量来源，我们身体只有在缺乏葡萄糖下，例如断食、高脂高蛋白低糖饮食，才会转而改拿脂肪氧化作为能量，而酮体就是过量脂肪氧化不完全时产生的代谢产物。）

至于治疗方面。阿尔兹海默症原因有很多，目前科学家尚未能完全了解，但大致上可分为因退化性引起、血管性引起（血管性失智），以及其他诸如营养失调、颅内病灶、新陈代谢异常、中枢神经系统感染、中毒等因素所致。所以，失智并非单因大脑无法利用葡萄糖所致。此外，即使椰子油有助酮体的产生，但要有生酮饮食的效果需要严格限制糖类摄取，故如果光吃椰子油并没有控制饮食中糖的摄取，能产生的酮体其实很有限，故不能将生酮饮食对大脑的效果直接套在椰子油上，成为椰子油的好处。

⋮⋮ 有关椰子油治疗失智的说法 ⋮⋮

科学家发现阿尔兹海默症患者脑细胞对葡萄糖的利用率较差 ▶ 推断：阿尔兹海默症和脑细胞无法利用葡萄糖有关。

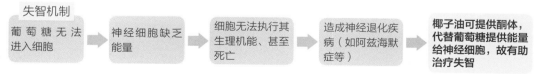

失智机制

| 葡萄糖无法进入细胞 | ▶ | 神经细胞缺乏能量 | ▶ | 细胞无法执行其生理机能、甚至死亡 | ▶ | 造成神经退化疾病（如阿兹海默症等） | ▶ | **椰子油可提供酮体，代替葡萄糖提供能量给神经细胞，故有助治疗失智** |

说明 导致阿尔兹海默症原因有很多，目前科学家尚未能完全了解，但失智并非单因大脑无法利用葡萄糖所致，此外，即使酮体可提供大脑细胞能量而有助失智，但想要生酮需要严格限制糖类摄取，而非光靠吃椰子油来达成。换句话说，光凭吃椰子油并不能预防或治疗失智。

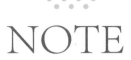

NOTE

图书在版编目（CIP）数据

营养师百问百答 / 刘素樱著 . — 北京：中国轻工业
出版社，2025.4
ISBN 978-7-5184-2918-9

Ⅰ . ①营… Ⅱ . ①刘… Ⅲ . ①营养学—问题解答
Ⅳ . ① R151-44

中国版本图书馆 CIP 数据核字 (2020) 第 035716 号

中文简体版通过成都天鸢文化传播有限公司代理，经汉湘文化事业股份有限
公司授予中国轻工业出版社独家发行，非经书面同意，不得以任何形式，任意重
制转载。本著作限于中国大陆地区发行。

责任编辑：张　靓　　　责任终审：白　洁
整体设计：锋尚设计　　　责任校对：李　靖　　责任监印：张京华
出版发行：中国轻工业出版社（北京鲁谷东街5号，邮编：100040）
印　　刷：艺堂印刷（天津）有限公司
经　　销：各地新华书店
版　　次：2025年4月第1版第7次印刷
开　　本：720×1000　1/16　印张：16
字　　数：300千字
书　　号：ISBN 978-7-5184-2918-9　定价：58.00元
邮购电话：010-85119873
发行电话：010-85119832　010-85119912
网　　址：http://www.chlip.com.cn
Email：club@chlip.com.cn

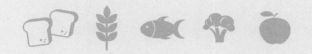

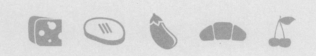

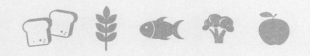

Contents
目录

注 ▏ 本手册中大部分的食物营养数据来源于《中国居民膳食营养素参考摄入量（2013版）》。

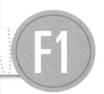

Retinol / Vitamin A　脂溶性维生素

维生素A / 视黄醇

　　有助维持生长发育及上皮组织的健康、增进皮肤与黏膜健康、帮助维持牙齿和骨骼的生长发育及暗处视觉。缺乏时会引起干眼症、夜盲症并影响第一道免疫防线。

常见食物中维生素A的含量（以视黄醇当量计）

名称	视黄醇当量 （微克／100克可食部）	名称	视黄醇当量 （微克／100克可食部）
羊肝	20972	甘薯	1419
牛肝	20220	胡萝卜	1681
鸡肝	10414	菠菜	938
猪肝	4972	莴苣叶	741
鸡心	910	南瓜	738
瘦猪肉	44	大白菜	447
鸡胸脯肉	16	红辣椒	313
奶油	315	韭菜	167
鸡蛋	236	番茄	83
鸭蛋	263	花椰菜	62
牛奶	25	苦瓜	47
胖头鱼	34	柿子	163
带鱼	29	芒果	77
牡蛎	27	橘子	68
对虾	15	橙子	22

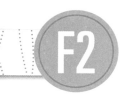

F2

Tocopherol／Vitamin E　脂溶性维生素

维生素 E／生育醇

　　具抗氧化作用，能保护细胞膜上的多元不饱和脂肪酸和磷脂质不被氧化破坏，维持其正常的生理功能。

常见食物中维生素E的含量

名称	含量（毫克／100克可食部）	名称	含量（毫克／100克可食部）
葵花子油	54.6	千张[百页]	23.38
玉米油	50.94	黄豆[大豆]	18.9
核桃（干）	43.21	杏仁	18.53
花生油	42.06	花生仁（炒）	14.97
榛子（干）	36.43	鱿鱼（干）	9.72
松子仁	32.79	玉米（黄，干）	3.89
腐竹	27.84	海参	3.14
茶油	27.9	基围虾	1.69

Thiamine / Vitamin B$_1$　水溶性维生素

维生素B$_1$ / 硫胺素

又称抗神经炎因子，与糖类及能量代谢有关，有助协助维持神经系统的正常运作。缺乏会干扰神经与肌肉功能，引起脚气病，并影响情绪。

常见食物中维生素B$_1$的含量

名称	含量（毫克／100克可食部）	名称	含量（毫克／100克可食部）
葵花子仁	1.89	猪肝	0.21
花生仁（生）	0.72	早籼（标二）	0.21
猪肉（瘦）	0.54	鸡蛋	0.11
辣椒（红、尖、干）	0.53	苹果	0.06
豌豆	0.49	枣（鲜）	0.06
绿豆面	0.45	豆角	0.05
黄豆	0.41	胡萝卜	0.04
青豆（青大豆）	0.41	大白菜	0.04
小麦	0.40	油菜	0.04
玉米面（白）	0.34	葡萄	0.04
粳米（标三）	0.33	甜椒	0.03
黑米	0.33	番茄	0.03
小米	0.33	梨	0.03
鸡蛋黄	0.33	茄子	0.02
豆腐皮	0.31	黄瓜	0.02

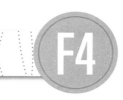

Riboflavin / Vitamin B_2 水溶性维生素

维生素B_2 / 核黄素

与营养素及能量代谢有关，并有助维持皮肤健康，促进组织修护。缺乏会出现口角、唇舌等口腔发炎症状及脂溢性皮肤炎。

常见食物中维生素B_2的含量

名称	含量（毫克／100克可食部）	名称	含量（毫克／100克可食部）
猪肝	2.08	籼米（标一）	0.06
麸皮	0.30	小麦粉（富强粉）	0.06
蛋黄	0.27	梨	0.06
黄豆	0.20	海虾	0.05
核桃	0.14	大白菜	0.05
牛肉	0.14	馒头	0.05
牛奶	0.14	挂面	0.04
花生仁	0.13	茄子	0.04
菠菜	0.11	马铃薯	0.04
油菜	0.11	柑橘	0.04
猪肉（瘦）	0.10	米饭（蒸）	0.03
鲫鱼	0.09	豆腐	0.03
粳米（标一）	0.08	黄瓜	0.03
小麦粉（标准）	0.08	胡萝卜	0.03
豆角	0.07	番茄	0.03

Niacin / Vitamin B$_3$ 水溶性维生素

烟酸

身体重要的辅酶，参与营养素和能量代谢，有助维持皮肤、神经系统、黏膜与消化道健康。缺乏时会出现皮肤黏膜发炎或恶心、疲倦、抑郁等神经症状，严重会导致癞皮病。

常见食物中烟酸的含量

名称	含量 （毫克／100克可食部）	名称	含量 （毫克／100克可食部）
口蘑	44.3	小麦粉	2.0
花生仁	17.9	鸡蛋	0.2
香菇	20.5	玉米	2.3
鸡胸肉	10.8	蛤蜊	1.5
瘦猪肉	5.3	高粱米	1.6
黄豆	2.1	马铃薯	1.1
瘦牛肉	6.3	海带	1.3
瘦羊肉	5.2	豆角	0.9
海鳗	3.0	菠菜	0.6
带鱼	2.8	甘薯	0.6
海虾	1.9	茄子	0.6
小米	1.5	大白菜	0.6
稻米	1.9	桃	0.7

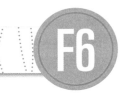

Pyridoxine / Vitamin B$_6$ 水溶性维生素

维生素B$_6$ / 吡哆醇

参与氨基酸的代谢与利用反应，与血红蛋白的合成有关，缺乏会引起贫血；有助维持神经系统健康，可缓和怀孕时的严重害喜与经前综合征症状。

常见食物中维生素B$_6$的含量

名称	含量 （毫克／100克可食部）	名称	含量 （毫克／100克可食部）
葵花子（熟）	0.9	鸡翅	0.3
辣椒（小红尖辣椒）	0.8	猪肉	0.2
榛子（熟）	0.6	松子（熟）	0.2
金枪鱼	0.5	韭菜	0.2
鸡胸脯肉	0.5	香蕉（红皮）	0.2
黄豆	0.5	西蓝花	0.2
花生（熟）	0.4	辣椒（青、尖）	0.2
腰果（熟）	0.4	胡萝卜	0.2
西瓜子（熟）	0.4	大葱	0.2
牛肉	0.3	南瓜	0.2
鲭鱼	0.3	丝瓜	0.1
芹菜	0.3	羊肉	0.1
猪肝	0.3	草鱼	0.1
马铃薯	0.3	鲫鱼	0.1
羽衣甘蓝	0.3	油菜	0.1

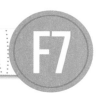

叶酸

Folate；Folic acid ∕ Vitamin B₉ 水溶性维生素

参与单碳循环，和DNA、红血球的形成有关，而细胞分化、新生与合成也都需要叶酸的帮忙。缺乏会导致巨球性贫血、胎儿神经管缺陷，并因同半胱氨酸过高而增加心血管疾病的风险。

常见食物中叶酸的含量

名称	含量 （微克∕100克可食部）	名称	含量 （微克∕100克可食部）
猪肝	425.1	豆腐（北）	39.8
西瓜子（黑）	223.4	草莓	31.8
黄豆	181.1	西蓝花（绿）	29.8
元蘑（干）	173.6	菠萝	25.0
鸡毛菜	165.8	山楂	24.8
芦笋（绿）	145.5	扁豆（四季豆）	15.6
油菜	103.9	大白菜	14.8
娃娃菜	86.4	芹菜	13.6
彩椒	83.4	香蕉（红皮）	11.2
鸡蛋（红皮）	70.7	茄子	9.8
花生米	63.8	猪肾	9.2
韭菜	61.2	苹果	6.3
小白菜	57.2	番茄	5.6
橘子	52.9	牛肉（中胸）	4.0
腐竹	48.4	羊肉（上脑）	1.7

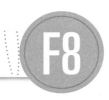

Cyanocobalamin / Vitamin B$_{12}$ 水溶性维生素

维生素B$_{12}$ / 氰钴胺

帮助叶酸转变为具有活性的状态，执行其功能，有助红血球的形成，并维护神经系统的健康。缺乏时会导致恶性贫血，并引发神经症状。

常见食物中维生素B$_{12}$的含量

名称	含量 （微克 / 100克可食部）	名称	含量 （微克 / 100克可食部）
牛肝	87.0	羊肉	2.6
羊肝	81.1	鳕鱼	2.1
全谷	20.0	鸡蛋黄	1.9
猪肝	26.0	火鸡肉	1.7
鸡肝	16.8	海鲈鱼	1.7
沙丁鱼	9.0	石斑鱼	1.6
牡蛎	8.7	龙虾	1.4
鸭蛋	5.4	比目鱼	1.3
青鱼	4.2	鸡蛋	1.1
全脂奶粉	4.0	猪肉	0.9
奶酪	3.8	巧克力	0.8
蟹	3.3	虾	0.7
鲑鱼	3.2	脱脂奶	0.5
牛肉	2.8	酸奶	0.4
金枪鱼	2.6	鸭肉	0.4

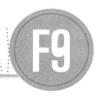

Ascorbic acid / Vitamin C 水溶性维生素

维生素C / 抗坏血酸

促进胶原形成，增进结缔组织的生长；维持血管壁的完整、帮助伤口愈合；与类固醇的合成有关，并具有抗氧化作用。缺乏会导致坏血病。

常见食物中维生素C的含量

名称	含量（毫克 / 100克可食部）	名称	含量（毫克 / 100克可食部）
酸枣	900	西蓝花	51
枣（鲜）	243	草莓	47
白菜（脱水）	187	水萝卜	45
辣椒（红，小）	144	木瓜	43
大蒜（脱水）	79	荔枝	41
萝卜缨（白）	77	蒜苗	35
芥蓝	76	金橘	35
甜椒	72	橙子	33
芥菜	72	柿子	30
番石榴	68	柑橘	28
辣椒（青，尖）	62	葡萄	25
猕猴桃	62	柠檬	22
花椰菜	61	芦柑	19
苦瓜	56	菠萝	18

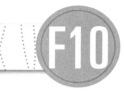

Potassium / K 巨量矿物质

钾

参与肌肉收缩、神经传导与调整血压等生理反应，并协助调整水分与酸碱平衡。可促进钠的排出，对高血压有保护作用。

常见食物中钾的含量

名称	含量 （毫克／100克可食部）	名称	含量 （毫克／100克可食部）
黄豆	1503	香蕉	256
赤小豆	860	鸡	251
绿豆	787	韭菜	247
海带（干）	761	鲜贝	226
金针菜	610	菜花	200
花生（炒）	563	小麦粉（标准粉）	190
羊肉（瘦）	403	胡萝卜	190
马铃薯	342	白萝卜	173
鲤鱼	334	桃	166
芭蕉	330	柑橘	154
鲜蘑菇	312	鸡蛋	154
菠菜	311	茄子	142
猪肉（瘦）	305	鲜羊奶	135
牛肉（瘦）	284	苹果	119
带鱼	280	牛奶	109

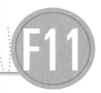

钙

Calcium / Ca　巨量矿物质

骨骼和牙齿的主要矿物质成分，缺乏会影响骨质密度，并增加骨折风险。此外还与凝血、神经传导、肌肉与心脏的正常收缩等有关。

常见食物中钙的含量

名称	含量 （毫克／100克可食部）	名称	含量 （毫克／100克可食部）
虾皮	991	西蓝花	67
全脂奶粉	676	鸡蛋	56
芝麻	620	草鱼	38
河虾	325	馒头	38
海蟹	208	白萝卜	36
黄豆	191	母乳	30
豆腐	164	豆角	29
油菜心	156	橙子	20
扇贝	142	豆浆	10
牛奶（鲜）	104	米饭	7
小白菜	90	瘦肉	6
鲫鱼	79	苹果	4

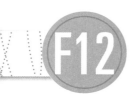

Magnesium / Mg 巨量矿物质

镁

骨骼与牙齿的重要矿物质，和营养素的代谢有关；参与体内300多种生化反应，是维持肌肉收缩、神经传导与心脏健康的重要营养素。

常见食物中镁的含量

名称	含量 （毫克／100克可食部）	名称	含量 （毫克／100克可食部）
麸皮	382	早糯谷	149
南瓜子	376	高粱米	129
山核桃	306	绿苋菜	119
黑芝麻	290	牛肉干	107
葵花子仁	287	金针菜	85
杏仁	275	毛豆	70
虾皮	265	木耳菜	62
荞麦	258	稻米	54
黑豆	243	标准粉	50
莲子	242	黄鱼	29
小麦胚粉	198	鲢鱼	23
芸豆	197	猪肉	16
大麦	158	牛奶	11
黄玉米糁	151	鸡蛋	10
海参	149	苹果	4

Iron / Fe   微量矿物质

铁

为血红素和肌红素的重要成分，缺乏会导致贫血，且为抗氧化酶等多种酶的组成分，参与能量代谢、氧化还原、核酸合成等重要反应。

常见食物中铁的含量

名称	含量（毫克／100克可食部）	名称	含量（毫克／100克可食部）
黑木耳（干）	97.4	黄豆	8.2
紫菜（干）	54.9	赤小豆	7.4
芝麻酱	50.3	山核桃	6.8
鸭血	30.5	虾皮	6.7
芝麻（黑）	22.7	鸡蛋黄	6.5
猪肝	22.6	猪肾	6.1
口蘑	19.4	小米	5.1
扁豆	19.2	蒜薹	4.2
豆腐皮	13.9	紫红糯米	3.9
海参	13.2	羊肉（瘦）	3.9
虾米	11.0	毛豆	3.5
香菇（干）	10.5	牛肉	3.4
荞麦（带皮）	10.1	花生	3.4
葡萄干	9.1	鹌鹑蛋	3.2
猪血	8.7	芥菜	3.2

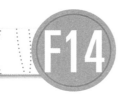

Zinc / Zn 微量矿物质

锌

为胰岛素、抗氧化酶及多种酶的组成成分，有助于维持能量与营养素的正常代谢，与免疫、伤口愈合、正常味觉、抗氧化、精子与睾丸功能等有关。

常见食物中锌的含量

名称	含量 （毫克／100克可食部）	名称	含量 （毫克／100克可食部）
生蚝	71.20	松子	9.02
海蛎肉	47.05	香菇	8.57
小麦胚粉	23.40	蚌肉	8.50
蕨菜（脱水）	18.11	辣椒（红，尖，干）	8.21
蛏干	13.63	兔肉（野）	7.81
山核桃	12.59	猪肝	5.78
扇贝	11.69	牛肉（瘦）	3.71
泥蚶	11.59	猪肉（瘦）	2.99
鱿鱼（干）	11.24	龙虾	2.79
山羊肉（冻）	10.42	花生	1.79
螺蛳	10.29	稻米	1.7
墨鱼（干）	10.02	小麦粉（标准粉）	1.64
糌粑	9.55	鸡蛋	1.1
火鸡腿	9.26	鸡肉	1.06
口蘑	9.04	玉米	0.9

富含纤维的食物

植物性食物是食物中的主要纤维来源，故纤维主要来自主食类、豆类、蔬菜类、菇类、藻类、水果类以及坚果种子类；动物性食物并不含纤维。其中，菇类、藻类、蔬菜类和水果类因一次食用量较多，且热量较低，故为我们日常饮食中主要的纤维来源食物。

食物分类	纤维含量
谷类与淀粉	多数纤维含量＜2克 雪莲子、栗子、山粉圆以及胚芽、糙米、玉米、燕麦、大麦仁、小麦、高粱等全谷类例外，含量较高
家禽、家畜	不含纤维
鱼贝海鲜	不含纤维
蛋类	不含纤维
奶类	除切片干酪和纤维强化乳品外，不含纤维
豆类	除豆荚类外，每百克纤维都超过5克，部分超过10克，甚至达20克 含量较高者（超过10克）：黑豆、黄豆、蚕豆、白凤豆、红芸豆（大红豆）、花豆、红豆、绿豆、米豆、带荚毛豆
一般蔬菜	纤维的良好来源食物，多数纤维含量超过3克，部分甚至高于10克或更高 含量较高者（超过10克）：花椰菜干、脱水甘蓝干、百合、金针菜干、梅干菜、笋干、食茱萸、朝天椒或红辣椒等
菇类及藻类	富含纤维，多数纤维含量超过2克，干料藻类或藻类纤维甚至超过26克 含量较高者（超过20克）：干的木耳、海带、凤尾藻、裙带菜根、紫菜等；或干的香菇、花菇、白花菇、猴头菇、柳松菇、鸡腿菇等
水果类	纤维的来源食物，多数纤维含量＜2克 无花果、柿饼、黑枣、红枣、牛油果、百香果、柿子等例外，纤维含量较高
油脂类	不含纤维
坚果种子类	富含纤维，多数纤维超过5克（松子仁例外），部分甚至高于10克或更高，为良好的纤维来源食物

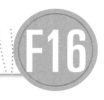

F16 富含胆固醇的食物

　　胆固醇为动物细胞膜的重要组成，广泛存在于动物细胞中，植物并不含胆固醇。在一般人的观念里，虾、蟹是胆固醇很高的食物，但实际上，小卷干、小鱼干或虾米、鱼肚、鱿鱼、锁管等的胆固醇比虾、蟹还高。下表为富含胆固醇的食物，提供给关心胆固醇含量者参考。

　　不过，由于胆固醇主要来自肝脏合成，饮食只占两成至三成，再加上食物中饱和脂肪、反式脂肪含量对血胆固醇的影响更胜于食物中的胆固醇（注：2015—2020年最新美国饮食指南已取消胆固醇摄取上限）。因此，若有血胆固醇过高者，除留意富含胆固醇食物摄取外，别忘了也要减少食物中饱和脂肪和反式脂肪的摄取！

常见动物性食物胆固醇含量

名称	含量（毫克／100克可食部）	名称	含量（毫克／100克可食部）
猪肉（肥瘦）	80	鸡肝	356
猪肉（肥）	109	鸭肝	341
猪肉（瘦）	81	鹅肝	285
牛肉（肥瘦）	84	鸡蛋	585
牛肉（瘦）	58	鸡蛋黄	1510
羊肉（肥瘦）	92	鸭蛋	565
羊肉（瘦）	60	咸鸭蛋	647
猪肝	288	鲤鱼	84
牛肝	297	青鱼	108
猪脑	2571	海鳗	71
牛脑	2447	带鱼	76
猪肾	354	对虾	193
鸡（均值）	106	海蟹	125
鸭（均值）	94	赤贝	144
鹅	74	乌贼	268

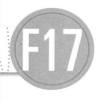

富含蛋白质的食物

　　蛋白质主要来自家畜、家禽、鱼贝海鲜、蛋、奶等动物性食物，且由于动物性食物的必需氨基酸含量较接近人类，故蛋白质品质也比较佳。植物性食物除黄豆及少数坚果外，大部分蛋白质品质都不好，宜透过蛋白质互补技巧来改善蛋白质品质。

　　植物性食物中，蛋白质含量较多的是豆类、坚果种子类、菇类及藻类，蔬菜、水果和谷类的蛋白质含量一般并不高。

食物分类	蛋白质品质与含量
谷类与淀粉	非蛋白质良好来源，且蛋白质含量不高（面筋、小麦胚芽、面肠例外）
家禽、家畜	瘦肉部分富含蛋白质，且品质良好（猪肠、猪脑、猪肚、牛肚；鸡尾椎、睾丸等例外，蛋白质含量较低）
鱼贝海鲜	富含蛋白质，且品质良好（海参、蛤、蚬、牡蛎、海蜇皮、虾仁等例外，蛋白质含量较低）
蛋类	富含蛋白质，且品质良好
奶类	蛋白质品质优良，但含量不高（牛奶、奶酪、酸奶每百克蛋白质介于2~4克）
豆类	黑豆、黄豆、毛豆；绿豆、绿豆仁、红豆、花豆、红芸豆（大红豆）；或白凤豆、蚕豆、红扁豆仁、米豆等含量较高
一般蔬菜	含量不高，非蛋白质的良好来源食物
菇类及藻类	寿司海苔片、紫菜、干裙带菜、干木耳（黑耳仔）；干姬松茸、干香菇、鸡腿菇等蛋白质含量丰富
水果类	含量很低
油脂类	蛋白质含量极低，多数为0
坚果种子类	花生、瓜子、芝麻、杏仁果、开心果、腰果、松子、核桃等蛋白质含量丰富

F18 富含碘的食物

碘是合成甲状腺激素的主要成分，其功能和甲状腺机能有关，能维持正常生长发育、身体的能量代谢、细胞的新陈代谢等。18岁以上成人碘的饮食建议量为120微克。

由于海水富含碘（每升含50~60微克），故碘大量存于海洋动植物中。在所有食物中，藻类含碘量最高，每百克的碘含量为人体的数十倍，故紫菜、海带、昆布、发菜等藻类为限碘饮食中最主要的限制对象。其次则是蛤、虾、牡蛎等甲壳类及软体动物，非海洋动植物的碘含量普遍较低，其量高低视土壤和水质中的碘含量而定。

常见食物中碘的含量

食物	含量 （微克／100克可食部）	食物	含量 （微克／100克可食部）
海带（干）	36240.0	鸡肉	12.4
紫菜	4323.0	牛肉	10.4
贻贝	346.0	核桃	10.4
海鱼	295.9	松子仁	10.3
虾皮	264.5	小白菜	10.0
海带（鲜）	113.9	黄豆	9.7
虾米	82.5	青椒	9.6
豆腐干	46.2	豆腐	7.7
鸡蛋	27.2	草鱼	6.4
猪肝	16.4	柿子	6.3

常见富含维生素D的食物

维生素D食物来源不多，主要来自多脂鱼、蛋类、奶类及菇类。因为维生素D为脂溶性营养素，故脂肪含量较高的动物性食物，例如全脂奶、蛋的蛋黄等含量也会比较高。特别要留意的是有暴晒在太阳及紫外线下的菇类，其维生素D含量会比未晒太阳的高。

之所以如此，是因为菇类富含高浓度的维生素D_2前体物，当其暴晒在阳光和紫外线下时，会转变为维生素D_2前体，并进而转化为维生素D_2，故有无晒太阳或紫外线，维生素D含量会差很多。以白蘑菇为例，没晒太阳或紫外线每百克含81国际单位，有晒的为1048国际单位。由于商业培养的菇类大部分是生长在阴暗潮湿处，所以可将买回家的菇类在太阳下晒个一两天再吃，以提升其维生素D的含量。

常见食物中维生素D的含量

食物	含量 [微克（国际单位）/ 100克可食部]	食物	含量 [微克（国际单位）/ 100克可食部]
鱼干（虹鳟鱼、大马哈鱼）	15.6（623）	黄油	1.4（56）
奶酪	7.4（296）	香肠	1.2（48）
蛋黄（生鲜）	5.4（217）	牛内脏	1.2（48）
沙丁鱼（罐头）	4.8（193）	猪肉（熟）	1.1（44）
香菇（干）	3.9（154）	海鲈鱼干	0.8（32）
猪油	2.3（92）	干酪	0.7（28）
全蛋（煮、煎）	2.2（88）	奶油（液态）	0.7（28）
全蛋（生鲜）	2.0（80）	牛肉干	0.5（20）

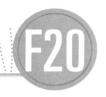

常见食物的升糖指数

　　升糖指数（Glycemic Index，GI值）是一个用来衡量某食物中的糖，转变为葡萄糖的速度及能力的指标。糖类主要存在于主食类、水果类、奶类、坚果种子类与蔬菜类食物中，但蔬菜糖含量很低，坚果种子类和奶类因富含蛋白质和脂肪，能延缓血糖的上升，故升糖指数多半也不高。所以一般讲到食物的GI值，主要是看主食类和水果类。

　　下表提供了一些常见主食类和水果类食物的GI分类。需留意的是低GI仅代表摄取该食物对血糖的波动较小，不代表热量就比较低。另外，只要能控制好总糖类，并搭配富含蛋白质（例如肉类）和纤维（例如蔬菜）食物的摄取，即便摄取白米饭、白面包等高GI值的食物，还是可将血糖稳定好。

食物类别	低GI食物（GI≤55）	中GI食物（GI值介于55~70）	高GI食物（GI≥70）
主食类	• 燕麦、糙米、多谷米、小麦、大麦、米糠、薏仁 • 全麦谷类早餐、全麦面包、杂粮面包、全麦馒头 • 全麦意大利面、全麦面、荞麦面、冬粉 • 全麦面粉	• 白米加糙米、胚芽米 • 糙米饭、稀饭（糙米／白米） • 麦片、糙米片 • 荞麦面、面线、意大利面、中华面、米粉 • 黑麦面包 • 面包粉、太白粉、面粉	• 白米饭、糯米饭 • 玉米片、即食麦片粥 • 白馒头、吐司、白面包、法国面包、贝果面包 • 玉米
水果类	大部分水果（苹果、芭乐；橘子、橙子、葡萄柚、柠檬；梨子、杏桃、桃子、李子；草莓、猕猴桃、木瓜、哈密瓜、柿子、葡萄柚、草莓）；青香蕉（未全熟）、小番茄等	（熟）香蕉、菠萝、樱桃、番茄	草莓果酱、西瓜、荔枝、龙眼

注：食物的 GI 值可能因品种、成熟程度、烹调加工方法等而有所不同，故上表仅供参考。

常见食物的嘌呤含量

食物类别	第一组 0~50mg嘌呤	第二组 50~150mg嘌呤	第三组 150~1000mg嘌呤
豆、蛋、奶类	奶类、乳制品及各种蛋类	豆腐、豆干、豆花、豆浆、味噌；红豆、绿豆、花豆、黑豆	黄豆、发芽豆类
肉类	猪血	猪肉、牛肉、羊肉、鸡肉等大部分肉类。鸡心、鸡胗；鸭肠、鸭心、鸭胗；猪肚、猪心、猪肾、猪肺、猪脑、猪大肠、猪皮；牛肚	鸡肝、鸡肠、鸭肝；猪肝、猪小肠、猪脾、牛肝
海产类	海参、海蜇皮	草鱼、鲤鱼、秋刀鱼、红甘鱼、黑鲳鱼、鳝鱼、鳗鱼；螃蟹、虾；蚬仔、乌贼、鲍鱼；鱼丸	白带鱼、鲢鱼、沙丁鱼、凤尾鱼、鲨鱼、小鱼干、白带鱼、鲱鱼、鲭鱼、牡蛎、蛤蜊
主食类	冬粉、白米、糯米、糙米、面线；小麦、玉米、高粱；麦片、米粉、面粉；马铃薯、芋头	栗子、莲子	
蔬菜、水果类	各种水果，及大部分蔬菜（除右栏的中、高嘌呤蔬菜）	四季豆、芦笋、绿豆、豌豆、菠菜、海带	香菇
油脂及坚果种子类	各种动/植物油；瓜子	花生、芝麻、腰果、杏仁	

注：嘌呤含量以每100克可食部计算。

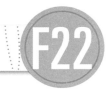# 常见食物的咖啡因含量

"咖啡因"不只存在咖啡豆，包括茶、可可豆、马拉圭冬青、瓜拉那等植物原料也都含有咖啡因，所以除了这些饮料外，使用这些原料所制作的饼干、糖果、蛋糕等也都含有咖啡因（例如奶茶、巧克力）。由于茶和咖啡中的咖啡因含量会因豆子的品种、来源、烘焙方法，煮咖啡的方法与使用的机械等，而有所差异，故实际咖啡因含量请阅读所购买产品的外包装标示；而现煮咖啡中咖啡因的含量则受到是否加奶等因素的影响，具体可询问店员。

名称	份量	咖啡因含量
能量饮料	（250毫升／罐）	80毫克
可乐	（360毫升／罐）	35～45毫克
巧克力	100克	20～80毫克
红茶（全发酵）	150毫升	30～50毫克
乌龙茶（半发酵）	150毫升	30～40毫克
绿茶（未发酵）	150毫升	20～30毫克
意式浓缩咖啡	30毫升（一份浓缩7克咖啡粉）	60～100毫克
蒸馏式咖啡	180毫升	110～175毫克
滤式咖啡	180毫升	150～300毫克
煮式咖啡	180毫升	85～130毫克

不同年龄层的每日热量需求

依照自己的性别、年龄与活动量强度，透过下表可查询出每日身体所需消耗的热量。

轻体力活动水平：办公室工作，修理电器钟表，看书等。

中体力活动水平：活动量略多，但多为热量消耗较少的生理活动，例如走路散步、用吸尘器打扫、用洗衣机洗衣服、在公车等交通工具上站着等。

重体力活动水平：活动量大且活动程度较正常高，多为热量消耗较多的生理活动或运动，例如上下楼梯、骑脚踏车，或有在运动，例如打球、游泳等。

性别	年龄（岁）	体重（千克）	热量需求		
			轻体力活动水平	中体力活动水平	重体力活动水平
男	18～	66	2250	2600	3000
	50～	65	2100	2450	2800
	65～	63	2050	2350	—
	80～	60	1900	2200	—
女	18～	56	1800	2100	2400
	50～	58	1750	2050	2350
	65～	55.5	1700	1950	—
	80～	51	1500	1750	—

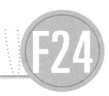

理想体重与健康体重范围

身高 （厘米）	理想体重 （千克）	正常体重范围 （千克）	身高 （厘米）	理想体重 （千克）	正常体重范围 （千克）
145	46.3	38.9～50.4	168	62.1	52.2～67.7
146	46.9	39.4～51.1	169	62.8	52.8～68.5
147	47.5	40.0～51.8	170	63.6	53.5～69.3
148	48.2	40.5～52.5	171	64.3	54.1～70.1
149	48.8	41.1～53.3	172	65.1	54.7～71.0
150	49.5	41.6～54.0	173	65.8	55.4～71.8
151	50.2	42.2～54.7	174	66.6	56.0～72.6
152	50.8	42.7～55.4	175	67.4	56.7～73.5
153	51.5	43.3～56.2	176	68.1	57.3～74.3
154	52.2	43.9～56.9	177	68.9	58.0～75.2
155	52.9	44.4～57.6	178	69.7	58.6～76.0
156	53.5	45.0～58.4	179	70.5	59.3～76.9
157	54.2	45.6～59.1	180	71.3	59.9～77.7
158	54.9	46.2～59.9	181	72.1	60.6～78.6
159	55.6	46.8～60.6	182	72.9	61.3～79.5
160	56.3	47.4～61.4	183	73.7	62.0～80.3
161	57.0	48.0～62.2	184	74.5	62.6～81.2
162	57.7	48.6～63.0	185	75.3	63.3～82.1
163	58.5	49.2～63.7	186	76.1	64.0～83.0
164	59.2	49.8～64.5	187	76.9	64.7～83.9
165	59.9	50.4～65.3	188	77.8	65.4～84.8
166	60.6	51.0～66.1	189	78.6	66.1～85.7
167	61.4	51.6～66.9	190	79.4	66.8～86.6

注：标准体重为BMI＝22的千克数，正常体重围则为18.5≤BMI＜24的体重范围。

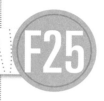

中国居民膳食脂溶性维生素推荐摄入量（RNI）或适宜摄入量（AI）

人群	维生素A（微克视黄醇活性当量/天）		维生素D（微克/天）	维生素E（毫克α-生育酚当量/天）	维生素K（微克/天）
	RNI		RNI	AI	AI
	男	女			
0岁~	300（AI）		10（AI）	3	2
0.5岁~	350（AI）		10（AI）	4	10
1岁~	310		10	6	30
4岁~	360		10	7	40
7岁~	500		10	9	50
11岁~	670	630	10	13	70
14岁~	820	630	10	14	75
18岁~	800	700	10	14	80
50岁~	800	700	10	14	80
65岁~	800	700	15	14	80
80岁~	800	700	15	14	80
孕妇（早）	—	700	10	14	80
孕妇（中）	—	770	10	14	80
孕妇（晚）	—	770	10	14	80
乳母	—	1300	10	17	80

F26 中国居民膳食部分水溶性维生素推荐摄入量（RNI）或适宜摄入量（AI）

人群	维生素B₁（毫克/天）RNI		维生素B₂（毫克/天）RNI		维生素B₆（毫克/天）RNI	维生素B₁₂（微克/天）RNI	叶酸（微克当量/天）RNI	烟酸（毫克当量/天）RNI		维生素C（毫克/天）RNI
	男	女	男	女				男	女	
0岁～	0.1（AI）		0.4（AI）		0.2（AI）	0.3（AI）	65（AI）	2（AI）		40（AI）
0.5岁～	0.3（AI）		0.5（AI）		0.4（AI）	0.6（AI）	100（AI）	3（AI）		40（AI）
1岁～	0.6		0.6		0.6	1	160	6		40
4岁～	0.8		0.7		0.7	1.2	190	8		50
7岁～	1		1		1	1.6	250	11	10	65
11岁～	1.3	1.1	1.3	1.1	1.3	2.1	350	14	12	90
14岁～	1.6	1.3	1.5	1.2	1.4	2.4	400	16	13	100
18岁～	1.4	1.2	1.4	1.2	1.4	2.4	400	15	12	100
50岁～	1.4	1.2	1.4	1.2	1.6	2.4	400	14	12	100
65岁～	1.4	1.2	1.4	1.2	1.6	2.4	400	14	11	100
80岁～	1.4	1.2	1.4	1.2	1.6	2.4	400	13	10	100
孕妇（早）	—	1.2	—	1.2	2.2	2.9	600	—	12	100
孕妇（中）	—	1.4	—	1.4	2.2	2.9	600	—	12	115
孕妇（晚）	—	1.5	—	1.4	2.2	2.9	600	—	12	115
乳母	—	1.5	—	1.5	1.7	3	550	—	15	150

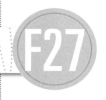

中国居民膳食部分矿物质推荐摄入量（RNI）或适宜摄入量（AI）

人群	钙（毫克/天）	钾（毫克/天）	钠（毫克/天）	镁（毫克/天）	铁（毫克/天）		碘（毫克/天）	锌（毫克/天）	
	RNI	AI	AI	RNI	RNI		RNI	RNI	
					男	女		男	女
0岁~	200（AI）	350	170	20（AI）	0.3（AI）		85（AI）	2.0（AI）	
0.5岁~	250（AI）	550	350	65（AI）	10		115（AI）	3.5	
1岁~	600	900	700	140	9		90	4	
4岁~	800	1200	900	160	10		90	5.5	
7岁~	1000	1500	1200	220	13		90	7	
11岁~	1200	1900	1400	300	15	18	110	10	9
14岁~	1000	2200	1600	320	16	18	120	11.5	8.5
18岁~	800	2000	1500	330	12	20	120	12.5	7.5
50岁~	1000	2000	1400	330	12	12	120	12.5	7.5
65岁~	1000	2000	1400	320	12	12	120	12.5	7.5
80岁~	1000	2000	1300	310	12	12	120	12.5	7.5
孕妇（早）	800	2000	1500	370	—	20	230	—	9.5
孕妇（中）	1000	2000	1500	370	—	24	230	—	9.5
孕妇（晚）	1000	2000	1500	370	—	29	230	—	9.5
乳母	1000	2400	1500	330	—	24	240	—	12

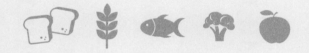